CODEX ECN

3/10

Pédiatrie

S-EDITIONS

S-EDITIONS
1 route de Romainville 78470 Milon-La-Chapelle
Email : info@s-editions.com
www.s-editions.com

Auteur
Antoine Gavoille
(16e à l'ECN 2017, interne, Lyon)

CODEX : tout l'ECN en 10 livres

1/ Cardiologie – Pneumologie

2/ Hépato-gastro-entérologie – Endocrinologie – Nutrition

3/ Pédiatrie

4/ Gynécologie-Obstétrique – Néphrologie – Urologie

5/ Médecine interne-Immunologie – Rhumatologie – Orthopédie

6/ Urgences-Réanimation – ORL – Ophtalmologie – Chirurgie maxillo-faciale

7/ Santé publique – Médecine légale – Médecine du travail – Pharmacologie

8/ Neurologie – Psychiatrie

9/ Dermatologie – Infectiologie

10/ Cancérologie – Hématologie – Gériatrie – Soins palliatifs et douleur – MPR

ISBN 978-2-35640-226-4

Nicolas Billet et Adrien Bordner

Les QI pour ceux
Qui n'en ont pas (assez) !

480 QI d'annales
2016 à 2020

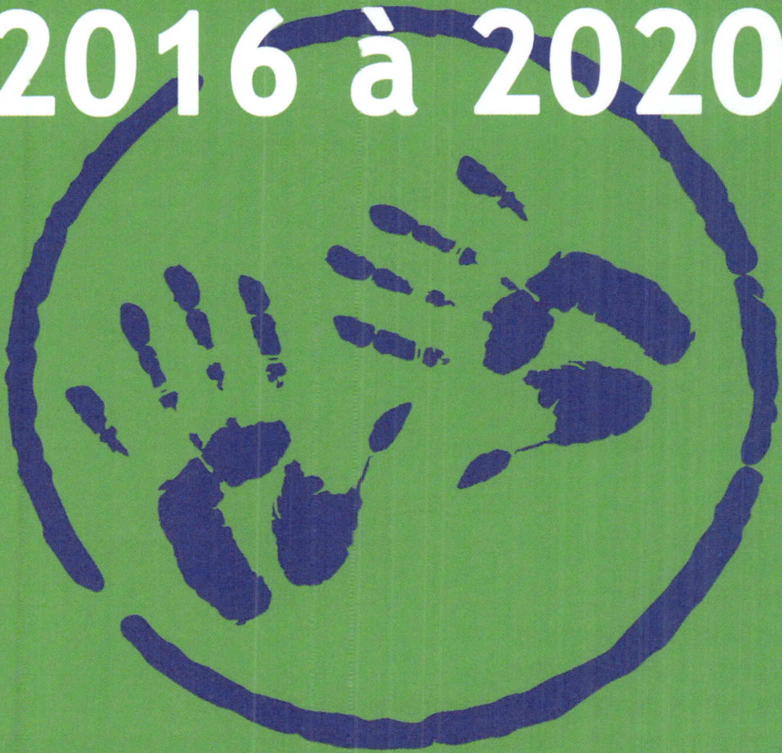

S-EDITIONS

Sommaire

3 – Maladies infectieuses

4 – Pneumologie

5 – Cardiologie

6 – Néphrologie – Urologie

7 – Endocrinologie – Nutrition

8 – Hépato-Gastro-Entérologie

9 – Onco-hématologie

Note : *Les items suivants sont retrouvés à l'identique dans d'autres livres :*
Item 134 – douleur de l'enfant (en soins palliatifs)
Item 159 – coqueluche (en infectiologie)
Item 160 – exanthème fébrile de l'enfant (en dermatologie)
Item 236 – souffle cardiaque de l'enfant (en cardiologie)

Abréviations :
SF : signes fonctionnels
SC : signes cliniques
INT : interrogatoire
C : clinique
PC : paraclinique
BIO : biologie
DG : diagnostic
CI : contre-indication
TTT : traitement
PEC : prise en charge

ITEM 29 : PREMATURITE, RCIU

PREMATURITE

Prématurité = naissance avant 37 SA :
- **Prématurité moyenne/tardive** : entre 32 SA et 36+6 SA
- **Grande prématurité** : entre 28 SA et 31+6 SA
- **Très grande prématurité** ou **prématurité extrême** : entre 22 SA et 27+6 SA
- **Limite de viabilité** selon l'OMS : terme > 22 SA ou poids > 500 g

- **Prématurité spontanée** ou **induite** (décision médicale pour pathologie maternelle ou fœtale)
- Prévalence = **7 à 8%** des naissances, dans **80%** des cas entre 32 et 36 SA, rare < 28 SA (**0,5%** des naissances)

→ 1ère cause de **morbidité** (**50%** des infirmités motrices cérébrales) et de **mortalité périnatale** (**50%** des décès)

<table>
<tr><td rowspan="5">Cause</td><td rowspan="3">Prématurité spontanée (60%)</td><td>Cause maternelle</td><td colspan="2">- FdR de MAP : antécédent d'accouchement prématuré ou de fausse couche spontanée, multiparité, conditions socio-économiques défavorables, travail pénible, tabagisme, prise de toxiques, âge maternel < 18 ans ou > 35 ans
- Cause générale : - Infection : urinaire, cervico-vaginale…
- Maladie chronique : diabète, HTA, pathologie thyroïdienne…
- Cause locorégionale : malformation utérine (distilbène syndrome), fibrome, béance cervico-isthmique</td></tr>
<tr><td>Cause ovulaire</td><td colspan="2">- Cause fœtale : grossesse multiple, anomalie chromosomique et malformation fœtale avec hydramnios
- Cause annexielle : chorioamniotite, rupture prématurée des membranes, hydramnios</td></tr>
<tr><td colspan="3">- Idiopathique : dans 40% des cas</td></tr>
<tr><td rowspan="2">Prématurité induite (40%)</td><td>Cause maternelle</td><td colspan="2">- Prééclampsie avec signes de gravité
- Hématome rétroplacentaire
- Placenta praevia hémorragique
- Décompensation de pathologie générale (HTA, diabète…)</td></tr>
<tr><td>Cause fœtale</td><td colspan="2">- RCIU sévère
- Allo-immunisation Rhésus
- Asphyxie fœtale (toute cause)</td></tr>
<tr><td rowspan="5">Complication</td><td>Immaturité générale</td><td colspan="3">- Thermique : hypothermie
- Immunitaire : infection maternofœtale, infection nosocomiale
- Métabolique : anémie, hypoglycémie, hypocalcémie</td></tr>
<tr><td rowspan="4">Immaturité cérébrale</td><td rowspan="3">Leuco-malacie péri-ventriculaire</td><td colspan="2">= Lésions de nécrose ischémique de la substance blanche périventriculaire, évoluant vers une gliose et/ou des cavitations : touche 5-10% des grands prématurés
- FdR : prématurité, rupture prématurée des membranes, chorioamniotite</td></tr>
<tr><td>C</td><td>- Peu de manifestations en période néonatale
- FdR majeur de séquelles neurodéveloppementales à long terme</td></tr>
<tr><td>PC</td><td>- Echographie cérébrale transfontanellaire : hyperéchogénicité de la substance blanche périventriculaire, évoluant vers des cavités
- IRM cérébrale : précise l'étendue des lésions</td></tr>
<tr><td colspan="3">- Hémorragies intra-ventriculaires ± périventriculaires
- Apnées/bradycardie : prévention par administration quotidienne de caféine (systématique < 32 SA)</td></tr>
<tr><td rowspan="4">Complication</td><td rowspan="4">Immaturité pulmonaire</td><td rowspan="3">Maladie des membranes hyalines</td><td colspan="2">= Déficit en surfactant, à l'origine d'un collapsus alvéolaire : d'autant plus fréquente que l'enfant est prématuré → 80% de risque < 28 SA</td></tr>
<tr><td>Dg</td><td>- Détresse respiratoire aiguë, sans intervalle libre
- Geignement expiratoire
- RP : - Petit volume pulmonaire
- Syndrome alvéolaire bilatéral avec bronchogramme aérien</td></tr>
<tr><td>TTT</td><td>- Instillation trachéale de surfactant exogène
- Ventilation mécanique avec PEP par voie nasale ou endotrachéale</td></tr>
<tr><td>Dysplasie broncho-pulmonaire</td><td colspan="2">= Altération de la croissance alvéolaire liée à l'immaturité pulmonaire, aggravée par la ventilation assistée ou l'hyperoxie : d'autant plus fréquente que l'enfant est immature
- Persistance d'une oxygéno-dépendance ou d'une nécessité d'un soutien ventilatoire jusqu'à 36 SA d'âge corrigé
- Apnées</td></tr>
</table>

	Immaturité cardiaque	**Persistance du canal artériel**		= Absence de fermeture fonctionnelle du canal artériel, entre la branche gauche de l'artère pulmonaire et l'aorte (fermé normalement par vasoconstriction les 1er jours) - Manifestation : - **Aggravation respiratoire** au décours de la phase aiguë de MMH - **Souffle systolique continu** - **Hyper-pulsatilité des pouls fémoraux** - A terme : **HTAP**, avec risque **d'inversion du shunt** - **Echo-Doppler cardiaque** : confirmation diagnostique, retentissement - TTT : **restriction hydrique**, **AINS** = **indométacine** (Indocid®) ± **chirurgie**
	Immaturité digestive	**Entérocolite ulcéro-nécrosante**		= **Nécrose ischémo-hémorragique** plus ou moins étendue des parois du côlon et/ou du grêle, avec risque de **perforation** : pathologie multifactorielle, potentiellement gravissime, touche **1 à 5%** des prématurés, souvent après un intervalle de 8-10 jours
			Dg	- Stade initial : **distension abdominale, sensibilité à la palpation** - **Rectorragie** - **Tableau occlusif**, avec risque de **perforation** - Translocation bactérienne : **sepsis grave/choc septique** - **ASP** : - **Iléus** avec anses dilatées - **Pneumatose** des anses intestinales (présence d'air dans les parois)
			TTT	→ Urgence digestive médico-chirurgicale - **Antibiothérapie IV** à large spectre - **Mise au repos digestif** : - **Aspiration gastrique** - **Alimentation parentérale exclusive prolongée** - **Chirurgie** : **stomie de dérivation** dans les formes compliquées ou sévères
			Evolution	- **Sténose intestinale** séquellaire (le plus souvent colique) - **Syndrome du grêle court** - **Complication des entérostomies** : prolapsus, sténose, fistule… - **Mortalité = 15 à 30%**
		Difficultés d'alimentation		- **Immaturité de succion-déglutition** (tété impossible) : alimentation par **sonde gastrique** jusqu'à **35 SA** d'âge corrigé - **Immaturité de fonction et de motricité digestive** : progression prudente des rations alimentaires, voire nutrition parentérale de complément prolongée
	Autres			- Hépatique : **ictère, hypoglycémie** - Neurosensorielle : - **Rétinopathie du prématuré** : **prolifération vasculaire**, favorisé par l'hyperoxie - **Surdité** (risque x 10)
Devenir à long terme				- **Mortalité** = surtout des prématurés extrêmes **: 30%** de mortalité entre 24 et 27 SA et **< 10%** entre 28 et 31 SA - **Risque de séquelle graves**, handicapantes : concernent surtout les enfants < 32 SA, troubles cognitifs à l'âge scolaire fréquents entre 32 et 34 SA - Evolution favorable dans la majorité des cas chez le prématuré > 32 SA
	Séquelles			- **Séquelles motrices** : **diplégie spastique** le plus souvent - **Troubles neuromoteurs mineurs** : **troubles de coordination** et de la **motricité fine** - **Séquelles cognitives, troubles des apprentissages** - **Troubles du comportement** - Séquelles neurosensorielles : **surdité, troubles visuels sévères, trouble de réfraction, strabisme** - **Séquelles respiratoires** (essentiellement pendant les 2 premières années de vie) - **Trouble de la croissance staturo-pondérale**
Prévention				- Identification et PEC des facteurs de risque de MAP : arrêt de travail, repos précoce, traitement d'une pathologie maternelle chronique, d'une infection urinaire ou vaginale intercurrente, cerclage en cas de béance cervico-isthmique… - **Tocolyse** en cas de MAP (en l'absence de suspicion de chorioamniotite) - En cas de menace sévère : - **Transfert *in utero* vers un centre spécialisé adapté** (niveau III si âge gestationnel < 32 SA) - **Corticothérapie anténatale** < 34 SA : 2 doses de dexaméthasone 12 mg IM à 24h d'intervalle →↘ morbi-mortalité (↘ MMH, entérocolite ulcéronécrosante, hémorragie intraventriculaire)
TTT	Prématuré **< 32 SA**	PEC péri-natale		- **Hospitalisation en unité spécialisée** : **réanimation néonatale** ou **USI** - Mise en **incubateur** (T° à 29-35°C, air ambiant humide à 60%) : lutte contre l'hypothermie - En cas de pathologie respiratoire : - **Ventilation mécanique** (le moins longtemps possible) - Administration de **surfactant exogène** - **Ventilation non invasive** - **Nutrition entérale** sur **sonde gastrique** jusqu'à 34-36 SA - **Nutrition parentérale précoce sur VVP ou cathéter central** tant que les apports entéraux ne permettent pas la couverture des besoins nutritionnels - **Antibiothérapie** en cas d'infection - Monitoring cardio-respiratoire (O_2, CO_2), surveillance clinique et biologique - Surveillance paraclinique répétée : **échographie transfontanellaire, EEG, FO**

		Suivi	- **A long terme, régulier,** au moins jusqu'à la scolarisation au CP : croissance, développement psychomoteur (en tenant compte de l'âge corrigé jusqu'à 2 ans), fonction pulmonaire, examen auditif (OEA, PEA), examen visuel (FO)... - **Début de calendrier vaccinal** à partir de **2 mois** d'âge réel
Pronostic	Facteurs de mauvais pronostic	- Age gestationnel < 28 SA - Existence d'un RCIU associé - Absence de corticothérapie anténatale - Naissance en maternité non adapté avec transfert post-natal de l'enfant - Complications néonatales nombreuses - Hémorragie intra-ventriculaire sévère ou leucomalacie périventriculaire - Croissance post-natale médiocre - Bas niveau d'étude maternel	

RETARD DE CROISSANCE INTRA-UTERIN

PAG : petit poids pour l'âge gestationnel = poids < 10e percentile. Sévère si < 3e percentile
RCIU = ralentissement de la croissance fœtale, évalué au cours du suivi échographie (biométrie fœtale) → PAG + arguments en faveur d'un défaut de croissance pathologique – arrêt ou infléchissement de la croissance.
- **RCIU dysharmonieux** (80%) = essentiellement du **poids** (**périmètre abdominal**), avec **croissance céphalique conservée** : altération de la croissance de survenue tardive, plus fréquemment d'origine **vasculaire**
- **RCIU harmonieux** = concerne tous les paramètres biométriques : processus pathologique de survenue précoce au cours de la grossesse, de moins bon pronostic, plus fréquemment d'origine **constitutionnelle** et **génétique**
Hypotrophie = mensurations de naissance (**poids** et/ou **taille**) inférieures à **-2 DS** des courbes de référence, selon l'âge gestationnel et le sexe : enfants constitutionnellement petits ou enfant avec véritable restriction de croissance

<table>
<tr><td rowspan="5">Cause</td><td rowspan="2">Cause maternelle</td><td>FdR de RCIU</td><td>- Antécédent de RCIU
- Conditions socio-économiques défavorables
- Primiparité
- Age maternel < 18 ans ou > 40 ans
- Malformation utérine</td></tr>
<tr><td>Cause générale</td><td>- HTA gravidique et prééclampsie (insuffisance placentaire)
- Pathologie chronique : néphropathie, cardiopathie, pathologie dysimmunitaire, anémie sévère...
- Tabagisme, prise de toxique (alcool)
- Carence alimentaire sévère</td></tr>
<tr><td rowspan="2">Cause ovulaire</td><td>Cause fœtale</td><td>- Grossesse multiple
- Anomalie chromosomique
- Fœtopathie infectieuse : CMV, toxoplasmose, rubéole, syphilis</td></tr>
<tr><td>Cause annexielle</td><td>- Insuffisance, infarctus ou thrombose placentaire
- Pathologie du cordon : nœud, artère ombilicale unique</td></tr>
<tr><td>Idiopathique</td><td colspan="2">- Aucune cause retrouvée dans 20 à 30% des cas</td></tr>
<tr><td rowspan="2">Complication</td><td>Néonatale</td><td colspan="2">- Asphyxie périnatale (par moins bonne tolérance des contractions utérines) : risque d'encéphalopathie anoxo-ischémique et d'inhalation de liquide amniotique méconial
- Hypothermie
- Troubles métaboliques : hypoglycémie, hypocalcémie par insuffisance de réserves
- Polyglobulie (secondaire à l'hypoxie fœtale chronique) : risque de thrombose vasculaire et d'ictère
- Surmortalité
- Risque de morbidité respiratoire et digestive (entérocolite ulcéro-nécrosante) en cas de prématurité</td></tr>
<tr><td>A long terme</td><td colspan="2">- Augmentation du risque d'anomalie neurodéveloppementale, surtout en cas de mauvaise croissance du périmètre crânien
- Absence de rattrapage de croissance : retard de croissance persistant dans 10-15% des cas
- Augmentation du risque de syndrome métabolique et d'HTA à l'âge adulte</td></tr>
<tr><td rowspan="4">PEC</td><td>Prévention</td><td colspan="2">- Identification et prise en charge des facteurs de risque de RCIU
- Surveillance régulière des biométries fœtales
- Eviction des toxiques (alcool, tabac, toxicomanie) et prévention des embryopathies infectieuses
- RCIU vasculaire : traitement par aspirine à dose antiagrégant entre 15 et 35 SA</td></tr>
<tr><td>PEC d'un nouveau-né hypotrophe non prématuré</td><td colspan="2">- Prévention de l'hypothermie : mise en incubateur
- Prévention de l'hypoglycémie : - Nutrition entérale précoce
- Surveillance clinique et biologique</td></tr>
<tr><td>Suivi</td><td colspan="2">- Surveillance de la croissance staturo-pondérale : rattrapage généralement < 2 ans, avec croissance rapide du périmètre crânien
- En cas de retard statural persistant : possible traitement par hormones de croissance</td></tr>
<tr><td>Facteurs pronostiques</td><td colspan="2">- Prématurité associée
- Caractère harmonieux
- Complication néonatale (asphyxie, hypoglycémie)
- Cause : génétique, infectieuse ou alcoolisation fœtale
- Anomalie de croissance fœtale (périmètre de croissance surtout, pondéral)</td></tr>
</table>

ITEM 31 : EVALUATION ET SOINS DU NOUVEAU-NE A TERME

EVALUATION CLINIQUE DU NOUVEAU-NE A TERME

- **Nouveau-né** = enfant âgé de < 28 jours.
- Objectifs de sa prise en charge :
  . Prévenir des risques spécifiques par l'anamnèse obstétricale
  . Vérifier la qualité de l'adaptation à la vie extra-utérine et s'assurer de la normalité des grandes fonctions physiologiques
  . Apprécier la maturité et la trophicité
  . Dépister d'éventuelles anomalies ou malformations congénitales
  . Repérer des facteurs de risque individuels
  . Diagnostiquer et traiter les pathologies de la période néonatale précoce
  . S'assurer du développement d'une relation mère-enfant satisfaisante
  . Donner des conseils de puériculture appropriés et répondre aux questions des parents
- Anticipation de toute situation susceptible d'être à risque immédiat → intérêt du dossier obstétrical : antécédents familiaux notamment maternels (médicaux, gynéco-obstétricaux, sérologies, groupe sanguin), suivi de la grossesse, échographies, terme, éventuelles anomalies dépistées en anténatal, état clinique de la mère, monitoring cardiaque foetal en per-partum...
- Chaque naissance nécessite au moins une personne entraînée aux premiers gestes, par enfant (sage-femme ou pédiatre)

En salle de naissance

Soins systématiques pour tout nouveau-né

Dès la naissance	- **Clampage et section du cordon,** avec désinfection de la zone de section - Evaluation de la vitalité de l'enfant : **score d'Apgar** à 1, 5 et 10 minutes - **Placement sur le ventre de sa mère, séchage soigneux, bonnet** - **Mise au sein** dans la 1ère heure de vie (selon le souhait de la mère)
Dans un 2nd temps mais avant les suites de couches	- **Examen clinique initial** (répété au cours du séjour en maternité) - Vérification de la **perméabilité de l'anus, des choanes et de l'œsophage (non systématique)** - Mesure des **paramètres de naissance** (TN, PN, PCN) consignés dans le carnet de santé - **Soins du cordon** et vérification de la présence de 2 artères/1 veine ombilicales, compresse stérile - **Désinfection oculaire** par **collyre antibiotique** (**rifamycine**) : prévention de la **conjonctivite à gonocoque**, si antécédent et/ou FdR d'IST chez les parents (grossesse non ou mal suivie) - **Administration de 2 mg de vitamine K1 orale** (renouvelée dans la 1ère semaine de vie), systématique dans les 2h de la naissance : prévention de la **maladie hémorragique du nouveau-né** - Mise en place de bracelets d'identification

Score d'Apgar

= Evaluation de l'adaptation du nouveau-né à la vie extra-utérin : **normal ≥ 7/10**

Critère	0	1	2
Fréquence cardiaque	ø	< 100/min	> 100/min
Respiration	ø	Lents, irréguliers	Vigoureux, cris
Tonus musculaire	Nul	Faible : légère flexion des extrémités	Fort : quadriflexion, mouvements actifs
Coloration	Bleu, pâle	Extrémités bleues	Rose
Réactivité	Nulle	Faible : grimace	Vive : cris, toux

Prévention de l'hypothermie	- Naissance dans une **atmosphère chaude (24°C)** - **Séchage soigneux** avec un linge propre stérile, **placage peau à peau** sur la poitrine de sa mère (ou sur une **table radiante** en cas de nécessité de soins urgents)
Dépistage	- **Choane** (non systématique : dyspnée inspiratoire et/ou désaturation qui se lève aux bruits) : miroir devant la narine → présence de buée si choane perméable - **Atrésie de l'œsophage** (non systématique : hydramnios, hypersialorrhée, malaise aux premiers repas) : injection rapide d'air dans une sonde oro-gastrique → bruit aérique dans le creux épigastrique, ballonnement à la tétée - **Perméabilité anale** : inspection, émission du méconium dans un délai normal < 48h

Assistance à l'adaptation à la vie extra-utérine

= 6 à 10% des nouveau-nés nécessitent une assistance spécifique, dont 1% de réanimation lourde
→ L'enfant peut être placé sur la poitrine de sa mère seulement si : il est à terme, il crie ou respire et il a un tonus musculaire normal

Situations à risque	Situations pathologiques
- Prématurité - PAG, RCIU - Pathologies ou traitements maternels à risque : diabète, prééclampsie, infections, pathologies psychiatriques, certains traitements - Autres	- Infection (néonatale) - Détresse respiratoire néonatale - Certains ictères - Asphyxie périnatale - Malformations congénitales diagnostiquées en anténatal ou lors du 1er examen à la naissance

<table>
<tr><td></td><td>PEC</td><td colspan="2">= En l'absence de mouvements respiratoires efficaces, cyanose et/ou bradycardie : réanimation
- **Aspiration rhinopharyngée**
- **Stimulation : séchage, frottage du dos, chiquenaudes sur les plantes des pieds**
- **Ventilation en pression positive au masque**
- En l'absence d'amélioration : **intubation trachéale** et **ventilation sur tube**
- **Massage cardiaque externe** en cas de persistance d'une bradycardie (FC < 60 bpm) malgré une ventilation efficace, voire administration d'**adrénaline**</td></tr>
<tr><td rowspan="9">*Examen clinique du nouveau-né*</td><td colspan="3">- Tout nouveau-né bénéficie d'un **examen clinique complet en salle de naissance** avant son transfert dans le service des suites de couches avec sa mère (arrêté du 18 octobre 1994)
- Au moins un **autre examen complet est obligatoire avant le 8e jour** (certificat du 8e jour)</td></tr>
<tr><td>Aspect général</td><td colspan="2">- **Température axillaire** : fièvre (température ≥ 38°C) → urgence
- **Mensurations de naissance** à reporter sur les courbes de croissance (de référence pour la population ou personnalisées AUDIPOG) : **poids = 2500 à 4200 g, taille = 46 à 52 cm, périmètre crânien = 32 à 36 cm**
- **Coloration de la peau** : rose vif, voire rouge, à l'exception des extrémités qui peuvent garder un aspect cyanique dans les heures suivant la naissance (acrocyanose)
- Flexion des 4 membres au repos, gesticulation spontanée symétrique, mouvements harmonieux
- Cri clair, vigoureux
- Nouveau-né vigilant, actif, tonique, capable d'interactions visuelles et auditives
- Recherche d'un syndrome dysmorphique</td></tr>
<tr><td>Cardio-vasculaire</td><td colspan="2">- **FC au repos** (en l'absence de pleurs) = **120 à 160/min**
- **Temps de recoloration cutané** (au niveau du thorax) < 3 secondes
- **Palpation des pouls** systématique, notamment **fémoraux** (diminué ou aboli : coarctation de l'aorte)
- **Souffle cardiaque systolique** non rare dans les 2 premiers jours : **écho cardiaque**, **surveillance**
- **Auscultation de la fontanelle antérieure** : souffle vasculaire de malformation artérioveineuse</td></tr>
<tr><td>Pneumo</td><td colspan="2">- Respiration nasale, silencieuse, régulière, parfois périodique, sans signes de lutte respiratoire : évalué par le **score de Silverman**
- **FR au repos** (absence de pleurs) = **40 à 60/min**</td></tr>
<tr><td>Tronc, abdomen, orifices herniaires</td><td colspan="2">- **Hypertrophie mammaire** (avec éventuelle **sécrétion lactée**) non pathologique : **crise génitale**
- Abdomen souple, souvent légèrement météorisé
- Foie souvent palpable (dépasse le rebord costal de 1-2 cm) et pôle inférieur de la rate et des reins
- **Diastasis des muscles droits** banal
- Présence d'une **hernie ombilicale** possible : fermeture spontanée de l'anneau avant 2 ans
- Urinaire : - Absence de globe vésical
- Noter l'heure de la **1ère miction** : normalement avant **24h de vie**
- Qualité du jet chez le garçon : miction goutte à goutte = **malformation urétrale**
- **Méconium** = 1ère selles : épais, collant, couleur noirâtre, émis **< 48h** de vie → en cas de doute ou de retard à l'émission du méconium : passage d'une sonde pour vérifier la perméabilité de l'anus
- **Marge anale** (aspect, position): éliminer une malformation anorectale
- **Cordon ombilical** : 2 artères et 1 veine, chute dans un délai variable, généralement vers le **10e jour** (chute retardée > 1 mois : rechercher un déficit immunitaire)</td></tr>
<tr><td rowspan="3">Organes génitaux externes</td><td colspan="2">- Recherche d'anomalies de la différenciation sexuelle : prise en charge rapide de toute anomalie
→ Ne pas déclarer le sexe de façon erroné avant d'être certain, ne pas méconnaître une hyperplasie congénitale des surrénales</td></tr>
<tr><td>Fille</td><td>- Orifice vaginal, perméabilité de l'hymen
- Possible **leucorrhées** et **métrorragies** (**crise génitale**)</td></tr>
<tr><td>Garçon</td><td>- Taille et aspect de la verge (normale > **2** cm : **micropénis → bilan hormonal**)
- Palpation des testicules : recherche **cryptorchidie** (traitement chirurgical si persiste > 1 an)
- **Hydrocèle** fréquente (transilluminable), non pathologique, régression spontanée
- **Prépuce rarement rétractable** dans les 1ères années de vie = **phimosis congénital** : régression généralement spontanée (ne pas forcer le décalottage : risque de paraphimosis)</td></tr>
<tr><td>Examen cutané</td><td colspan="2">- **Peau rose**, voire **érythrosique**
- **Vernix caseosa** dans les 1ères heures : enduit blanc graisseux et adhérent, visible surtout dans les plis
- **Desquamation** modérée possible au cours des 1er jours, notamment chez les nouveau-nés post-termes
- Recherche **d'ictère**

Particularités non pathologiques :
- **Œdèmes** des paupières, du dos des mains/pieds et du pubis/scrotum : régresse en quelques jours
- **Lanugo** : fin duvet, présent au niveau du front, du dos et des épaules, disparaît en quelques jours
- **Grains de milium** : microkystes sébacés punctiformes blancs, sur le nez et la face
- **Erythème toxique** (entre H12 et J4) : **éruption maculopapuleuse**, voire **pustuleuse**, transitoire
- **Livedo** des membres et du thorax (aspect marbré par immaturité de vaso-régulation périphérique)
- **Tache mongoloïde** : placard bleu ardoisé de la région lombosacrée, fréquente dans les populations asiatiques et du pourtour méditerranéen, s'atténue les 1ères années de vie</td></tr>
</table>

Examen clinique du nouveau-né	Examen cutané		- **Angiome plan** de la glabelle, des paupières, du nez et de la nuque : s'atténue en quelques mois (sauf au niveau de la nuque, où il peut persister jusqu'à l'âge adulte), à distinguer d'un hémangiome
	Examen du crâne		- **Fontanelles** : - Taille variable, normalement souple, ni déprimée (déshydratation) ni bombée (HTIC) - **Fontanelle antérieure** : losangique, fermeture entre **8 mois et 18 mois** - **Fontanelle postérieure** : fermeture dans les **2 à 3 premières semaines** de vie - **Sutures** bord à bord, mobiles, mais peuvent se **chevaucher** les 1ers jours de vie - **Bosse séro-sanguine** (souvent observée) : collection sous-cutanée, molle, mal limitée, apparaît dès la naissance, chevauchant les sutures et se résorbant en 2 à 6 jours - **Céphalhématome** (plus rare) : collection sous-périostée, limitée par les sutures, apparaît après 48 à 72h, pouvant évoluer vers la **calcification** en 4 à 6 semaines
	Examen ORL		- Mobilité active et passive du cou : recherche d'un **torticolis**, réductible ou irréductible - Palpation des muscles SCM : recherche d'un éventuel **hématome** - Recherche de **masse anormale** ou **orifice cutané** : **kyste** et/ou **fistule…** - Examen de la bouche : recherche d'une **fente (vélo-)palatine**, ou une **brièveté du frein de la langue**
	Examen oculaire		- Aspect des conjonctives, des iris et des pupilles, réflexe photomoteur - **Symétrie des reflets pupillaires** : recherche de strabisme, possiblement modéré et intermittent → examen ophtalmologique si persistant au-delà du 4e mois
	Examen neuro		- **Examen neurologique** (tonus actif et passif, automatismes primaires) : compétences motrices et capacités neurosensorielles → critère de maturité du nouveau-né. Influencé par l'âge gestationnel. - **Comportement global** : éveil calme facile à obtenir, réactivité à la stimulation vive, avec cri franc, capacité à être consolé facilement (à la voix, dans les bras ou par succion) - **Motricité spontanée** riche, symétrique et harmonieuse, avec bonne ouverture des mains et mouvements indépendants des doigts, réflexes ostéotendineux présents et symétriques - Sensoriel : - **Clignement des yeux à la lumière, poursuite oculaire** possible (cible noir-blanc à 30 cm) - **Réaction aux bruits et à la voix**
	Examen ostéo-articulaire		- Palpation du rachis sur toute sa hauteur : recherche d'anomalie cutanée et/ou osseuse - Examen de la région lombosacrée : recherche de **lipome sous-cutané**, **touffe de poils**, **fossette sacro-coccygienne profonde**, **pertuis** et/ou **déviation du sillon interfessier** → toute anomalie doit faire suspecter une **anomalie de fermeture du tube neural**, dépistée par **échographie médullaire** - Intégrité morphologique des membres et fonctionnement et souplesse des articulations : **syndactylie, polydactylie, hypoplasie/aplasie des doigts ou orteils** - Malposition des pieds : - **Déformations secondaire aux contraintes utérines** (fréquente, bénigne) = simples, réductibles : **pied varus, clinodactylie** - **Déformation malformative** = rigide, non réductible : **pied bot varus équin…** - Examen des hanches : recherche de signes évoquant une **luxation congénitale des hanches**
		Lésion traumatique perpartale	- **Bosse séro-sanguine, céphalhématome, hématome cutanée** - **Paralysie faciale** (forceps) ou **paralysie du plexus brachial** (asymétrie de gesticulation) - **Fracture de clavicule**, exceptionnellement **fracture de membre ou du crâne** - **Purpura mécanique de la face ou du vertex** (après extraction difficile, circulaire serrée du cordon ou présentation de la face)
Critères pédiatriques de maturation	**Âge gestationnel**		- **Critères obstétriques** : déterminé avant la naissance à l'échographie de 10-12 SA, ou à défaut la DDR - **Critères pédiatriques** : évaluation à la naissance selon des critères morphologiques cliniques : score de **Farr** = 11 éléments → score/34, relié à l'âge gestationnel. Selon l'aspect de la peau, du tissu mammaire, des pls plantaires…
	Critères neurologiques	Tonus passif	→ Progression du tonus dans le sens **caudo-céphalique** (aux MI puis aux MS) - Analyse de la **posture spontanée**, normalement en **quadriflexion** à terme - **Retour en flexion après extension des MS** par l'examinateur - **Signe du foulard** (le coude ne dépasse pas la ligne médiane quand l'examinateur rapproche une main vers l'épaule controlatérale) - **Examen des angles** : . **Angle poplité** ≤ 90° (extension passive de jambe sur cuisse) . **Angle de dorsiflexion du pied** = 0 à 20° (flexion de pied sur jambe) . **Angle talon-oreille** ≤ 90° (rapprochement du talon vers le visage) . **Angle des adducteurs** = 40 à 70° (mouvement d'abduction des hanches)
		Tonus actif	- **Manœuvre du tiré-assis** (en tenant l'enfant par les épaules) : teste la réponse motrice des muscles fléchisseurs du cou (tiré) puis extenseurs du cou (assis) → tête normalement maintenue dans l'axe pendant quelques secondes, réponse symétrique - **Redressement global** : maintenu en suspension ventrale (thorax soutenu par l'examinateur), le nouveau-né redresse ses MI, puis son tronc et sa tête pendant quelques secondes

<table>
<tr><td>Critères pédiatriques de maturation</td><td>Critères neurologiques</td><td>Automatismes primaires</td><td>= Réflexes archaïques : réactions motrices propres aux 1ers mois de vie, tous présents chez le nouveau-né à terme, disparaissant habituellement entre 2 et 4 mois
➞ Leur absence est pathologique, mais leur présence ne témoigne pas de l'intégrité du SNC
- Succion : intense, rythmée, sans fatigue ni changement de teint
- Points cardinaux : la stimulation des commissures labiales entraîne la rotation de la tête et l'ouverture de la bouche du nouveau-né, qui cherche à téter
- Grasping = agrippement : la stimulation de la paume des mains ou de la plante des pieds entraîne une flexion spontanée et l'agrippement du doigt de l'examinateur
- Réflexe de Moro : une extension brutale de la nuque entraîne une extension des 4 membres, avec ouverture des mains ± suivies d'un cri
- Allongement croisé : la stimulation de la plante d'un pied, MI maintenu en extension, entraîne le retrait (flexion) puis l'extension du MI controlatéral
- Marche automatique : nouveau-né soutenu au niveau du tronc en position debout penché en avant, le contact des plantes des pieds avec la table entraîne un réflexe de retrait en alternance des MI donnant une impression de marche</td></tr>
</table>

DEPISTAGES SYSTEMATIQUES

<table>
<tr><td rowspan="17">Test de Guthrie à J3</td><td colspan="3">= Dépistage néonatal systématique, 100% remboursé, réalisé à 72h de vie (toujours > 48h) par prélèvement de 8 à 10 gouttes de sang au talon, déposées sur un papier buvard nominatif
- Information claire et compréhensible des parents, avec consentement écrit (permettant la recherche d'une mutation du gène CFTR en cas de positivité du dépistage de la mucoviscidose)
- Parents avertis seulement en cas de résultat anormal</td></tr>
<tr><td rowspan="4">Phényl-cétonurie</td><td colspan="2">= 1/16 000 : déficit en phénylalanine-hydroxylase (phénylalanine ➞ tyrosine), autosomique récessive</td></tr>
<tr><td>C</td><td>- Retard psychomoteur sévère en l'absence de traitement</td></tr>
<tr><td>Bio</td><td>- Dosage de la phénylalanine : suspect si augmenté (non spécifique)</td></tr>
<tr><td>PEC</td><td>- Régime alimentaire spécifique = pauvre en phénylalanine : - Pendant 8 à 10 ans
- En période péri-conceptionnelle</td></tr>
<tr><td rowspan="4">Hypo-thyroïdie congénitale</td><td colspan="2">= 1/3500 : - Par dysgénésie thyroïdienne : ectopie surtout, athyréose, hypoplasie
- Par trouble de l'hormonogenèse thyroïdienne</td></tr>
<tr><td>C</td><td>- En période néonatale : ictère prolongé, constipation, hypotonie, difficulté à la succion, fontanelles larges (en particulier postérieure), hypothermie, macroglossie
- En l'absence de TTT : retard psychomoteur, ostéodystrophie, retard de croissance, nanisme</td></tr>
<tr><td>Bio</td><td>- Dosage de TSH : suspect si ↗ ➞ dosage de T4L et TSH, écho et scintigraphie thyroïdienne
➞ Ne dépiste pas les hypothyroïdies d'origine centrale (à TSH basse)</td></tr>
<tr><td>PEC</td><td>- L-thyroxine : prise quotidienne, débuté le plus tôt possible, à vie</td></tr>
<tr><td rowspan="4">Hyperplasie congénitale des surrénales</td><td colspan="2">= 1/17 000 = déficit enzymatique en 21β-hydroxylase (dans 95% des cas), autosomique récessive : défaut de synthèse de cortisol et aldostérone et production exagérée de testostérone</td></tr>
<tr><td>C</td><td>En période néonatale :
- Syndrome de perte de sel : vomissements, déshydratation, troubles métaboliques = hyponatrémie, hyperkaliémie, acidose
- Virilisation des OGE : hyperplasie du clitoris, fusion des grandes lèvres</td></tr>
<tr><td>Bio</td><td>- Dosage sanguin de la 17-OH progestérone : suspect si augmenté</td></tr>
<tr><td>PEC</td><td>- Hydrocortisone et fludrocortisone à vie</td></tr>
<tr><td rowspan="3">Muco-viscidose</td><td colspan="2">= 1/3500 : mutation du gène CFTR, autosomique récessive, entraînant une viscosité excessive des sécrétions muqueuses</td></tr>
<tr><td>C</td><td>- Possiblement symptomatique dès la naissance : iléus méconial
- Manifestations plus tardives : bronchite chronique, insuffisance pancréatique exocrine (diarrhée chronique, retard staturo-pondéral, dénutrition)</td></tr>
<tr><td>Bio</td><td>- Dosage sanguin de la trypsine : suspect si ≥ 65 mg/L ➞ analyse génétique à la recherche des mutations les plus fréquentes (notamment F508del). Consentement écrit parental indispensable</td></tr>
</table>

	Drépano-cytose		= Anomalie de structure de l'hémoglobine (HbS), autosomique récessive : - Seulement réalisé chez une population cible : parents originaires de pays à risque (Afrique surtout subsaharienne, Antilles, Guyane, Réunion ou bassin méditerranéen)
		Bio	- **Electrophorèse de l'hémoglobine :** bande spécifique HbS, absence de bande HbA
	Déficit en MCAD		= **1/15 000** : déficit en **β-oxydation mitochondriale des acides gras** : mutation autosomique récessive du **gène ACADM**, entraînant un déficit en MCAD (acyl-coenzyme A déshydrogénase des acides gras à chaîne moyenne). 1ère anomalie de la ß-oxydation mitochondriale des acides gras
		C	- Hypoglycémies de jeûne, **malaises hypoglycémiques hypocétosiques** - Risque de mort subite par **trouble du rythme cardiaque** et risque de **séquelles neurologiques**
		Bio	- **Dépistage par mesure de l'octanoyl-carnitine (C8)** par **spectrométrie de masse** ➔ en cours de mise en place (recommandation HAS 2011)
Autre	- Recherche d'une **luxation congénitale de hanche** : systématique à chaque examen - **OEAP et/ou PEAA** : dépistage de la surdité congénitale, effectué à partir de J3 - Recherche d'anomalies de l'examen visuel		

PATHOLOGIE MATERNELLE

Pathologie maternelle chronique	**Diabète**	- Hyperglycémie maternelle péri-conceptionnelle et pendant le 1er trimestre (seulement en cas de diabète préalable) : risque de **malformation congénitale grave** (SNC, cœur, os), risque de **prématurité**, **MFIU** - Hyperglycémie en fin de grossesse : risque de **macrosomie**, avec complications obstétricales (**dystocie des épaules, lésions du plexus brachial, fracture, asphyxie périnatale**) - 1er jours de vie : risque élevé d'**hypoglycémie néonatale** par hyperinsulinisme, d'**hypocalcémie**, de **polyglobulie**, d'**ictère néonatal**, et de **détresse respiratoire** (notamment MMH) - Risque de **cardiomyopathie hypertrophique**, parfois responsable d'insuffisance cardiaque - A long terme : risque accru d'**obésité** et d'**intolérance au glucose** - Prise en charge multidisciplinaire ciblant une normoglycémie : régime, insuline, autosurveillance		
	Herpès génital	= Infection à **HSV2** le plus souvent, pouvant contaminer l'enfant par contact direct avec les sécrétions cervico-vaginales pendant l'accouchement (ou rarement transplacentaire ou post-natale) ➔ Aucun intérêt de la sérologie herpétique		
		Herpès maternel pendant la grossesse	- **Prélèvement local pour examen virologique** (culture) - Prévention de la transmission par **aciclovir** ou **valaciclovir** oral - **Désinfection oculaire du nouveau-né** par **aciclovir en collyre**	
		Herpès maternel pendant l'accouchement	- **Prélèvement cervicovaginal chez la mère** - **Prélèvement chez le nouveau-né** à J2 et J3 : **oculaires** et **pharyngés**	
			Césarienne	- Si lésions herpétiques maternelles au début du travail - Si primo-infection **< 1 mois** ou récurrence **< 1 semaine** ➔ Inutile en cas de **rupture des membranes > 6h**
	Herpès néonatal	C	= Possiblement retardé entre **5 et 12 jours** (nouveau-né normal à la naissance). Survient le plus souvent sans antécédent : primo-infection maternelle asymptomatique. Rare mais grave : risque de séquelles neurosensorielles, de décès… - **Forme cutanéo-muqueuse** : éruption cutanée vésiculo-pustuleuse, ulcérations de la muqueuse buccale, kérato-conjonctivite - **Forme neurologique** : **méningo-encéphalite**, avec troubles du comportement, convulsion et méningite lymphocytaire - **Forme systémique** : infection sévère avec **atteinte multiviscérale** = **hépatique, cardiaque, neurologique** et **cutanée**	
		PC	- **PCR sanguine** et **sur LCR** - **Dosage d'interféron α**	
		TTT	- **Aciclovir IV** si suspicion clinique ou lésion herpétique maternelle ou primo-infection < 1 mois avant accouchement, sans attendre la confirmation virologique - Poursuivi si diagnostic confirmé : - **14 jours** si cutanéo-muqueux - **21 jours** si neurologique ou systémique	
	Sérologie VHB +	= Transmission à l'accouchement essentiellement (risque ↗ en cas de positivité de l'Ag HBe avec ADN VHB détectable) ➔ 80 à 90% des nouveau-nés infectés développent une hépatite B chronique - Dépistage obligatoire au 1er mois de grossesse par recherche d'Ag HBs. Chez 1% des femmes enceintes - Cause possible, mais rare, d'**ictère néonatal** dans les 1ères semaines de vie		

Pathologie maternelle chronique	**Sérologie VHB +**	PEC		- **Sérovaccination** dès la naissance **< 12h** : **Ig anti-HBs** en IM + **1ère dose de vaccin** contre le VHB - Poursuite du schéma vaccinal : **injections à 1 et 6 mois** - Contrôle : recherche de l'**Ag HBs** et titrage des **Ac anti-HBs** à partir de **9 mois**, si possible 1 à 4 mois après la dernière dose vaccinale - Allaitement maternel autorisé (VHB excrété dans le lait mais enfant protégé) - Césarienne prophylactique ou toilette antiseptique : aucune efficacité démontrée
	Sérologie VHC +			= Transmission à l'accouchement essentiellement (risque ↗ en cas de charge virale élevée ou co-infection VIH) → en cas de contamination, la majorité des nouveau-nés développe une hépatite C chronique - Dépistage non obligatoire mais recommandé si situation à risque : transfusion < 1990, toxicomanie, VIH, entourage de personne VHC, origine asiatique... souvent proposé à la 1ère cs. Chez 1% des femmes enceintes - Cause possible mais rare d'**ictère néonatal** dans les 1ères semaines de vie. Pas d'embryofœtopathie
		PEC		- **Programmation de la grossesse** (charge virale indétectable) - Aucune prévention de la transmission verticale (**ribavirine** = tératogène) - Surveillance : **PCR VHC** à 2 et 6 mois et **sérologie** à 15-18 mois (aucun bilan à la naissance) - **Traitement antiviral des enfants infectés** - Allaitement maternel non contre-indiqué (n'augmente pas l'incidence d'infection du NN) - Césarienne prophylactique ou toilette antiseptique : aucune efficacité démontrée
	Sérologie VIH +			= Transmission, notamment en fin de grossesse et au cours de l'accouchement : risque de transmission très faible si charge virale faible (VIH-1 avec charge virale maternelle < 50 copies/mL = **0,3%**) - 1500 grossesses par an de femmes séropositives menées à terme. Pas d'embryofœtopathie - Dépistage non obligatoire, systématiquement proposé à la 1ère consultation, et au 3e trimestre en cas de milieu risque et/ou d'autre IST
		PEC	Pendant la grossesse	- **Poursuite du traitement** pendant la grossesse (sauf **efavirenz**) si débuté avant - **Début de trithérapie antirétrovirale** le plus tôt possible sinon
			Accouchement	- Si **CV < 400** copies/mL : **. Accouchement par voie basse** possible - Si **CV > 400** copies/mL : **. Césarienne systématique** recommandée - **Perfusion de zidovudine (AZT)** administré à la mère si copies > 50 copies /mL
			Nouveau-né	- Traitement prophylactique par **zidovudine (AZT)** oral pendant **4 semaines** ou **névirapine 2 semaines**, voire **bi/trithérapie** en cas de risque de transmission élevé (absence de traitement maternelle, charge virale élevée) - Début du calendrier vaccinal du nouveau-né normal, à l'exception des vaccins vivants (BCG) reportés jusqu'à confirmation de l'absence d'infection - **Allaitement strictement contre-indiqué** dans les pays développés
		Surveillance		- Diagnostic de non-contamination : **charge virale** à **J3, M1, M3 et M6** (test ELISA non utilisable avant 15-18 mois : Ac maternels) → **2 prélèvements négatifs** en dehors de la période de prophylaxie néonatale (4 semaines) sont nécessaires pour affirmer la non-contamination : en général annoncé vers 3 à 6 mois - **Signe de toxicité des antirétroviraux** (jusqu'à **2 ans**) : toxicité hématologique (AZT), toxicité mitochondriale avec atteinte métabolique, neurologique, cardiaque...
Séroconversion maternelle	**Toxo-plasmose**			= Risque de **toxoplasmose congénitale** par passage transplacentaire : atteinte fœtale d'autant plus sévère que la primo-infection est précoce (1er trimestre : tératogénèse, avortement spontané) - Près de 50% des femmes enceintes non immunisées, 1-2% de primo-infection au cours de la grossesse - Dépistage systématique obligatoire par sérologie à la 1ère consultation, puis tous les mois si négative - RHD si séronégatif : viande bien cuite, lavage des légumes et fruits crus, éviction du contact avec les chats - **Atteinte neuro-oculaire** : - **Microcéphalie, hydrocéphalie obstructive, calcifications intracrâniennes** - **Choriorétinite**
		PEC	Primo-infection maternelle confirmée	- Traitement prophylactique par **spiramycine** (Rovamycine®), maintenu même si amniocentèse négative (**avec suivi échographique mensuel**) - Diagnostic de contamination fœtale par **amniocentèse** : **> 18 SA** et au moins 4 semaines après séroconversion
			Toxoplasmose congénitale confirmée	- **Traitement curatif maternel** précoce par **pyriméthamine** (Malocide®) et **sulfadiazine** (Adiazine®) jusqu'à la fin de la grossesse associé à l'acide folinique - **Suivi échographique bimensuel** : signe de fœtopathie, pouvant justifier une **IMG** - **Traitement curatif du nouveau-né** pendant au moins **1 an** - **Suivi neuro-ophtalmologique prolongé**

Séroconversion maternelle	**Rubéole**			= Risque d'atteinte fœtale par passage viral transplacentaire : important en cas de rubéole **< 18 SA** - 10% des femmes enceintes non immunisées, < 40 cas de rubéole pendant la grossesse par an - Dépistage systématique par sérologie à la 1ère consultation, avec contrôle à 20 SA si négative - Prévention par vaccination des femmes non immunisées en âge de procréer, en post-partum si enceintes - **Rubéole congénitale** : **RCIU, atteinte neurosensorielle (surdité, microcéphalie, retard psychomoteur), malformation cardiaque, atteinte oculaire (microphtalmie, cataracte, rétinite)**
		PEC		- Diagnostic anténatal de rubéole congénital par **amniocentèse** (> 4 semaines après séroconversion) : pas de traitement, surveillance échographique mensuelle - **Surveillance échographique mensuelle** : **IMG** justifiée en cas d'atteinte fœtale
	Varicelle			- Dépistage du statut sérologique non obligatoire - 5% des femmes enceintes non immunisées, 700 cas de varicelle pendant la grossesse par an - Diagnostic de **varicelle maternelle** : phase d'incubation (15 jours) puis éruption vésiculeuse prurigineuse - Risque : . **Varicelle congénitale** < 20 SA (2%) : **RCIU, atteinte cutanée, oculaire** et **squelettique** . **Varicelle néonatale** de **5 jours** avant à **3 jours** après accouchement : **éruption cutanée**, ulcéro-nécrotique ou hémorragique, atteinte **pulmonaire** et **cérébrale** entre J5-10 → **30%** de mortalité
		PEC	Contage	= Contact d'une femme enceinte avec un sujet varicelleux : vérification de son statut immunitaire (anamnèse, dosage du taux d'IgG anti-VZV) - En cas de séronégativité : discuter **Ig spécifiques anti-VZV (Varitec®) IV**
			Varicelle < 24 SA	- **Surveillance échographique mensuelle** seule - **Amniocentèse** seulement en cas de signe échographique suspect - Traitement antiviral par **aciclovir IV** aux alentours du terme, pendant 8-10J
			Varicelle à l'accouchement	- **Isolement du nouveau-né** et traitement par **aciclovir IV** (20 mg/kg/8h) - Discuter l'administration IV d'**Ig anti-VZV** au nouveau-né en ATU

DETRESSE RESPIRATOIRE NEONATALE

= Principale cause d'hospitalisation de nouveau-nés en réanimation ou soins intensifs

Diagnostic

C

- **Polypnée** : **FR > 60/min**
- **Signes de lutte respiratoire** : **score de Silverman ≥ 4**
- **Cyanose** : débute au niveau buccal puis généralisée, intense ou modérée, en général reconnue pour **SpO_2 < 85%.**
Cyanose réfractaire sans détresse respiratoire : cardiopathie cyanogène ou persistance de la circulation foetale
- Signes de gravité : **pauses respiratoires** (épuisement), **troubles hémodynamiques**

Signe étiologique
- **Asymétrie auscultatoire** : pneumothorax, hernie de coupole diaphragmatique
- **Râles humides** : inhalation méconiale, retard de résorption du liquide pulmonaire
- **Teint gris, hépatosplénomégalie** : infection maternofœtale

Score de Silverman

Score	0	1	2
Battement des ailes du nez	ø	Modéré	Intense
Balancement thoraco-abdominal	Soulèvement synchrone	Thorax immobile	Respiration paradoxale
Tirage intercostal	ø	Modéré	Intense
Entonnoir xiphoïdien	ø	Modéré	Intense
Geignement expiratoire	ø	Audible au stétho	Audible

PC

- **RP de face** : images radiologiques non toujours spécifiques
- **GDS = artériel** et **veineux** au **cordon** et **capillaire** au **talon** : acidose, hypercapnie

Etiologie

Cause	Contexte	Détresse respiratoire	RP	GDS	TTT	Pronostic
Retard de résorption du liquide pulmonaire	Césarienne (surtout avant le travail)	- Avec **polypnée prédominante** - **Immédiate** - **S'améliorant progressivement**	- **Syndrome interstitiel modéré** - **Scissurite** - **Epanchement interlobaire**	Normaux	- **PEP par canules nasales** - Voire **ventilation mécanique avec PEP**	Excellent
Inhalation méconiale	- Terme/post-terme - Liquide amniotique méconial - Asphyxie périnatale	- **Immédiate** - **D'évolution potentiellement grave**	- **Opacités alvéolaires grossières, asymétriques** - **Troubles de ventilation**	Hypoxie Hypercapnie	- **Aspiration trachéale** si besoin de réanimation - **Ventilation mécanique**	Celui de l'asphyxie péri-natale
Infection néonatale	Facteurs de risque d'INBP	Non spécifique	± **Opacités alvéolaires irrégulières**	Variables	- **Antibiothérapie** - Soutien ventilatoire	Celui de l'INBP
Maladie des membranes hyalines	- Prématurité < 32 SA - Diabète maternel - Absence de CTAN	- **D'apparition très rapide** - **D'aggravation progressive**	- **Petit volume pulmonaire** - **Syndrome alvéolaire bilatéral**	Hypoxie Hypercapnie	- **Surfactant exogène** - **Ventilation mécanique avec PEP nasale/ endotrachéale**	Celui de la préma-turité DBP

Autres causes
- **Hypertension artérielle pulmonaire persistante**
- Epanchement pleural gazeux (**pneumothorax, pneumomédiastin**) ou liquidien (**chylothorax congénital**)
- **Cardiopathie congénitale malformative** : détresse respiratoire non améliorée par l'O_2
- Malformation thoracique et ORL : **hernie de coupole diaphragmatique, atrésie de l'œsophage, atrésie des choanes, malformations ORL** (séquence de Pierre-Robin...)
- **Maladie neuromusculaire**

TTT

→ Transfert dans une structure adaptée : **réanimation** ou **soins intensifs néonatals**
- Libération des VAS (**désobstruction rhinopharyngée**), **oxygénothérapie** et/ou **PEP au masque** ou **sur tube**
- Pose d'une voie d'abord veineux
- Forme sévère : - **Ventilation mécanique par voie endotrachéale**, conventionnelle ou à haute fréquence
  - **Traitement inhalé par monoxyde d'azote** en cas d'HTAP associée

Risques
- De l'**hypoxie prolongée** : **séquelles cérébrales** surtout
- De **l'hyperventilation** = hyperoxie, hypocapnie : **séquelle pulmonaire, cérébrale** et **rétinienne**

INFECTION NEONATALE BACTERIENNE PRECOCE (INBP)

= Contamination du **nouveau-né entre J3-J7 :** transmission verticale le plus souvent prénatale.
. **Le plus souvent origine ascendante** : voies génitales colonisées, ± rupture des eaux, souvent avec une chorioamniotite
. **Rarement voie hématogène ascendante** : *Listeria*
- Différentes sur le plan épidémiologique et physiopathologique des infections néonatales bactériennes tardives **: J7 à 3 mois**
- Le plus souvent diagnostiqué dans les premières 48h de vie :
. **Le plus souvent SGB, puis *E. coli*** (dont sérotype capsulaire K1 : méningite néonatale, septicémie) **surtout chez le prématuré**
. Plus rarement autres **streptocoques (entérocoques...), BGN, anaérobie...** très rarement ***Listeria monocytogenes***
- Infections néonatales bactériennes chez 0,01-0,5 pour 1000 naissances à terme en Europe, 3 pour 1000 prématurés
50% font l'objet d'examens microbiologiques en maternités françaises, 4-10% exposés à des antibiotiques en Europe

Diagnostic	Anamnèse	FDR anténatals	- **Fièvre maternelle ≥ 38° en per-partum ou dans les 2h suivant l'accouchement** : marqueur indirect de chorioamniotite (définition non consensuelle : clinique, microbiologique, histologique) - **Prématurité** < 37 SA - **Rupture prolongée de membranes amniotiques > 12h** - **Antécédent d'infection néonatale à SGB** lors d'une précédente grossesse - **Absence d'antibioprophylaxie adéquate :** . Antibiothérapie maternelle administrée par voie IV, ≥ 4h avant la naissance . Pénicilline G, Ampicilline, Amoxicilline, ou Céfazoline : autres antibiotiques inadéquats
		Dépistage et prévention	- Systématiquement recommandé à partir de 34 SA car portage vaginal chez 10% - Antibioprophylaxie per-partum : si dépistage vaginal positif, antécédent d'infection à SGB, bactériurie à SGB en cours de grossesse, rupture prolongée des membranes amniotiques > 12h, fièvre maternelle ≥ 38° pendant le travail
	C		Absence de signe clinique spécifique d'INBP mais évoquer surtout si précoce < 48h et nombreux : - Trouble de la régulation thermique : **hyperthermie ≥ 38°** ou **hypothermie < 36°** - Trouble respiratoire : **détresse respiratoire** (geignement, battements des ailes du nez, signes de rétraction) **et tachypnée** > 60/min d'emblée ou qui apparaissent après 4h de vie, **apnées** - Trouble hémodynamique : **FC** > 160 bpm ou < 100 bpm, **signes de choc** (TRC ≥ 3s, pâleur, hypotension, oligurie) - Troubles neurologiques : **somnolence, irritabilité, hypotonie, convulsions** - Troubles digestifs : **refus de boire, vomissements** **Possible sepsis néonatal** si ≥ 2/4 critères dont au moins la température ou l'hyperleucocytose : - Température > 38,5°C ou < 36°C - FR > 50/min ou ventilation mécanique - Tachycardie > 180 bpm ou bradycardie < 100 bpm - Leucocytose > 34 000/mm^3 **Signes de gravité :** - **Troubles hémodynamiques** : remplissage vasculaire, administration de vaso-actifs - **Signes neurologiques** : troubles de conscience, convulsions
	PC		Certitude = identification de bactérie pathogène dans le sang (hémoculture) ou le LCR - **Hémoculture** : tout nouveau-né qui présente des signes cliniques d'INBP ou sepsis avant antibiothérapie probabiliste, avec ensemencement de 2 mL de sang (1 mL minimum) - **Ponction lombaire :** . Si AEG, signes neurologiques, sepsis néonatal, à l'état clinique compatible avec une PL . Si hémoculture + à un germe pathogène ou en cas de réponse partielle ou sans amélioration à 48h d'antibiotique . Si la ponction lombaire était indiquée mais n'a pas pu être réalisée initialement, à réaliser dès que possible Autres examens pour étayer : - **CRP : à H12 ou H24** car cinétique retardée. Intérêt de la PCT au cordon en cours d'évaluation. - Plus de NFS systématique (valeur médiocre), plus de prélèvements périphériques (gastriques, orificiels) - ECBU seulement en cas de suspicion d'infection néonatale bactérienne tardive
TTT	Nouveau-né symptomatique		- **Antibiothérapie probabiliste IV dans l'heure après bilan clinique, biologique, bactériologique** , adaptée à l'épidémiologie locale : . Sans signes de gravité : **amoxicilline + gentamicine** . Avec signes de gravité : **cefotaxime + gentamicine ± amoxicilline** (si *Listeria* évoquée) - Réévaluation à 36-48h : clinique et paraclinique - Durée : - **SGB : relais amoxicilline 7J si bactériémie, 14J si méningite** - ***E. coli*** **: relais cefotaxime 7J si bactériémie, 21J si méningite**
	Nouveau-né asymptomatique		= Traitement exceptionnel. Surveillance standardisée, appel du pédiatre/sage-femme si : - **Température** ≥ 38°C ou < 36°C - **FC** > 160 bpm au calme ou < 100 bpm - **FR** > 60/min - **Tirage, geignement, apnée** - **Teint cutané anormal** : pâleur, cyanose, marbrures, teint gris

BASES DE LA PUERICULTURE

Liens affectifs parents-enfant			- Privilégier le contact physique mère-enfant quel que soit le mode d'accouchement : poser le nouveau-né sur le ventre de sa mère, mise au sein précoce, 1ers soins en présence des parents - Accompagnement à l'apprentissage des soins aux nouveau-nés
Allaitement maternel	Promotion de l'allaitement maternel		= Allaitement maternel exclusif recommandé pendant **6 mois**, diversification dès 4 à 6 mois - **70%** des mères françaises allaitent en sortie de maternité - Objectif du PNNS, encouragé par le Code du travail : pauses au travail, horaires souples, lieu approprié…
		Pour l'enfant	- **Modèle nutritionnel** (adaptation aux besoins physiologiques de l'enfant) - **Diminution du risque infectieux** : gastro-entérite, otite, infection respiratoire - Prévention des **maladies atopiques** - Favorise les **interactions mère-enfant** - **Avantage socio-économique** dans les pays en voie de développement - Prématuré : améliore la tolérance digestive, le développement cognitif, ↘ le risque d'ECUN
		Pour la mère	- Diminution du risque de **diabète de type 2**, de **cancer de sein** et **de l'ovaire** maternel - Facilite une **perte de poids progressive après la grossesse** - Diminue la réponse au stress, améliore le **bien-être** et **l'estime de soi**
	Modalités		- 1ère tétée dans l'heure qui suit la naissance - **Position du nouveau-né** : ventre de l'enfant contre la mère, oreille, épaule et hanche alignées - **Prise correcte du sein** : bouche grande ouverte, langue vers le bas - **Succion efficace** : rythme lent et régulier, déglutition audible - **Hygiène du mamelon** : toilette quotidienne à l'eau et au savon. Encourager l'arrêt du tabac - **Rythme et durée des tétées** = déterminés par l'enfant selon ses besoins : en moyenne 8 à 12 tétées/jour les 1ère semaines, puis plus espacées - Evacuation sous forme de **rots** de l'air dégluti au cours des tétées - Supplémentation : . **Vitamine K1 orale** : **2 mg** à la naissance, répété entre J4 et J7 et à 1 mois . **Vitamine D** : 1000 à 1200 UI/j ➜ **Succès de l'allaitement** : . Satisfaction de l'enfant . **Mictions abondantes** (5 à 6 couches lourdes/jour) et **selles pluriquotidiennes** .- Prise pondérale de **200 à 250 g/semaine** ➜ **Perte de poids physiologique** les 1ers jours de vie : . 7,5% du poids de naissance (ne doit pas > **10%**) . Retour au poids de naissance **< 10 jours**
	Complication		- **Ictère au lait de la mère** : sans gravité - **Difficulté de succion de l'enfant** (fréquent si immature) : utilisation temporaire d'un tire-lait - **Insuffisance de lait** (conséquence de tétées inefficaces et/ou trop peu nombreuses) : conseil et soutien de la mère, tire-lait, mise au sein plus fréquente - **Douleurs et crevasses des mamelons** (fréquente) : mauvais positionnement - **Engorgement** = tension très douloureuse des seins, pathologique si accompagnée de fièvre, douleur et gêne à l'écoulement du lait : réduire la stase lactée - **Lymphangite, mastite infectieuse, abcès du sein**
	CI		- **Infection maternelle VIH** (dans les pays industrialisés) - **Cardiopathie ou néphropathie sévère de la mère** - Médicaments (sans alternative) : **antimitotique**, **immunosuppresseur**, **lithium** - **Galactosémie chez l'enfant**
Conseils pratiques aux parents	Conseils de base de puériculture		- **Sommeil de qualité** : indispensable au bon développement - **Change** : effectué après chaque tétée, chez la fille toilette vulvaire de haut en bas - **Toilette** : bain quotidien ou tous les 2 jours, savonnage par solution lavante sans savon, commençant au cuir chevelu, corps, membres et terminant par le siège, rinçage et séchage soigneux - Ne jamais utiliser de coton-tige pour les oreilles : recueil des sécrétions au pavillon - Ne pas essayer de décalotter le petit garçon
	Suivi médical		= Vérification de la normalité du développement psychomoteur, de la croissance staturo-pondérale et du périmètre crânien, dépistages (notamment neurosensoriels), conseils pour l'alimentation et la diversification, vaccinations - 1/mois pendant les 1ers mois de vie puis 2/an jusqu'à 2 ans, poursuivi durant toute l'enfance

<table>
<tr>
<td rowspan="4">Conseils pratiques aux parents</td>
<td rowspan="3">Mesures de prévention dans les 2 premières années de vie</td>
<td>Mort subite du nourrisson</td>
<td>- Lit dans un endroit calme et non enfumé, éloigné des sources de chaleur et des fenêtres, avec une température de 19°C
- Enfant couché sur le dos et non sur-couvert
- Matelas ferme, éviter les couffins non rigides, les oreillers, les couettes et préférer les surpyjamas ou turbulettes
- Ne pas faire dormir le nourrisson dans le même lit qu'un adulte (co-sleeping)</td>
</tr>
<tr>
<td>Infection</td>
<td>- Lavage des mains avant chaque soin à l'enfant et avant la préparation des repas
- Eviter le contact rapproché du visage et des mains des personnes enrhumées</td>
</tr>
<tr>
<td>Accidents domestiques</td>
<td>- Chutes : fenêtre, escaliers
- Noyade : bain, piscine
- Asphyxie : sacs plastiques, petits aliments, petits objets
- Brûlure : bain trop chaud, lait trop chauffé au micro-onde, prises électriques
- Intoxication : médicament, produit d'entretien
→ Ne jamais secouer un nourrisson pour le faire taire ou jouer
→ Ne jamais laisser un bébé seul à domicile ou dans une voiture</td>
</tr>
<tr>
<td colspan="3">- Protection solaire : crème solaire, vêtements, ne pas l'exposer entre 12h et 16h
- Risque du tabagisme passif : mort subite du nourrisson, infection respiratoire, asthme du nourrisson
- Consulter rapidement en cas de problème médical : fièvre < 3 mois, difficultés alimentaires, gêne respiratoire, diarrhée, vomissements, comportement inhabituel. Toujours apporter le carnet de santé</td>
</tr>
<tr>
<td>Sortie de maternité</td>
<td colspan="3">- Mise à jour du carnet de santé : examen clinique, dépistages obligatoires, régime choisi (allaitement maternel ou artificiel), poids de sortie
- Prescription d'un régime précis :
. Quantité de lait : règle d'Apert = (poids en g/10) + 200 ou 250/nb de biberons/j (6-7)
. Alimentation maternel conseils de puériculture
. Allaitement artificiel : 1 cuillère-mesure = 30 mL d'eau
- Supplémentation vitaminique :
. Vitamine D quel que soit le mode d'allaitement
. Vitamine K1 orale à 1 mois en cas d'allaitement maternel exclusif
- Soins du cordon ombilical jusqu'à la chute (J8 à J15) : application locale quotidienne de solution antiseptique, séchage spontané, sans occlusion
- Pesée hebdomadaire (en PMI...) recommandée le 1er mois en cas d'allaitement maternel :
+ 30 g/j le 1er mois
+ 20 g/j le 2e mois
- Consultation pédiatrique avant la fin du 1er mois de vie</td>
</tr>
</table>

ITEM 275 : ICTERE NEONATAL

Ictère néonatal : fréquent = **70 à 75%** des nouveau-nés, souvent d'évolution bénigne
- **Ictère physiologique** : - **Production accrue de bilirubine** : 2 à 3 fois la production de l'adulte
  - **Immaturité hépatique** : déficit en ligandine et des systèmes de conjugaison
  - **Augmentation du cycle entérohépatique** : absence de flore bactérienne

→ Risque d'**ictère nucléaire** : effet neurotoxique de la bilirubine non conjuguée et non liée à l'albumine

<table>
<tr><td rowspan="3">Diagnostic d'ictère</td><td>C</td><td colspan="2">Coloration jaune de la peau et des conjonctives : traduction clinique d'une bilirubinémie totale > 50 mmol/L
- Diagnostic généralement évident au cours de l'examen complet du nouveau-né
- Extension dans le sens céphalo-caudale, jusqu'à la plante des pieds en cas d'ictère intense
- Nouveau-né à peau noire : étude des conjonctives</td></tr>
<tr><td rowspan="2">PC</td><td>Bilirubinomètre transcutané</td><td>= Dépistage de l'ictère en maternité : appareil appliqué sur le front et le sternum, évaluant par mesure optique la concentration de bilirubine totale
- Valeurs reportées sur une courbe (bilirubinémie selon l'âge et les facteurs de risque) déterminant le mode de surveillance : clinique, mesure transcutanée ou bilirubinémie</td></tr>
<tr><td>Dosage sanguin de la bilirubine</td><td>Indication : - Facteur de risque d'infection néonatale
- Signes orientant vers un ictère pathologique
- Terrain favorisant une hyperbilirubinémie libre prolongée/récidivante (prématuré)
- Prolongation anormale > 1 semaine de vie (ou > 2 semaines chez le prématuré)</td></tr>
<tr><td rowspan="4">Diagnostic étiologique</td><td colspan="3">→ Distinguer : - Ictère « bénin » (toujours à bilirubine libre) : ictère simple, ictère au lait de la mère
- Ictère « pathologique » : à bilirubine libre ou à bilirubine conjuguée</td></tr>
<tr><td rowspan="3">Situations d'urgence</td><td colspan="2">- Urgence symptomatique de l'ictère à bilirubine libre : ictère nucléaire
- Urgence étiologique : incompatibilité maternofœtale, infection maternofœtale, cholestase (notamment atrésie des voies biliaires)</td></tr>
<tr><td>Facteurs de sévérité</td><td>→ Risque augmenté d'ictère nucléaire
- Prématurité, jeûne, médicament fixé à l'albumine (aminoside)
- Infection, acidose, hypoxie, hypothermie, hypoglycémie
- Déshydratation, hypo-osmolarité, hypoalbuminémie</td></tr>
<tr><td>Signes orientant vers un ictère pathologique</td><td>- Survenue précoce < 24h de vie ou ictère prolongé > 10 jours
- Ictère intense s'étendant jusqu'aux plantes de pied
- Signes de sepsis : fièvre, troubles hémodynamiques, hypotonie
- Retentissement sur l'état général, mauvaise prise de poids
- Signes d'hémolyse : syndrome anémique, splénomégalie
- Signes de cholestase : hépatomégalie, urines foncées et selles décolorées
- Signes neurologiques : somnolence, hypotonie axiale, opisthotonos</td></tr>
<tr><td rowspan="4"></td><td>C</td><td colspan="2">- Dossier obstétrical : contexte infectieux, groupe sanguin et Rhésus maternel, atcds familiaux de maladie hématologique ou hépatique, origine géographique, atcds périnataux (terme, Apgar, allaitement...)
- Signes d'hémolyse : syndrome anémique, splénomégalie
- Signes de cholestase : hépatomégalie, urines foncées, selles décolorées (si obstacle total)
- Céphalhématome, ecchymose, bosse séro-sanguine : ictère par résorption d'hématome
- Fontanelle postérieure large (hypothyroïdie)...</td></tr>
<tr><td rowspan="3">PC</td><td>1ère intention</td><td>- Confirmer l'ictère : - Bilirubine totale + bilirubine conjuguée
- Albuminémie si bilirubinémie > 300 µmol/L chez le nouveau-né à terme
- Recherche de cause infectieuse : CRP, ECBU
- Recherche d'incompatibilité fœto-maternelle : NFS, réticulocytes, groupage ABO-Rhésus maternel et néonatal, test de Coombs direct</td></tr>
<tr><td>En cas d'ictère à bilirubine conjuguée</td><td>- Bilan hépatique (PAL, GGT, transaminases, TP), bilan de coagulation, glycémie
- Echo abdo : - Obstacle et/ou dilatation des voies biliaires : cholestase extra-hépatique
- Absence de vésicule biliaire (élément d'orientation) : atrésie des voies biliaires
- Prélèvements bactériologiques orientés</td></tr>
<tr><td>Selon le contexte</td><td>- Dosage enzymatique : G6PD, pyruvate-kinase
- Bilan thyroïdien : TSH, T4</td></tr>
</table>

Ictère à bilirubine libre	Ictère bénin	**Ictère simple**			= **Ictère physiologique** : le plus fréquent = **30 à 50%** des nouveau-nés, diagnostic d'élimination - Défaut physiologique néonatal de maturité de glucuroconjugaison de la bilirubine - Chez le **prématuré** : ictère plus fréquent, prolongé et intense, risque neurologique plus élevé
			Dg		- Début **> 24 heures** de vie - **Isolé** : examen clinique rigoureusement normal - **Ictère à bilirubine libre d'intensité modérée** < 250 µmol/L - Décroissance vers **J5-J6**, disparaît à **J10**
			PEC		**- Abstention thérapeutique** : disparition spontanée < J10, sans séquelle
		Ictère au lait de la mère			= Chez 3% des nouveau-nés nourris au sein (activité lipoprotéine-lipase du lait maternel entraînant une libération importante d'acides gras → inhibe la glucuroconjugaison) - Généralement lactation maternelle abondante, débutée dès les 1ers jours de vie
			Dg		- Début vers **J5-J6**, ou dans les suites d'un ictère simple - **Isolé** : examen clinique rigoureusement normal - **Ictère à bilirubine libre d'intensité modérée** - Persistance jusqu'à **4 à 6 semaines** - Diminution de l'ictère après interruption de l'allaitement maternel ou chauffage du lait (lipoprotéine-lipase thermosensible)
			PEC		**- Abstention thérapeutique** (ø interruption de l'allaitement maternel, ø chauffage du lait)
	Ictère pathologique	**Hémolyse**			= 1ère cause d'ictère pathologique - Début souvent **précoce < 24h de vie**, voire **dès la naissance** - En cas d'hémolyse sévère : **syndrome anémique, hépatosplénomégalie** - **Ictère à bilirubine libre** d'intensité plus forte - **Anémie normo/macrocytaire, hyper-réticulocytose**
			Incompatibilité maternofœtale	Incompatibilité ABO	= Mère O et nouveau-né A ou B : - Situation la plus fréquente - Test de Coombs positif dans seulement 50% des cas
				Incompatibilité Rhésus	= Mère Rh- et nouveau-né Rh+ - Situation plus rare - Ictère habituellement plus intense - Test de Coombs généralement positif - Prévention par administration d'Ig anti-D (Rhophylac®)
			Hémolyse constitutionnelle	**Sphérocytose héréditaire**	= Anémie hémolytique corpusculaire par anomalie de membrane à transmission autosomique dominante - Frottis sanguin : globules rouges sphériques - Risque de complication : lithiase biliaire
				Déficit en G6PD	= Anémie hémolytique corpusculaire par déficit enzymatique à transmission liée à l'X (garçon ++) - Originaire du pourtour méditerranéen ou d'Afrique noire - Frottis sanguin : corps de Heinz - Dosage du G6PD (à distance de toute transfusion)
		Déficit constitutionnel de glycuro-conjugaison	**Maladie de Gilbert**		= Déficit partiel de l'activité glucuronyl-transférase : fréquente (3-7% de la population), bénigne - Forme à révélation néonatale rare, sauf si associée à une **sténose hypertrophique du pylore** - Episodes récidivants de sub-ictère, déclenchée par le stress et le jeûne - Dg : analyse moléculaire du gène de la bilirubine-glucuronyl-transférase
			Maladie de Crigler-Najjar		= Absence d'activité glucuronyl-transférase : exceptionnelle, grave - **Ictère néonatal marqué, permanent**, avec **bilirubinémie > 100 µmol/L** - Risque élevé d'**encéphalopathie bilirubinique**

		Autres causes	- **Infection maternofœtale** - **Hypothyroïdie congénitale** - **Résorption d'hématome** - **Sténose du pylore**
Ictère à bilirubine conjuguée	= Bilirubinémie conjuguée **> 20 µmol/L** ou **> 50%** → **Echographie hépatique** en urgence		
	Cholestase intra-hépatique		- **Infection post-natale** : ***E. coli*** ++, **CMV, EBV, échovirus, hépatite virale** - Maladie génétique et métabolique : - **Mucoviscidose** - **Déficit en α1 antitrypsine** - **Niemann-Pick, galactosémie** - **Syndrome d'Alagille** = paucité ductulaire syndromique (mutation JAG1, dominante) : **dysmorphie** (visage triangulaire, bosse frontale, endophtalmie), **cholestase chronique, atteinte cardiaque** (sténose pulmonaire), **atteinte ophtalmique** (embryotoxon postérieur), **vertèbres en ailes de papillon** - **Nutrition parentérale prolongée**
	Cholestase extra-hépatique	**Atrésie biliaire**	= 1 nouveau-né/10 000 : urgence diagnostique - **Signes de cholestase** : hépatomégalie ferme, urines foncées, selles décolorées - TTT : - Administration de **vitamine K IV** urgente (risque hémorragique) - **Intervention chirurgicale de Kasai** avant 6 semaines de vie (hépato-porto-entérostomie) en attendant une **transplantation hépatique**
		Autres anomalies des voies biliaires	- **Kyste du cholédoque** - **Cholangite sclérosante** - **Lithiase biliaire**
TTT	→ Hospitalisation nécessaire en cas d'ictère sévère, ictère cholestatique ou allo-immunisation Rhésus - Traitement étiologique d'un ictère pathologique - Traitement symptomatique d'un ictère sévère à bilirubine libre : photothérapie		
	Photothérapie		= Exposition à la lumière bleue → convertit la bilirubine en produits de dégradation hydrosolubles éliminables par voie rénale - Indication : - Bilirubinémie totale > 200 mg/L (ou 340 µmol/L) ou selon courbe poids/âge - Rapport molaire bilirubine/albumine > 0,7 - Complication : - **Hyperthermie** : surveillance de la température - **Déshydratation** : surveillance cardiorespiratoire, rapprochement des prises alimentaires voire hydratation IV - **Atteinte oculaire** et **gonadique** : protection par lunette et couche
	Cas sévère		- **Perfusion d'albumine** - **Exsanguino-transfusion** (indication extrêmement réduites)
Encéphalopathie	= Fixation de la bilirubine non conjuguée sur les noyaux gris centraux		
	Signes précoces		- **Hypotonie axiale, opisthotonos** - **Somnolence**
	Encéphalopathie hyper-bilirubinémique aiguë		- **Convulsion** - **Coma** - **Mouvements choréo-athétosiques** - **Paralysie oculomotrice** avec regard en coucher de soleil
	Ictère nucléaire		= Encéphalopathie hyperbilirubinémique chronique : 1ère cause d'encéphalopathie évitable - **Hypertonie extrapyramidale**, **dystonie** - **Surdité** - **Paralysie oculomotrice** - **Retard mental** (généralement modéré)

ITEM 43 : MALADIE GENETIQUE

TRISOMIE 21

Trisomie 21 = syndrome de Down : maladie génétique par aneuploïdie, due à la présence d'un chromosome 21 surnuméraire
- Anomalie chromosomique la plus fréquente en France = **1/700 fœtus**
- Le seul facteur de risque connu est l'**âge maternel** : risque = **1/1500** à 20 ans, **1/1000** à 30 ans, **1/150** à 38 ans, **1/50** à 42 ans
- Mécanisme principal : non-disjonction des chromosomes 21 lors d'une méiose, le plus souvent maternelle

<table>
<tr><td rowspan="12">Diagnostic anténatal</td><td colspan="3">- Dépistage anténatale : systématiquement proposé au cours de la grossesse (attestation signée certifiant que l'information a été donnée), avec nécessité d'un consentement signé ➝ dépiste 80% des cas, avec 30% de faux négatifs</td></tr>
<tr><td rowspan="3">Evaluation du risque fœtal de trisomie 21</td><td>Mesure de la clarté nucale</td><td>- Entre 11 SA et 13 SA + 6 jours (LCC entre 45 et 84 mm)
- Par un échographiste identifié au sein d'un réseau de périnatalité
- Fiable si score de Herman ≥ 4/9</td></tr>
<tr><td>Marqueurs sériques maternels</td><td>- 1er trimestre (11 à 13+6 SA) : ↘ PAPP-A, ↗ β-hCG libre
- 2e trimestre (14 à 17+6 SA) : hCG total, α-fœtoprotéine ± œstriol</td></tr>
<tr><td>Calcul du risque combiné</td><td>= Selon l'âge maternel, la clarté nucale et les marqueurs sériques maternels
- Haut risque si ≥ 1/250 ➝ indication d'étude du caryotype fœtal</td></tr>
<tr><td>Echographie de suivi</td><td colspan="2">- 1ère : ↗ clarté nucale, hygroma colli (ou kystique)
- 2ème : - Signes associés non spécifiques : RCIU, fémur court
- Malformations : canal atrio-ventriculaire, atrésie duodénale, anomalie rénale
- Anomalie morphologique : profil plat, hypoplasie des os propres du nez, extrémités trapues...</td></tr>
<tr><td rowspan="5">Caryotype fœtal</td><td colspan="2">= Diagnostic anténatal de trisomie 21, après consentement écrit de la mère indispensable</td></tr>
<tr><td>Indication</td><td>- Remaniement chromosomique parental
- Antécédent d'un fœtus ou d'un enfant porteur d'une anomalie chromosomique
- Risque combiné du 1er trimestre ≥ 1/250
- Dépistage séquentiel ou marqueurs sériques du 2nd trimestre avec risque ≥ 1/250
- Signes d'appel échographique</td></tr>
<tr><td>Biopsie trophoblaste</td><td>= A partir de 11-12 SA : risque de fausse couche iatrogène = 1%
- Résultat d'examen direct (cellules du cytotrophoblaste se divisant spontanément) en quelques jours, confirmé par un caryotype sur culture de l'axe mésenchymateux de la villosité (élimine une mosaïque confinée au placenta ou un faux négatif)</td></tr>
<tr><td>Amniocentèse</td><td>= A partir de 15-16 SA : risque de fausse couche iatrogène = 0,5%
- Résultat dans un délai variable selon le terme (culture plus difficile en fin de grossesse), généralement en 2-3 semaines ± FISH en cas d'urgence diagnostique (grossesse avancée)</td></tr>
<tr><td>Autres méthodes</td><td>- Ponction de sang fœtal : à partir de 18 SA, rarement réalisée
- Diagnostic de trisomie 21 sur sang maternel : proposé désormais systématiquement chez les femmes avec un dépistage combiné classique anormal afin de limiter la proposition de diagnostic prénatal invasif aux femmes dont le dépistage prénatal non invasif (Non Invasive Prenatal Testing = NIPT) est anormal. RECO HAS 2018</td></tr>
<tr><td>Recours à l'IMG</td><td colspan="2">- Après explication des enjeux et des moyens de prise en charge des enfants atteints
- Demande formulée par le couple, examinée par le comité pluridisciplinaire d'un centre de diagnostic prénatal agréé (CPDPN), avec attestation d'autorisation d'IMG signée par 2 médecins du CPDPN
➝ > 95% des diagnostics anténataux de trisomie 21 conduisent à une IMG</td></tr>
<tr><td colspan="3"></td></tr>
<tr><td rowspan="2">Diagnostic néonatal</td><td rowspan="2">C</td><td colspan="2">➝ Aucun signe clinique n'est spécifique</td></tr>
<tr><td>Syndrome dysmorphique</td><td>- Microcéphalie, avec occiput plat
- Nuque courte large et plate avec excès de peau
- Faciès lunaire : visage rond et aplati
- Petites oreilles rondes, mal ourlées, basses implantées
- Obliquité des fentes palpébrales en haut et en dehors (aspect mongoloïde)
- Epicanthus (repli de la peau à l'angle interne de l'œil)
- Taches de Brushfield au niveau de l'iris
- Hypoplasie des os propres du nez (nez court), avec racine plate
- Petite bouche (souvent ouverte), lèvres épaisses, macroglossie, protrusion de langue
- Mains larges et trapues, doigts courts et hyperlaxes avec clinodactylie (déviation latérale) du 5e doigt par brachy-méso-phalangie (phalange P2 courte), et pli palmaire transverse unique
- Pieds larges et petits, avec espacement exagéré des 2 premiers doigts (signe de la sandale)
- Peau sèche et marbrée, anomalies de la pigmentation</td></tr>
</table>

Diagnostic néonatal	C	Malformations associées	- Cardiaque : **canal atrioventriculaire, tétralogie de Fallot, CIV, CIA, persistance du canal artériel** - Digestive : **atrésie duodénale, imperforation anale, maladie de Hirschsprung** - Oculaire : **cataracte congénitale** - Ostéoarticulaire : **anomalies du bassin, pied-bot, scoliose** - Néphro-urinaire : **hydronéphrose** - Malformation de l'**oreille moyenne et interne**
		Retard psychomoteur	- **Hypotonie néonatale marquée** : quasi-constante - **Retard des acquisitions psychomotrices**, atteignant la plupart des fonctions intellectuelles (avec une variabilité individuelle) - Sociabilité et affectivité globalement conservées
	PC	**Caryotype sanguin**	= Systématique (même en cas de clinique évidente), après **consentement écrit des parents** - **Trisomie 21 libre, complète et homogène** (95%) : . 3 chromosomes 21 séparés (libre) . Chromosome surnuméraire entier (complète) . Toutes les cellules sont concernées (homogène) - **Trisomie 21 par translocation robertsonienne** ou **réciproque** (2%) : chromosome 21 surnuméraire transloqué sur un autre chromosome, avec translocation totale sur un chromosome acrocentrique (robertsonienne) ou partielle sur un chromosome non acrocentrique (réciproque) - Autres : **trisomie 21 en mosaïque** (2%), **trisomie 21 associée à une aneuploïdie** (< 1%)
PEC			→ Prise en charge multidisciplinaire, avec surveillance clinique, biologique et morphologique à vie - **Déficit cognitif** variable (généralement léger à modéré) : conditionne le pronostic social - **Malformations viscérales** et **complications** : conditionne le pronostic vital, notamment cardiaque
	Evolution naturelle		- **Accentuation du retard psychomoteur** - **Modification de la dysmorphie faciale** - **Vieillissement précoce et rapide** - Apparition d'autres manifestations (neurologiques, psychiatriques...)
	Complication		- **Retard statural** (inconstant) et **surcharge pondérale** - **Stérilité masculine** - **Apnée du sommeil** - **Infection** (**déficit immunitaire humorale** et **cellulaire**), surtout **ORL** - **Hyperlaxité ligamentaire** : **scoliose, pieds plats, instabilité atlanto-axoïdienne** (risque de luxation) - Maladies auto-immunes : **hypo/hyperthyroïdie**, **maladie cœliaque**, **diabète** - Atteinte neurosensorielle : **otite séreuse**, **cataracte**, **strabisme** - Atteinte dentaire : **caries, maladie parodontale** - Néoplasie : **leucémie aiguë** (risque x 20) - Troubles neuropsychiatriques : **épilepsie** (**syndrome de West**...), **autisme**, **maladie d'Alzheimer**
	Bilan post-natal systématique		- Bio : **NFS, TSH, T3/T4** - **Echographie cardiaque et rénale**
	PEC psycho-sociale		- **Mesures sociales d'accompagnement du handicap** - **Accompagnement psychologique de l'entourage** : risque d'abandon, de surprotection (au détriment de la fratrie), de tension parentale, de déni du handicap à venir...
Conseil génétique			= Pour les couples à risque accru : - Couple ayant eu un fœtus ou un enfant atteint de trisomie 21 - Antécédent familial de trisomie 21 - **Diagnostic anténatal précoce** par caryotype fœtal systématiquement proposé
	Cas de la trisomie 21 libre		= Par non-disjonction méiotique accidentelle : caryotype parentale inutile - Risque de **1% pour le couple** : risque de **mosaïque germinale** (anomalie chromosomique dans une certaine proportion de gamètes) - Aucun surrisque pour les apparentés
	Cas de la trisomie 21 par translocation		= Selon le **caryotype des 2 parents** : indispensable - Normal = **translocation *de novo*** : sans augmentation du risque de récurrence - Anormal = **translocation héritée** : - **Risque augmenté de récurrence** - Surtout si translocation chez la mère - Y compris **chez les apparentés** → indication de **caryotype**

SYNDROME DE L'X FRAGILE

Syndrome de l'X fragile = génopathie liée à l'X, due à une mutation instable dans le **gène FMR1**, entraînant une cassure du bras long du chromosome X au niveau du **site fragile FRAXA** (Xq27) lors de l'étude du caryotype
- Prévalence de **1/4000** chez les garçons, 1,3% de femmes conductrices
- 2 à 3% des déficits intellectuels, dont 20% des déficiences liées au sexe → 1ère cause de déficit intellectuelle héréditaire

Génétique

= Génopathie liée à l'X, due à une **mutation instable du gène FMR1**
- Expansion instable de la **répétition de triplets CGG**, pouvant augmenter au fil des générations : **prémutation** (entre 55 et 200 triplets CGG) puis **mutation complète (≥ 200 triplets CGG)** lors d'une méiose féminine
→ Aucune modification de l'expansion lors de la transmission d'une prémutation par le père
- En cas de mutation complète : **hyperméthylation du promoteur du gène FMR1**, avec abolition de son expression → absence de production de la **protéine FMRP** (chaperon d'ARNm, modulateur de traduction et transporteur)
- Mode de transmission inhabituel pour une maladie liée à l'X : existence d'hommes sains porteurs et transmetteurs, et de femmes atteintes en cas de mutation complète

Type	Nombre de répétition de triplets CGG	Risque de mutation complète si transmission maternelle	Signes cliniques	
			Homme	Femme
Prémutation	Entre 55 et 70	< 6%	Risque de **FXTAS**	Risque de **POF** et **FXTAS**
	Entre 70 et 90	30 à 60%		
	Entre 90 et 100	80%		
	Entre 100 et 200	> 90%		
Mutation	**> 200**	100%	**Déficience mentale** dans **100%** des cas	**Déficience mentale** dans **50%** des cas

Diagnostic

Syndrome de l'X fragile

= Seulement en cas de mutation complète du gène FMR1 : tableau très variable

Chez le garçon
- **Retard de développement psychomoteur**
- **Déficit intellectuel** avec **troubles des apprentissages** (surtout du langage)
- **Troubles du comportement** : colère, hyperactivité, troubles autistiques
- **Dysmorphie faciale** : visage allongé, grandes oreilles décollées, macrocéphalie, front allongé, menton long et marqué
- Après la puberté :
  - **Macro-orchidie**
  - **Dysmorphie faciale** plus marquée
  - **Troubles de la relation** : timidité, éviction du regard
- Autres : **strabisme, hyperlaxité ligamentaire, prolapsus de la valve mitrale**

Chez la fille

= Signes identiques au garçon, moins fréquent et plus modérés
- **Déficience mentale** dans 50% des cas (d'expression plus modérée) par inactivation de l'X
- **Intelligence normale** dans 50% des cas

Prémutation du gène FMR1

= Risque de développement de troubles tardifs, à l'âge adulte :

Chez l'homme

Troubles neurologiques = *Fragile X Tremor Ataxia Syndrome* (**FXTAS**) : **40%** > 50 ans
- **Tremblement d'intention** et **ataxie cérébelleuse** de début tardif, progressif
- Autres atteintes neurologiques : **troubles de la mémoire à court terme, altération des fonctions exécutives et cognitives, démence, syndrome de Parkinson, neuropathie périphérique, déficit moteur proximal des membres inférieurs, dysautonomie**

Chez la femme
- **Syndrome d'insuffisance ovarienne** = *Premature Ovarian Failure* (**POF**) = **20%** (contre 1% dans la population générale) : ménopause précoce < 40 ans
- **FXTAS** : prévalence inconnue

Etude génétique

→ Toute suspicion clinique doit être confirmée par des **examens génétiques**
- **Etude de l'arbre généalogique familial** : essentiel

Génétique moléculaire
- **Evaluation du nombre de triplets CGG** au sein du gène FMR1 par **PCR**
- Alternative (en cas de grande expansion de triplets, ne pouvant être étudiée par PCR) : **statut de méthylation** et **expansion des triplets** par **Southern-Blot**

Etude cytogénétique
- **Caryotype** = méthode historique : mise en évidence d'une cassure de l'extrémité distale des bras longs du chromosome X au niveau du site fragile FRAXA
→ Systématique à la recherche d'autres causes de déficit intellectuel

<table>
<tr><td rowspan="2">Conseil génétique</td><td colspan="2">= Détermination du risque de transmission à la descendance selon les données de l'arbre généalogique et les résultats de génétique moléculaire
- La mère d'un enfant atteint d'une mutation de l'X fragile est obligatoirement conductrice (aucune mutation de novo) : porteuse d'une prémutation ou d'une mutation complète
→ Une prémutation transmise sous forme de mutation complète lors d'une 1ère conception à un risque de quasiment 100% d'être à nouveau transmise sous forme de mutation complète lors des prochaines grossesses</td></tr>
<tr><td>Risque de transmission</td><td>- Femme porteuse d'une mutation complète ou mère d'un enfant porteur d'une mutation complète : risque de transmission de 50% aux garçons et aux filles
- Homme porteur d'une prémutation : transmission de 100% aux filles et 0% aux garçons</td></tr>
<tr><td>Diagnostic anténatal</td><td colspan="2">= Proposé aux mères conductrices ayant une prémutation ou une mutation complète identifiée
- Possible diagnostic de sexe fœtal sur sang maternel à 10 SA (si le couple est demandeur de diagnostic prénatal seulement chez un fœtus de sexe masculin)
- Recherche de mutation par biologie moléculaire sur prélèvements de villosités choriales ou biopsie de trophoblaste (vers 11-12 SA) ou sur amniocentèse (vers 15-16 SA)
- IMG possible si le fœtus est atteint, quel que soit le sexe (sachant qu'une fille atteinte n'a que 50% de risque d'être symptomatique, avec une sévérité variable imprévisible)
- Alternative : diagnostic préimplantatoire sur embryons obtenus par ICSI</td></tr>
</table>

ITEM 44 : DEPISTAGE ET SUIVI DE L'ENFANT

DEPISTAGE DES TROUBLES VISUELS

- **20%** des enfants < 6 ans ont une anomalie visuelle : **amblyopie** (1er mois de vie), **trouble de réfraction** (enfant plus âgé)

Evolution			- Mise en place anatomique et fonctionnelle non définitive **jusqu'à 10 ans** - Bonne qualité de vision : AV de loin (10/10e) et de près (P2), champ visuel, sensibilité au contraste, vision des couleurs - Acuité visuelle : 4/10e à 1 an, 7/10e à 2 ans, 10/10e à **6 ans**
	Naissance		- **Fixation d'un visage à faible distance** - **Clignement à la lumière vive** - Acuité visuelle à 1/20e
	2 à 4 mois		- Mouvements de **poursuite oculaire** - Réflexe de **clignement à la menace** - **Convergence normale** - **Début de vision des couleurs** - Acuité visuelle à 1/10e
	6 mois		- **Vision stéréoscopique** - Acuité visuelle à 2/10e
Population à risque			→ Tous les enfants nécessitent un dépistage répété des troubles visuels - **Bilan visuel systématique** : à la naissance, au 2ème mois, au 4ème mois, entre les âges de 9 et 15 mois et entre les âges de 2 ans ½ et 4 ans, et au cours de la 4ème année et 6ème année à l'école (PMI ou médecine scolaire)
	FdR		→ Réalisation systématique d'un **examen ophtalmologique avec réfraction après cycloplégie** entre **3 et 12 mois** - **Prématurité, souffrance cérébrale, toute réanimation** - **Petit poids de naissance** < 1500 g - **Surdité** - **Troubles neuromoteurs, infirmité motrice cérébrale** - **Embryofœtopathie** : **toxoplasmose**... - Exposition *in utero* à la **cocaïne** ou à **l'alcool** - **Craniosténose**, **dysostose crânio-faciale** - Anomalies chromosomiques **: trisomie 21**... - **Antécédents familiaux** : strabisme, trouble sévère de la réfraction, myopie sévère précoce, amblyopie, astigmatisme ou maladie ophtalmologique héréditaire
	Signes d'appel	< 4 mois	- Anomalie objective des **paupières**, **globes oculaires**, **conjonctives** ou **pupilles** - Anomalie visuelle : **strabisme, nystagmus, torticolis** - Anomalie du comportement : - Manque d'intérêt aux stimuli visuels - Absence du **réflexe de fixation** à **1 mois** - Absence de **clignement à la menace** à **3 mois** - Absence de **poursuite oculaire** à **4 mois** - Retard d'acquisition de la préhension des objets - Plafonnement ou errance du regard, enfant qui appuie sur ses yeux → Tout **strabisme constant < 4 mois** est pathologique → Une **anomalie de la cornée,** l'existence de **leucocorie** ou un **nystagmus d'apparition récente** imposent un **examen ophtalmologique en urgence** dans les jours qui suivent
		6 mois à l'âge verbal	- Se cogne, tombe, butte sur les trottoirs, plisse des yeux, fait des grimaces, ferme 1 œil au soleil - Comportement anormal : indifférence à l'entourage... → Tout **strabisme**, même intermittent, est toujours pathologique **> 4 mois**
		2 à 5 ans	- **Retard d'acquisition du langage** - Lenteur d'exécution, dyspraxie - Fatigabilité
		> 6 ans	- Lecture trop rapprochée, gêne à la vision de loin - Confusion des lettres - Fatigue à la lecture, céphalées - Clignements et plissements des paupières - Rougeur et picotements oculaires → Toute difficulté dans les tâches nécessitant une attention visuelle doit évoquer un trouble visuel

Examen de dépistage			- Bonnes conditions d'examen : enfant calme, n'ayant ni faim ni sommeil, lumière douce non éblouissante → Urgences : **leucocorie, cornée trouble, mégalocornée, strabisme constant, nystagmus**
Examen de dépistage	SC		- **Leucocorie** : reflet blanc dans la pupille, parfois observé par les parents (photo avec flash) - **Nystagmus** : mouvements saccadés des yeux, le plus souvent horizontaux, congénital ou acquis - **Signe de la toupie** : l'enfant tourne la tête pour regarder un objet placé du côté de l'œil atteint - **Test de Lang** (nuage de points avec dessin en relief) : dessin non vu en l'absence de vision stéréoscopique
Examen de dépistage	*Bilan visuel*	A tout âge	- Examen des paupières : **ptosis, épicanthus, angiome** - Examen des globes oculaires : **microphtalmie, buphtalmie** (↗ de taille) - Examen des conjonctives : **rougeur, larmoiement** - Examen de la cornée : **opacité** (cataracte), **mégalocornée** (glaucome) - Examen des pupilles : **leucocorie** (rétinoblastome, cataracte), **anisocorie** (neuroblastome)
Examen de dépistage	*Bilan visuel*	1ère semaines	- **Réflexe photomoteur** - **Lueur papillaire** (trouble des milieux transparents) - **Reflets cornéens** (strabisme)
Examen de dépistage	*Bilan visuel*	4 mois	- **Fixation monoculaire et binoculaire** - **Poursuite oculaire** (nystagmus, amblyopie)
Examen de dépistage	*Bilan visuel*	9 à 15 mois	- **Occlusion alternée** (amblyopie) - **Signe de la toupie** (anomalie oculomotrice, amblyopie) - **Test stéréoscopie de Lang** (amblyopie)
Examen de dépistage	*Bilan visuel*	2 à 4 ans	- **Mesure de l'acuité visuelle** par les tests de **Pigassou** du **Cadet** (dessins) - **Anomalie de réfraction**
Examen de dépistage	*Bilan visuel*	> 5 ans	- **Mesure de l'acuité visuelle** par les tests de chiffres et de lettres : **Cadet**, **Monoyer** - **Examen de la vision des couleurs** par **test d'Ishihara** (dyschromatopsie)
Cause	**Strabisme**		= Anomalie de la vision binoculaire : déviation des axes visuels - **Strabisme intermittent et alternant < 4 mois** : simple **retard de l'acquisition de l'oculomotricité** - **Strabisme permanent** ou **strabisme intermittent > 4 mois** : **strabisme accommodatif** (hypermétropie latente), plus rarement de **cause organique** (rétinoblastome, cataracte congénitale) - Diagnostic : - **Reflet cornéen dévié** pour l'œil strabique - **Mouvement de refixation de l'œil strabique** au test à l'écran unilatéral alterné - **Examen ophtalmologique spécialisé** : étude de réfraction sous cycloplégie (hypermétropie latente), examen à la lampe à fente (cataracte) et fond d'œil (rétinoblastome) - Complication : **amblyopie fonctionnelle** de l'œil strabique
Cause	**Amblyopie**		= Mauvaise acuité visuelle par non-usage d'un œil : **insuffisance uni- ou bilatérale de certaines aptitudes visuelles**, susceptible d'entraîner un **trouble irréversible de maturation du cortex visuel** > 6 ans - Cause : - **Fonctionnelle** plus souvent : **trouble de réfraction, strabisme** - Parfois **organique** : **rétinopathie, rétinoblastome, cataracte** - Diagnostic : **- Réaction de défense** à l'occlusion de l'œil sain - **Maintien impossible de la fixation** par l'œil strabique - **ø Changement d'œil fixateur** à la manœuvre droite/gauche avec lunette à écran nasal - **Rééducation précoce** : récupération visuelle des amblyopies fonctionnelles
Cause	**Amétropie**		= Anomalie de réfraction de l'œil = **myopie, hypermétropie** (souvent physiologique chez le jeune enfant), **astigmatisme** : fréquent (20% des enfants < 6 ans), entraîne une **BAV** - Signes d'appels de malvoyance : rougeur et picotement oculaire, clignement et plissement des paupières, lecture trop rapprochée, fatigabilité, céphalées - **AV non fiable < 4 ans** : sauf si 10/10e à chaque œil, < 7/10e ou différence ≥ 2/10e entre les 2 yeux
Cause	**Rétino-blastome**		= Par mutation inactivatrice des 2 allèles du **gène RB1** : héréditaire ou non, uni- ou bilatéral - Manifestations : **leucocorie, strabisme, perte progressive de la vision**, indolore - Diagnostic : **FO** (visualisation de la tumeur), **échographie** et **IRM** (extension)
Cause	Cause grave		- **Cataracte congénitale** - **Glaucome congénital** - **Pathologie vitréenne** - **Rétinopathie** - Malformation oculaire : **microphtalmie, anophtalmie, colobome de l'iris** et/ou **chorio-rétinien, aniridie** → **Aniridie** parfois associée à un **néphroblastome** ou **gonadoblastome** : **écho abdominale** systématique

DEPISTAGE DES TROUBLES AUDITIFS

- **5%** des enfants < 6 ans ont une anomalie auditive : **otite séreuse** (1ère cause de surdité), **surdité de perception congénitale**…
- Dépistage précoce → prise en charge adaptée pour permettre de réduire le développement de troubles du langage

Population à risque

→ Tous les enfants nécessitent un dépistage répété des troubles auditifs
- **Bilan auditif systématique** : à la naissance, au 2ème et 4ème mois, lors des examens obligatoires de 9 mois et 2 ans, vers l'âge de 3 ans, à 4 et 6 ans à l'école (PMI ou médecine scolaire)

FdR

- **Antécédents familiaux de surdité** : prothèse auditive avant 50 ans
- **Prématurité** (surtout < 32 SA ou complication cérébrale) ou **faible poids de naissance** < 1500 g
- **Infirmité motrice cérébrale, troubles neuromoteurs**
- **Anomalies chromosomiques** : **trisomie 21, microdélétion 22q11**…
- **Craniosténose** et **malformation faciale**
- **Embryofœtopathie** : **rubéole, CMV** ++
- Exposition *in utero* aux **toxiques**, à **l'alcool** ou au **tabac**
- Cause périnatale : **anoxie périnatale, hyperbilirubinémie** ayant nécessité une exsanguino-transfusion
- Infection grave (**méningite bactérienne**) ou traitement ototoxique (**aminoside**…)
- **Traumatisme du rocher**
- **Otites à répétition**

Signes d'appel

1er mois	- Absence de réaction aux bruits - Réactions vives aux vibrations et au toucher - Sommeil trop calme	24 à 36 mois	- Retard de parole et de langage - Troubles du comportement relationnel : retrait, agitation
3 à 12 mois	- Sons émis non mélodiques - Disparition du babillage - Absence de réaction à l'appel de son nom	> 3 ans	- Retard de parole ou de langage - Troubles du comportement - Difficultés d'apprentissage
12 à 24 mois	- Absence de mots, communication exclusivement gestuelle de désignation - Enfant inattentif à ce qui n'est pas dans son champ visuel - Emissions vocales incontrôlées	Surdité acquise	- Régression de l'expression vocale - Détérioration de la parole articulée - Modification du comportement, agressivité, frayeurs (surtout la nuit)

Examen de dépistage

- Bonnes conditions : enfant calme, local silencieux

A tout âge	**- Examen externe de l'appareil auditif** et **otoscopie**
Nouveau-né	- Tests objectifs en maternité : - **Otoémissions acoustiques provoquées** (OEAP) - **Potentiels évoqués auditifs automatisés** (PEAA) → Permet de dépister des surdités > 30 dB : adresser en centre d'audiologie pédiatrique si anormal 2 fois - Tests subjectifs : **- Réflexe cochléo-palpébral** - **Babymètre de Veit et Bizaguet** (bruit blanc mis à 10 cm de l'oreille : le déclenchement de réactions comportementales (mimique de surprise, arrêt de la motricité spontanée) permet d'éliminer le diagnostic de surdité sévère à profonde
4 mois à 2 ans	- Réflexe d'orientation-investigation : **test aux boîtes de Moatti** (source sonore testant différentes fréquentes et intensités), **réaction au prénom** > 6 mois - **OEAP** en milieu spécialisé
2 à 4 ans	- Réflexes d'orientation-investigation : **réaction au prénom, mots familiers** - **Test à voix nue** : imager (animaux ou objets familiers à désigner)
> 4 ans	- **Audiométrie vocale** de dépistage : tests de désignation (mots/images) - **Audiométrie tonale** de dépistage : quantification de seuils auditifs à l'aide d'un casque

Cause

Surdité de perception congénitale	- Causes multiples : - **Génétique** : dominant ou récessif, isolée ou dans un syndrome polymalformatif - **Embryofœtopathie** (**CMV, rubéole**) ou **toxique** durant la grossesse (**aminoside**) - Cause périnatale : **prématurité, anoxie cérébrale, hyperbilirubinémie** - TTT : **prothèses auditives, rééducation**, pose **d'implants cochléaires** si surdité profonde bilatérale
Otite séreuse	= Cause la plus fréquente de surdité de transmission de 2 à 6 ans : **perte d'audition de 5 à 40 dB** - Otoscopie : épanchement rétro-tympanique sans inflammation, donnant un aspect de tympan ambré, mat et rétracté, parfois associé à un niveau liquidien ou des bulles rétro-tympaniques - TTT : **médicamenteux, aérateur trans-tympanique** si retentissement sur le langage ou la scolarité
Surdité brutale	- Cause : **bouchon de cérumen** (1ère cause), **aggravation d'une otite séreuse, barotraumatisme** - **Surdité de perception brusque** : en l'absence de cause identifiée

<table>
<tr><th colspan="5">DEPISTAGE DES ANOMALIES ORTHOPEDIQUES</th></tr>
<tr><td rowspan="9">LUXATION CONGENITALE DE HANCHE</td><td colspan="4">= Anomalie de développement anténatal de la hanche : 3 à 20/1000 naissances, prédominance féminine (4/1)
- A la naissance : instabilité de l'articulation, très rarement luxation vraie
→ Tout nouveau-né doit faire l'objet d'un dépistage clinique à la naissance, répété à chaque consultation</td></tr>
<tr><td>FdR</td><td colspan="3">- Antécédents familiaux au 1er degré de luxation congénitale de hanche
- Présentation en siège (y compris version tardive), quel que soit le mode d'accouchement
- Limitation de l'abduction uni- ou bilatérale de hanche par hypertonie des adducteurs
- Bassin asymétrique congénital
- Anomalies posturales associées (témoin de contraintes anténatales) : genu recurvatum, torticolis</td></tr>
<tr><td rowspan="5">C</td><td colspan="3">→ Enfant examiné totalement déshabillé, sur un plan plat, aussi relâché que possible
- Inspection : raccourcissement de la cuisse, asymétrie des plis, inégalité de longueur des fémurs</td></tr>
<tr><td>Limitation d'abduction</td><td colspan="2">- Sur nourrisson couché sur le dos, hanches fléchies à 90° : abduction normale ≥ 60°
→ Limitation d'abduction ou du volant d'abduction < 60° : imagerie, avis orthopédique si doute</td></tr>
<tr><td rowspan="3">Instabilité de hanche</td><td>Manœuvre d'Ortolani</td><td>= Examen simultanés des 2 hanches : perception d'un ressaut à l'abduction (hanche luxée réductible) ou à l'adduction (hanche luxable) des hanches</td></tr>
<tr><td>Manœuvre de Barlow</td><td>- 1ère partie : hanche en adduction-RE en exerçant une pression axiale sur le genou → sensation de piston (normal) ou ressaut en cas d'instabilité de hanche
- 2nd partie : hanche en abduction-RI, en exerçant une traction axiale et une pression sur le grand trochanter → sensation de ressaut en cas d'instabilité</td></tr>
<tr><td colspan="2">- Résultat : hanche luxable ou hanche luxée, réductible ou irréductible
→ Craquement : fréquent lors de la manœuvre, sans valeur diagnostique</td></tr>
<tr><td colspan="2">Imagerie de hanche</td><td colspan="2">→ Indication : anomalie à l'examen clinique ou présence de FdR
- Echographie de hanche à 1 mois (avant l'apparition des noyaux épiphysaires à 4 mois)
- Rx de hanche : indiqué > 4 mois</td></tr>
<tr><td colspan="2">Evolution</td><td colspan="2">- PEC adaptée, en ambulatoire, dans les 5 premières semaines de vie : guérison complète sans séquelle
- PEC après 3 mois ou chez l'enfant devant une boiterie (échec de dépistage) : complexe, coûteuse, risque croissant de séquelles anatomiques avec l'âge</td></tr>
<tr><td rowspan="4">ANOMALIES DES AXES DES MEMBRES INFERIEURS</td><td colspan="2" rowspan="4">AXE TRANSVERSAL</td><td colspan="2">Torsion physiologique des os long des MI : les grands axes des épiphyses ne sont pas parallèles
- Fémur : antétorsion fémorale de 35° à la naissance → ↘ de 1°/an → antétorsion de 10-15° à maturité
- Tibia : torsion nulle à la naissance → torsion tibiale externe → torsion externe de 30° à maturité
→ Au cours de la croissance : mouvement inversé de torsion fémorale interne et torsion tibiale externe</td></tr>
<tr><td>Examen de la torsion</td><td>A la marche : pied dirigé de 8-10° en dehors et genou (rotule) de face à l'appui
- Rotules en dedans (excès de torsion fémorale interne) ou en dehors (insuffisance)
- Pieds en dedans (insuffisance de torsion tibiale externe) ou en dehors (excès)
Mesure objective des rotations des MI : enfant placé en décubitus dorsal en bout de table, jambes pendantes et genoux fléchis à 90° → test des amplitudes articulaires, et particulièrement des rotations de la hanche et du genou</td></tr>
<tr><td>Trouble de torsion</td><td>= Excès/insuffisance de torsion : conséquences dynamiques sur le cycle de la marche/course
- Marche en rotation interne (plus souvent chez le jeune enfant) : risque de chutes à répétition, possible correction partielle ou totale en cours de croissance
- Marche en rotation externe (enfant plus âgé) : évolue peu, gêne fonctionnelle moindre</td></tr>
<tr><td>PEC</td><td>- Marche en rotation interne : non pathologique jusqu'à 7 ans
- Aucun traitement orthopédique (rééducation, attelles, semelles orthopédiques) efficace
- Correction chirurgicale dans les formes extrêmes (absence de rotation externe…)</td></tr>
</table>

	AXE FRONTAL			- De la naissance à 3 ans : **genu varum** physiologique → s'annule entre 18 mois et 3 ans - De 2 ans à 10 ans : **genu valgum** maximal à 3 ans (fille) ou 4 ans (garçon) → diminue progressivement - Enfant à maturité : - Centre de la tête fémorale, du genou de la cheville alignés - Condyles fémoraux et chevilles au contact - Si imparfait : filles plutôt en léger genu valgum, garçon en léger genu varum
	AXE FRONTAL	PEC spécialisée		= En dehors des âges de normalité, très accentuées, ou asymétrique et/ou douloureuse - Genu varum : peut révéler un **rachitisme** (absence de prophylaxie, rachitisme vitamino-résistant ou maladie de Blount chez l'enfant de race noire) - Genu varum ou valgum associé à une petite taille : **maladie osseuse constitutionnelle** (achondroplasie, dysplasie poly-épiphysaire…)
DEFORMATION DU RACHIS	**Scoliose**			= **Déformation du rachis dans les 3 plans de l'espace** (frontal, sagittal et horizontal) - **Lordoscoliose** majoritairement - **Cyphoscoliose** exceptionnelle : déformation de forte amplitude, ou associée à une pathologie osseuse
DEFORMATION DU RACHIS	**Scoliose**	Cause		- **Idiopathique** dans 80% des cas : fille dans 80% des cas, risque augmenté par un antécédent familial de scoliose idiopathique vraie → dépistage systématique à l'adolescence - Risque accru de scoliose : - **Maladie neuromusculaire** - **Scoliose malformative congénitale** - **Scoliose dystrophique** - Scoliose douloureuse : craindre une **spondylodiscite** ou une **tumeur osseuse** (rare)
DEFORMATION DU RACHIS	**Scoliose**	Risque		→ Toute scoliose chez un enfant est à risque d'aggravation au cours de la croissance, avec un risque maximal en période pubertaire - Scoliose d'amplitude élevée (> 30°), surtout thoracolombaire ou lombaire : **douleurs arthrosiques précoces**, **troubles respiratoires restrictifs**, **aspect dysmorphique**
DEFORMATION DU RACHIS	**Scoliose**	Dépistage clinique		- Examen de l'enfant en position debout, de face, de profil et de dos, et en antéflexion
DEFORMATION DU RACHIS	**Scoliose**	Dépistage clinique	**Gibbosité**	= Rotation des vertèbres : pathognomonique de la scoliose structurale vraie - **Déséquilibre de hauteur des épaules** - **Asymétrie des plis de la taille** - **Saille asymétrique des scapula** - **Déviation de la ligne des épineuses** - **Déséquilibre du tronc**
DEFORMATION DU RACHIS	**Scoliose**	Dépistage clinique	Recherche de signes étiologiques	- **Syndrome dysmorphique, hyperlaxité tissulaire** (Marfan) - Anomalie du revêtement cutané : **taches café au lait** (neurofibromatose), **angiome/touffe pileuse sur la ligne médiane** (malformation vertébrale) - Anomalie de l'examen neurologique
DEFORMATION DU RACHIS	**Scoliose**	Dépistage clinique	DD	- **Attitude scoliotique** = bassin équilibré, sans rotation vertébrale, disparition de la déviation sur un cliché en décubitus
DEFORMATION DU RACHIS	**Scoliose**	Bilan d'imagerie		**= Rx du rachis en entier** de dos et de **profil**, en **position debout** - **Angle de Cobb** sur le cliché de dos : angle des 2 lignes parallèles aux 2 plateaux vertébraux les plus inclinés par rapport à l'horizontal - **Courbure sagittale** sur le cliché de profil
DEFORMATION DU RACHIS	**Scoliose**	PEC		- Déformation de faible amplitude (angle de Cobb **< 15°**) en période de croissance : **réévaluation clinique** et **radiologique** tous les 6 mois - **PEC orthopédique** si déformation importante, adolescent ou évolutivité de la scoliose : **corset, rééducation complémentaire** (aucune contre-indication sportive) - **TTT chirurgical = arthrodèse vertébrale** : réservé aux formes sévères, de diagnostic tardif ou en cas d'échec de traitement orthopédique
DEFORMATION DU RACHIS	**Cyphose**			= Déformation du rachis dans le plan sagittal : augmentation de la cyphose thoracique physiologique (le plus souvent), diminution/inversion de la lordose cervicale ou lombaire - Conséquence : généralement **asymptomatique** ou **déformation caractéristique, plainte douloureuse**
DEFORMATION DU RACHIS	**Cyphose**	Cause		- Souvent associé à une **dystrophie rachidienne de croissance (maladie de Scheuermann)** - Autre (rare) : **malformation congénitale, maladie osseuse constitutionnelle**
DEFORMATION DU RACHIS	**Cyphose**	Dépistage		- Clinique : mesure de la distance horizontale entre les processus épineux au plus creux de chaque lordose lombaire et cervicale et au plus saillant de la cyphose dorsale - Bilan d'imagerie : **Rx du rachis entier, de dos et de profil**

SUIVI MEDICAL DE L'ENFANT

Suivi **du nouveau-né** (< 1 mois), **nourrisson** (1 mois à 2 ans), **jeune** et **grand enfant** (2 ans au début de la puberté) et de **l'adolescent** : suivi rigoureux, avec contrôle par examens de santé systématiques ± obligatoires
- **Développement psychomoteur et intellectuel**
- **Développement staturo-pondéral** : courbes de croissance
- **Dépistages spécifiques** d'anomalies susceptibles de conduire à un handicap
- **Contrôle de la couverture des besoins nutritionnels, dépistage de l'obésité**
- **Prévention des maladies infectieuses** : vaccination, appréciation des conditions de vie

Carnet de santé

= Outil de liaison indispensable à la connaissance médicale partagée de l'enfant : strictement confidentiel
- Eventuelles **pathologies au long cours, allergies, antécédents familiaux**
- Données de la **période périnatale** : accouchement et séjour en maternité
- Synthèse des **examens de santés** recommandés et du contenu de **toutes les consultations**
- **Courbes de croissance staturo-pondérales** : périmètre crânien (jusqu'à 3-4 ans), poids, taille, IMC
- Synthèse des **examens buccodentaires**
- Eventuelles **hospitalisations, examens radiologiques, transfusions**
- **Vaccinations** réalisées et éventuelles **maladies infectieuses contractées**
- **Conseils aux parents** : allaitement, alimentation, prévention, CAT devant des situations pathologiques courantes

→ Analysé et mis à jour à chaque consultation pédiatrique

Examens de santé obligatoires

Jusqu'à 6 ans

20 examens médicaux obligatoires : remboursés à 100%, en cabinet privé (pédiatre, généraliste) ou en PMI
- 9 examens dans la $1^{\text{ère}}$ année : 1 au cours des 8 jours suivant la naissance, 1/mois jusqu'à l'âge de 6 mois et 1 à l'âge de 9 mois et 12 mois
- 3 examens dans la 2nd année : 2 au cours de la $2^{\text{ème}}$ année de vie ($16^{\text{ème}}$ et $20^{\text{ème}}$ mois) et 1 à l'âge de 24 mois
- 2 examens/an jusqu'à l'âge de 6 ans

→ 3 rédactions de certificats de santé obligatoires : au **$8^{\text{ème}}$ jour, $9^{\text{ème}}$ mois** et **$24^{\text{ème}}$ mois**

Certificat obligatoire

- **Partie administrative** à remplir par les parents : informations sur le foyer familial, profession des parents, mode de garde → envoyée à la **Sécurité sociale**
- **Partie médicale** à remplir par le médecin : état vaccinal, anomalies congénitales, troubles sensoriels, maladie acquise, affection actuelle, développement psychomoteur et staturo-pondéral → inséré dans le carnet de santé, et **envoyé au médecin responsable du service de PMI du département dans les 8 jours** sous pli confidentiel avec mention « secret médical »

→ Peut être réalisé par un pédiatre ou un médecin généraliste

Examen du $8^{\text{ème}}$ jour

- **Déroulement de la grossesse et de l'accouchement** : antécédents maternels et familiaux, gestité/parité, suivi obstétrical, pathologies, âge gestationnel, présentation, durée du travail et de rupture de la poche des eaux, voie d'accouchement, couleur du liquide amniotique, fièvre maternelle
- **Etat de l'enfant à la naissance et au cours des 1ers jours** : paramètres (taille, poids, périmètre crânien), Apgar, gestes pratiqués, examen physique (FC, FR, pouls, souffle cardiaque, organomégalie, tonus, ictère), pathologie de la $1^{\text{ère}}$ semaine (oxygénothérapie, intubation, antibiothérapie)
- **Dépistages** : anomalie congénitale (syndrome polymalformatif, fente labio-palatine, omphalocèle), dépistage sensoriel (visuel et auditif) et orthopédique, test de Guthrie
- **Modalités d'alimentation** : allaitement et supplémentations vitaminiques

Examen du $9^{\text{ème}}$ mois

- **Antécédents médicaux** : otite/affection bronchopulmonaire à répétition, accidents domestiques (intoxication, brûlure, chute, traumatisme), éventuelles hospitalisations
- **Affections actuelles** : trouble de l'alimentation ou du sommeil, RGO, eczéma, anomalie organique (cardiopathie congénitale, malformation urinaire...)
- **Développement psychomoteur** : tient assis sans appui, se déplace, motricité symétrique des 4 membres, saisit un objet avec participation du pouce, pointe du doigt, réagit à son prénom, répète une syllabe, joue à « coucou »
- **Développement staturo-pondéral** : poids, taille et périmètre crânien
- **Dépistage visuel** : transparence cornéenne, globes, pupilles, strabisme, poursuite oculaire
- **Dépistage auditif** : retournement au bruit, examen des tympans, test d'audiologie quantitative
- **Modalités d'alimentation** : allaitement, diversification
- **Respect du calendrier vaccinal** (primo-vaccinations)
- **Conditions de vie** : sommeil, rythme de vie, pleurs, mode de garde, animaux à domicile, risques de saturnisme

Examens de santé obligatoires	*Jusqu'à 6 ans*	**Certificat obligatoire** – **Examen du 24ème mois**	- **Antécédents médicaux** : otites et affections broncho-pulmonaires répétés (≥ 3), accidents domestiques, éventuelles hospitalisations depuis le 9ème mois - **Affections actuelles** : trouble de l'alimentation ou du sommeil, RGO, eczéma, allergie, anomalie organique - **Développement psychomoteur** : marche acquise, motricité symétrique des 4 membres, superpose des objets, nomme au moins une image, comprend une consigne simple, associe 2 mots - **Développement staturo-pondéral** : poids, taille, IMC - **Dépistages sensoriels** : auditif et visuel - **Modes d'alimentation** - **Respect du calendrier vaccinal** (primo-vaccinations et rappels) - **Dépistage précoce des signes d'autisme**
	A l'âge scolaire		Bilans de santés systématiques prévus par la loi de protection de l'enfance : réalisé par la **médecine scolaire** - 1 au cours de la **4ème année** de vie (à l'école maternelle) - 1 au cours de la **6ème année** de vie (début de l'enseignement élémentaire) - 1 au cours des **9ème, 12ème** et **15ème années** : en pratique juste celui des 12 ans (début du collège)
		Bilan à 4 ans	- **Développement psychomoteur** : enlève un vêtement, joue en groupe, saute en avant, tient sur 1 pied 3 secondes, connaît son sexe, connaît 3 couleurs, dessine le bonhomme en 3 parties, formule des phrases bien construites, utilise les articles et prépositions, propreté diurne et nocturne - **Développement staturo-pondéral** : courbes de croissance, calcul de l'IMC - **Dépistage visuel** : acuité visuelle, strabisme, poursuite oculaire, test de vision stéréoscopique - **Dépistage auditif** : test à la voix chuchotée, examen des tympans, test d'audiologie quantitative - **Dépistage d'anomalies et troubles du comportement** (alimentaire, sphinctérien, du sommeil), des signes d'inhibition ou d'instabilité ou des situations environnementales à risque - **Modalités d'alimentation** - **Respect du calendrier vaccinal**
		Bilan à 6 ans	**Evaluation neuro-psychomotrice :** - Recherche de **troubles de l'apprentissage** (TDAH) ou d'une **affection neurologique méconnue** - Identifier une **dyspraxie, dysgraphie, syncinésies** - Evaluer la **motricité** (latéralisation, orientation temporelle et spatiale, graphisme) et le **langage** - Apprécier le **comportement global** : autonomie, spontanéité, communication, attention
		Bilans à 9, 12 et 15 ans	- Bilan de la 9ème année : dépistage **de troubles du langage écrit** - Bilans de la 12ème et 15ème année : écoute des projets de vie, aide à l'orientation professionnelle, repérage des signes d'appel de mal-être, dépistage de troubles psychopathologiques - Evaluation du **développement pubertaire** (stades de Tanner) - Examen de la **statique vertébrale** (dépistage d'une scoliose) - Examen de la **peau** (acné, nævi)
Institutions de prise en charge			- Protection médicosociale : - **Service départementale de PMI** : enfant < 6 ans - **Service de santé scolaire** : enfant > 6 ans - **Services chargées de santé mentale** - Protection sociale (conseil général) : **service d'ASE** (aide sociale à l'enfance), **service départementale d'action sociale** - Protection judiciaire : **procureur de la République, juge pour enfants**
		Protection maternelle et infantile	= Service départementale créé en 1945 sous la responsabilité du président du **Conseil général** : coordonné par un médecin, avec une **équipe pluridisciplinaire** de médecins (pédiatres, généralistes, gynécologues), sages-femmes, puéricultrices, assistantes sociales, éducateurs, psychologues, kiné… - **Consultation/visite à domicile gratuite** pour les nourrissons et femmes enceintes, et **planning familial** - **Mesures de préventions médicales, psychologiques, sociales et d'éducation à la santé** des futurs parents et des enfants, et actions de prévention, de dépistage et de PEC des handicaps de l'enfant - **Contrôle des établissements** et **services d'accueil** des enfants < 6 ans et des **assistantes maternelles** - Surveillance médicale préventive des enfants à l'école maternelle - **Destinataires des avis de naissance** et des **certificats de santé** ➔ Aucune prescription ou geste médical
		Médecine scolaire	= Service de promotion de la santé en faveur des élèves, dépend du **ministère de l'Education nationale** : 2 services en collaboration = **service médical** et **service infirmier** - Favoriser l'intégration des enfants atteints de troubles de santé par la mise en place de **projets d'accueil individualisés (PAI)**, de **projet personnalisé de scolarisation (PPS)** - Aide aux mesures de dépistage et de prophylaxie en cas de maladie transmissible - Bilans de santé systématique ou à la demande des enfants > 6 ans - Etudes épidémiologiques (indicateurs sanitaires et sociaux) et missions d'éducation à la santé

<table>
<tr>
<td rowspan="5">Mortalité/morbidité infantile</td>
<td colspan="3">Mortalité/morbidité = indicateurs de l'état de santé de la population → mise en place de plans de santé publique
- 5 plans de la loi de santé publique de 2004 : Plan national de lutte contre le cancer, Plan santé et environnement, Plan national maladies rares, Plan national de limitation de la violence, des comportements à risques et des conduites addictives, Plan national d'amélioration de la qualité de vie dans les maladies chroniques
- Autres plans ciblés : Plan troubles du langage, Programme asthme, Plan saturnisme, Plan autisme, Plan périnatalité, Plan national nutrition santé 1 et 2, stratégie Tabac, Alcool, Plan de prévention des accidents de la vie courante...
Epidémiologie : 24,5% de la population âgés de < 20 ans, taux de natalité = 12,5/1000 hbts, taux de fécondité = 2/femme</td>
</tr>
<tr>
<td rowspan="2">Mortalité infantile</td>
<td colspan="2">= Prend en compte tous les fœtus ou enfants pesant > 500 g à la naissance et/ou mesurant ≥ 25 cm et/ou d'âge gestationnel ≥ 22 SA : - Né-vivant : respire ou manifeste des signes de vie à la naissance
- Mort-né : aucun signe de vie à la naissance
- Taux de mortalité infantile (de la naissance à 1 an) = 3,3/1000 naissances vivantes
- 50% des décès ont lieu dans la 1ère semaine de vie
- Surmortalité masculine de 30%</td>
</tr>
<tr>
<td>Cause</td>
<td>- Mortalité néonatale (0 à 27 jours) = 2,3/1000, dont
→ Principalement : prématurité, malformation, mauvais déroulement de l'accouchement
- Mortalité néonatale précoce (0 à 6 jours) = 1,6/1000
- Mortalité néonatale tardive (7 à 27 jours)
- Mortalité périnatale (au 3ème trimestre de grossesse jusqu'à 6 jours) = 9,2/1000 naissances totales (vivantes et mort-nés)
- Mortalité post-natale (de 28 jours à 1 an) = 1,1/1000 : principalement mort inattendue du nourrisson en France, ou maladie infectieuse et dénutrition dans les pays sous-équipés</td>
</tr>
<tr>
<td rowspan="2">Morbidité infantile</td>
<td colspan="2">Indicateurs de morbidité :
- Incidence et prévalence des maladies
- 6,4 consultations ambulatoires/an/enfant, dont : 40% de pathologies respiratoires, 10% d'examens systématiques et 6% de vaccinations
- En périnatalogie : césarienne, poids de naissance, transfert des nouveau-nés et malformations</td>
</tr>
<tr>
<td>Causes principales</td>
<td>- Nouveau-né : prématurité et ses conséquences (7,4% des naissances)
- Enfant < 2 ans : affections des VAS (rhinopharyngite), eczéma, asthme, allergies
- Enfant d'âge scolaire : troubles de l'apprentissage
- Adolescent : tentatives de suicide, conduites addictives, troubles du comportement</td>
</tr>
</table>

SANTE BUCCODENTAIRE DE L'ENFANT

Chronologie	**Dentition lactéale temporaire**		- **20 dents** = 2 incisives, 1 canine, 2 molaires x 4 - Apparition entre 6 mois et 3 ans - **Eruption dentaire** : accompagnée d'une **inflammation gingivale**, possiblement responsable **d'agitation**, voire de **fièvre** et d'**ADP cervicale** - Résorption des dents de lait au niveau de leur racine, et chute
Chronologie	**Dentition définitive**		- **32 dents** : 2 incisives, 1 canines, 2 prémolaires, 3 molaires x 4 - Apparition entre 6 ans et 18 ans
Pathologie buccodentaire	**Carie dentaire**		= Concerne les dents temporaires et définitives : douleurs provoquées par le froid/chaud, le sucré - Complication : **pulpite aiguë, desmodontite aiguë, cellulite, abcès**
Pathologie buccodentaire	**Carie dentaire**	Risque élevé	- **Non-respect des règles d'hygiène buccodentaire** : absence/oubli fréquent de brossage des dents, ou inefficacité liée à un handicap ou au port d'appareils orthodontiques - **Non-respect des règles d'hygiène alimentaire** : grignotage sucré ou salé, consommation de sodas en dehors des repas, endormissement avec un biberon d'eau sucrée - Antécédents personnels/familiaux : carie, niveau socio-économique faible
Pathologie buccodentaire	**Carie dentaire**	Prévention	- **Education à l'hygiène buccodentaire** : brossage au moins biquotidien des dents dès l'âge de 6 mois, avec un dentifrice fluoré (de teneur en fluor adapté à l'âge) - **Education à la bonne hygiène alimentaire** - **Utilisation des fluorures systémiques** en cas de risque carieux élevé (après bilan des apports fluorures : eau de boisson, sel fluoré) : maximum 1 mg/j (risque de fluorose) - **Consultation précoce et régulière avec un chirurgien-dentiste**

ITEM 45 : ALIMENTATION ET BESOINS NUTRITIONNELS DE L'ENFANT

- **Besoin nutritionnel minimal** : plus faible quantité de nutriment permettant de maintenir des fonctions physiologiques et un état de santé normal, tout en assurant une croissance optimale chez l'enfant
- **Besoin nutritionnel moyen** : moyenne des besoins individuels des individus d'une population
- **Apports nutritionnels conseillés** : BNM, sauf pour l'apport énergétique ou sont ajouté 2 écarts-types pour prendre en compte les besoins de la quasi-totalité des individus (97,5% des individus) = 130% du BNM

➜ Le risque de carence pour un nutriment devient significatif pour un apport inférieur au BNM (**77%** des ANC)

Spécificités pédiatriques	- Besoins nutritionnels variables d'un enfant à l'autre : selon l'âge, le sexe, la vitesse de croissance, le développement pubertaire, l'activité physique et les caractéristiques génétiques et environnementales – Chez le jeune enfant : alimentation selon le niveau de développement des fonctions de déglutition, digestion et absorption intestinale, des capacités métaboliques, des fonctions immunitaires et des capacités rénales d'épuration et de concentration-dilution

Apports nutritionnels	**Apports hydriques**	➜ Eau = **75%** du poids du corps les 1ères semaines de vie, **60%** à 1 an - Nourrisson très dépendant des apports hydriques : contenu en eau élevé, immaturité des fonctions de concentration-dilution des urines - Apports couverts initialement par l'alimentation lactée exclusive, puis par l'eau des aliments et de boisson - Risque de déshydratation en cas de pertes ↗ : diarrhée, vomissement, fièvre, température ambiante élevée	Naissance = **150 ml/kg/j** 6 mois = 120 ml/kg/j 1 à 2 ans = 100 ml/kg/j 2 à 5 ans = 80 ml/kg/j > 5 ans = 55 ml/kg/j
	Apports énergétiques	- **Dépense énergétique de base = DER** : mesurée le matin, chez un sujet à jeun depuis 12h, éveillé mais au repos, allongé - **Dépense énergétique liée à l'activité physique** : faible < 6 mois (10-20 kcal/kg/j) ➜ augmente pour atteindre 25-40 kcal/kg/j jusqu'à 1 an - **Dépense énergétique de thermorégulation** : variable selon l'environnement thermique et l'âge ➜ **Fièvre** : **+ 6 à 9 kcal/kg/j** pour chaque degré supplémentaire - **Coût énergétique de la croissance** = **5 kcal/g de gain pondéral** : maximal les 6 premiers mois de vie (20-25%), puis diminution rapide ➜ ↗ en phase de croissance rapide : **< 2 ans** et **puberté**	DER < 1 an = **50-70 kcal/kg/j** 1-10 ans = **40-50** kcal/kg/j > 10 ans = **30-40** kcal/kg/j
	Apports protéiques	= Apport azoté + acides aminés essentielles : développement musculaire, squelettique, protéines fonctionnelles (Ig, Hb, enzymes) ➜ Contribue peu à l'apport énergétique (< 15%)	< 2 ans = **10 g/j** > 2 ans = 1 g/kg/j
	Apports lipidiques	- Apport énergétique (9 kcal/g) : **45-50%** des apports énergétiques jusqu'à 2-3 ans, 35-40% > 3 ans - **Vitamines liposolubles (ADEK)** - **AG essentiels** = AG polyinsaturés C18 : **acide linoléique** et **acide linolénique** ➜ Carence (rare en pays développés) : retard de croissance, anomalies cutanéo-phanériennes, infections à répétition, perturbation du développement psychomoteur	
	Apports glucidiques	- Apport énergétique : **50-60%** des apports énergétiques - Source principale durant l'alimentation lactée exclusive : **lactose** (glucose + galactose)	
	Apports en fer	- Besoins = 1 à 2 mg/j, absorption intestinale basse (10%) - **Fer héminique** (viande, poisson) : mieux absorbé - **Fer non héminique** (lait, végétaux, œuf) : majoritaire ➜ Déficit en fer : carence la plus fréquent dans les pays industrialisés	< 10 ans = **6 à 10** mg/j Garçon = **10** mg/j Fille réglée = **15** mg/j
	Apports en calcium	= Minéralisation du squelette, selon le coefficient d'absorption intestinale (dépend de l'aliment), et l'apport en vitamine D - Besoins plus élevées lors de la puberté	< 4 ans = 400 à 500 mg/j 4-10 ans = 700 à 900 mg/j > 10 ans = 1200 mg/j
	Apports en vitamine K	- Prévention de la **maladie hémorragique du nouveau-né** : 2 mg de vitamine K *per os* à la naissance - En cas **d'allaitement maternel exclusif** (faible en vitamine K) : supplémentation par 2 mg de vitamine K *per os* à J3-J4 et à 1 mois	< 2 ans = 5-10 g/j
	Apports en vitamine D	= Absorption intestinale du calcium et minéralisation osseuse - Réserves en vitamine D du nouveau-né : dépendent étroitement des réserves maternelles, souvent basses en Europe - Allaitement : - Maternel : peu de vitamine D (25-70 UI/L) - Préparation lactée : enrichie en vit D, mais insuffisant	< 1 an = 20 à 25 g/j 1 à 4 ans = 10 g/j > 5 ans = 5 g/j

Supplémentation	**Vitamine D**	→ Prévention du **rachitisme**		
		Femme enceinte		**- Supplémentation au 7ème mois** : dose unique de 80 000 à 100 000 UI
		< 18 mois		**- Allaitement artificiel** : supplémentation de **600 à 800 UI/j** **- Allaitement maternel, lait non enrichi** ou **FdR** (forte pigmentation cutanée, ø exposition au soleil, dermatose empêchant l'exposition au soleil, malabsorption digestive, cholestase, insuffisance rénale, syndrome néphrotique, corticoïdes, rifampicine, phénobarbital ou phénytoïne) : supplémentation de **1000 à 1200 UI/j**
		18 mois à 5 ans et ado > 10 ans		**- Supplémentation automno-hivernale** : 2 doses uniques de 100 000 UI/L en novembre et février
	Vitamine K	→ Prévention de la **maladie hémorragique du nouveau-né**		
		Nouveau-né ≥ 36 SA		- Par **voie orale** : - **A la naissance** : **2 mg** - Entre **J4 et J7** : **2 mg** - A **1 mois** si allaitement maternel exclusif : **2 mg** - Par **voie IM** : une dose unique de **1 mg** à la naissance
		Nouveau-né prématuré ≤ 36 SA ou avec FdR		- **FdR** : - Asphyxie, ictère rétentionnel, jeun prolongé - Anticoagulant ou antiépileptique chez la mère - A la naissance : **1 mg IV ou IM**, ou 0,4 mg/kg si poids < 2500 g - Supplémentation poursuivie selon le **bilan de coagulation**
	Fluor	→ Prévention des **caries** (↘ le risque de 50%) à partir de 6 mois, mais risque de **fluorose** - **Risque carieux élevé** : non-respect des règles d'hygiène alimentaire (grignotage, sodas en dehors des repas), endormissement avec un biberon autre que d'eau pure, non-respect des règles d'hygiène dentaire (brossage des dents insuffisant, plaque dentaire), antécédent de carie personnel ou familial - **Bilan des apports en fluor :** eau de boisson, sel, dentifrice - **Supplémentation par voie orale,** sans dépasser **1 mg/jour** tous apports systémiques confondus		
Déficit en vitamine D	**Rachitisme**	C		- **Bourrelets métaphysaires** au niveau des poignets/chevilles - **Chapelet costal** : nodosités au niveau des jonctions chondro-costales - Déformation des MI en **genu varum** - Lésions crâniennes : **craniotabès** (ramollissement des zones occipitales et pariétales, élastiques à la pression), **retard de fermeture de la fontanelle antérieure** - Signes musculo-ligamentaires : **hyperlaxité ligamentaire, hypotonie musculaire** (gros ventre, retard d'acquisition posturale) - Signes respiratoires : hypotonie avec déformation thoracique, risque de bronchopneumopathie
		Bio		- **Phosphatases alcalines** ↗↗ - **25-OH-vitamine D3 diminuée**, avec 1,25-OH-vitamine D3 normale puis diminuée - **Calcémie normale ou diminuée**
		Rx		- **Poignets** (signes précoces) : élargissement transversal de la métaphyse, concavité de la ligne métaphysaire, spicules latéraux (aspect en « toit de pagode »), aspect flou, dentelé en peigne de la ligne métaphysaire, ou simples irrégularités dans les formes discrètes - **Retard d'apparition des points d'ossifications**, flous et irréguliers
		TTT		- **Rachitisme normocalcémique** : **vitamine D** = - 200 000 UI en dose de charge - Puis 2000 à 5000 UI/j - **Rachitisme hypocalcémique** : correction de l'hypocalcémie indispensable avant vitamine D
Dénutrition chez l'enfant	**Dénutrition**	- Par **carence d'apport primitive** (sévices, régimes aberrants...) : exceptionnel en pays développé - Par une **pathologie** : inflammation, hypercatabolisme, anorexie, intolérance alimentaire...		
		C		- **Poids par rapport à l'âge** - **IMC < 3e percentile** pour l'âge et le sexe : dépiste une dénutrition récente - **Taille par rapport à l'âge** : dépiste une dénutrition ancienne - **Perte de poids** ou **d'IMC**
		TTT	Modalités	- **Alimentation orale fractionnée (AOF)** : enrichie ou non, avec ou sans compléments nutritionnels - **Nutrition artificielle : entérale** ou **parentérale**
			Estimation des besoins	= **Règle 100/50/25** : - De 0 à 10 kg : **100 kcal/kg** - De 10 à 20 kg : **+ 50 kcal/kg** au-dessus de 10 kg - > 20 kg : **+ 25 kcal/kg** au-dessus de 20 kg

ALIMENTATION DU NOURRISSON

Alimentation lactée exclusive			= De la naissance jusqu'à l'âge de 4 à 6 mois : tube digestif ne permettant que la digestion des protéines, lipides et glucides du lait, mais pas des grandes quantités d'amidon - **Lait de vache** = trop riche en **protéines** et **sodium**, trop faible en **AGE**, **fer** et **vitamine** : non adapté, proscrit avant **1 an**
	Allaitement maternel		= Modèle nutritionnel : couvre tous les besoins du nourrisson jusqu'à 6 mois (hors vitamines D et K) - Nombre de tétées selon les souhaits de l'enfant - Peut être **exclusif jusqu'à 6 mois**, puis partiel, poursuivi tant que souhaité par la mère et l'enfant
		Avantage	- Adaptation aux besoins du nourrisson - ↘ Risque infectieux (diarrhée, ORL) - ↘ Risque allergique (si exclusif pendant 3-4 mois) - ↘ Risque de surpoids et obésité - Interaction mère-enfant - Avantage économique
	Préparation lactée standard		= En l'absence d'allaitement, ou en complément : choisi selon l'état nutritionnel du nouveau-né, son niveau de maturité digestive et rénale et d'éventuels antécédents familiaux allergiques
		Modalités	- 1 cuillère-mesure pour 30 mL d'eau faiblement minéralisée - Quantité/jour dans les 1ers mois : **règle d'Appert = 200 à 250 ml + 1/10ème du poids en g** - 1ère semaine : 6-7 x 10 mL le 1er jour, puis + 10 mL/j, jusqu'à 6-7 x 70 mL le 7ème jour - En 6-7 fois/j jusqu'à 2 mois, 5 fois/jour jusqu'à 3 mois, puis 4 fois/jour à partir de 4 mois
		Règles pratiques	- Température ambiante, chauffage au micro-onde non recommandé (risque de brûlure) - Ne pas donner le lait après un délai > 30 minutes après préparation du biberon - Ne pas utiliser de l'eau embouteillée provenant d'une bouteille ouverte depuis > 1 jour - En cas d'utilisation d'eau du robinet : faire couler l'eau pendant 5 minutes, utiliser de l'eau froide, nettoyage et détartrage du robinet - Laver le biberon au lave-vaisselle ou à la main (stérilisation non indispensable)
		Préparation pour nourrisson (lait 1er âge)	= De la **naissance** à l'âge de **4-6 mois** : alimentation lactée exclusive - Contenu : - **Protéines de lait de vache** (ou **de soja** ou **de lait de chèvre**) - **Graisse d'origine végétale**, plus rarement **lactée**
		Préparation de suite (lait 2ème âge)	= De **4-6 mois** à **12 mois** : diversification alimentaire - Même protéines autorisées que le lait 1er âge + **enrichi en fer**
		Préparation pour enfant en bas âge (lait de croissance)	= De **1 an** à **3 ans** : - Composition proche des laits de suite : **enrichi en fer, AGE et vitamine D** - Possiblement associé à du lait de vache
	Préparation lactée spécifique		= En cas de besoins nutritionnels spécifiques, de risque élevé de pathologie ou de pathologie avérée
		Lait hypo-allergénique (HA)	= Hydrolysat partiel des protéines du lait de vache (↘ l'allergénicité) - **Prévention des manifestations allergiques** chez le nourrisson à risque (25-30% des nourrissons) : ≥ 1 parent au 1er degré allergique - Utilisés seuls ou en complément de l'allaitement maternel jusqu'à la diversification → Aucune indication en cas d'APLV avérée
		Lait anti-régurgitation (AR)	= Préparation épaissie par **adjonction d'amidon** (maïs, riz ou pomme de terre) ou de **farine de caroube** - Indication : régurgitations isolées de RGO non compliqué
		Lait sans lactose	= Remplacement du lactose par de la **dextrine-maltose** ou des **polymères de glucose**, parfois du **saccharose** : utilisé en cas de déficit en lactase au décours d'un épisode diarrhéique infectieux (5% des cas) - Indication : - **Nourrisson > 4 mois** si récidive ou pérennisation de la diarrhée (> 5-7 jours) après réintroduction du lait antérieur, pendant 1 à 2 semaines - **Diarrhée aiguë sévère** avec > 10% de perte de poids ou hospitalisé → Aucune indication systématique dans la diarrhée aiguë

	Préparation lactée spécifique	**Hydrolysat poussé de protéines**	= Hydrolyse extensive des protéines (de lait de vache ou de riz (réduit l'allergénicité au maximum), sans lactose ± triglycérides à chaîne moyenne (absorption facilitée) - Indication : - **Allergie aux protéines du lait de vache** - **Diarrhée aiguë** chez un **nourrisson < 4 mois**, pendant 3 semaines - En cas d'inefficacité : **préparation d'acides aminés libres**
		Lait pour prématuré	= Adapté aux besoins spécifiques des prématurés : ↗ **protéines,** ↗ **énergie,** ↗ **minéraux,** ↗ **AG essentiels,** ↗ **vitamines** - Chez le prématuré hospitalisé, jusqu'à un poids de **3 kg**
Diversification	= **De 4-6 mois jusqu'à 12 mois** : période de transition, chez l'enfant apte à tolérer les protéines étrangères - Introduction progressive d'aliments autres que le lait (maternel ou de préparation) : nouveaux goûts, nouvelles textures, nouvelles couleurs et nouvelles odeurs, permit par la maturation neurosensorielle du nourrisson - A ne pas débuter < 4 mois (risque allergique) ou > 6 mois (lait seul ne couvrant plus les besoins nutritionnels) → Aucune indication à retarder ou modifier la diversification alimentaire chez l'enfant à risque allergique		
	Modalités	= Progressive, par petites cuillères (1-2 cc) introduites dans le biberon ou données séparément, en gardant un alimentation lactée suffisante jusqu'à l'âge de 1 an - **Fruits et céréales, avec gluten** : vers **4 à 5 mois** - **Légumes** : vers **5 à 6 mois** - **Œuf, viande, poisson** : à partir de **6 mois** (possible dès 4 mois) → **Gluten** : entre 4 et 7 mois, en petites quantités, idéalement chez l'enfant encore allaité	
Jeune enfant	= **Enfant > 1 an** : alimentation totalement diversifiée, identique à l'adulte - Apport de **≥ 250 mL/j de préparation pour enfants en bas âge** (apports en fer et AGE) jusqu'à l'âge de **3 ans** - Apports protidiques limités à 30-50 g/j de viande/poisson/œuf - Sucres complexes proposés à chaque repas (céréales, féculents) - Eviter le grignotage - Eau pure : seule boisson à proposer usuellement		

ITEM 47 : PUBERTE NORMALE ET PATHOLOGIQUE

- Puberté normale = période de transition entre l'enfance et l'âge adulte, marquée par l'acquisition des caractères sexuels secondaires, la maturation de la fonction sécrétoire gonadique et l'acquisition des fonctions de reproductions

Développement pubertaire normal

= Ensemble de phénomènes physiques, psychiques, mentaux et affectifs
- Sur le plan physique : acquisition des **caractères sexuels secondaires**, accélération de la **croissance staturale**, **maturation de la fonction sécrétoire gonadique**, **acquisition des fonctions de reproduction**
- Sur le plan psychique : **autonomie** et **différenciation** par rapport aux parents
- Sur le plan mental : développement de la **pensée opératoire formelle**, permettant les nouvelles acquisitions scolaires
- Sur le plan affectif : début des **comportements sociaux** et **sexuels**

→ Contrôlé par des facteurs neuroendocriniens, génétiques, ethniques, nutritionnels, socio-économiques et médicaux

Mécanismes hormonaux

= Réactivation de l'axe hypothalamo-anté-hypophyso-gonadique
- **Hypothalamus** : **sécrétion pulsatile de GnRH**, stimulant l'antéhypophyse
- **Antéhypophyse** : **sécrétion de gonadotrophine FSH et LH**, induisant le développement des gonades et la sécrétion des stéroïdes sexuels (**testostérone** par le testicule chez le garçon, **œstradiol** puis **progestérone** par l'ovaire chez la fille)
- Action simultanée des hormones sexuelles sur l'axe somatotrope : accélération de croissance staturale
- **Sécrétion d'androgènes par les surrénales** (adrénarche) : **développement pilositaire**

Acquisition des caractères sexuels secondaires

Chez la fille
- **Développement des bourgeons mammaires** (1er signe) : 8 à 13 ans, 10,5 ans en moyenne
- Développement de la **pilosité pubienne (pubarche)** puis de la **pilosité axillaire**
- **Modification des OGE** : horizontalisation de la vulve, ↗ du volume des lèvres et du clitoris
- **Ménarche =** survenue des 1ère règles : **2 ans** après l'apparition du bourgeon mammaire

Chez le garçon
- **Augmentation du volume des testicules** (1er signe) = longueur > **25 mm** ou volume > **4 mL** : vers l'âge de 12 ans en moyenne, de 9,5 ans à 14 ans
- Développement de la **pilosité pubienne**, puis de la **pilosité axillaire**
- **Modification des OGE** (augmentation de la taille de la verge ≥ 6 cm)
- **Modification de la voix** (14-15 ans)
- **Gynécomastie transitoire** modérée fréquente

Stade de Tanner

= Acquisition des caractères sexuels secondaires : **pilosité** (P), **développement mammaire** chez la fille (S), **développement des OGE** chez le garçon (G)
- **Stades 1 (prépubère)** à **5 (stade adulte)**

Développement mammaire	Développement des OGE	Pilosité pubienne
S1 : Absence de développement mammaire	**G1** : Testicule et verge de taille infantile	**P1** : Absence de pilosité
S2 : Petit bourgeon mammaire, élargissement de l'aréole	**G2** : ↗ Volume testiculaire de **4 à 6 mL**	**P2** : Quelques poils longs sur le pubis
S3 : Glande mammaire dépassant la surface de l'aréole	**G3** : ↗ Volume testiculaire de **6 à 12 mL,** accroissement de la verge	**P3** : Pilosité au-dessus de la symphyse
S4 : Saillie de l'aréole et du mamelon sur la glande, sillon sous-mammaire	**G4** : ↗ Volume testiculaire de **12 à 16 mL**, accroissement de la verge	**P4** : Pilosité pubienne fournie
S5 : Aspect adulte, disparition de la saillie de l'aréole	**G5** : Aspect adulte	**P5** : Aspect adulte (triangulaire chez la femme, losangique chez l'homme)

Croissance staturale

= Accélération de la vitesse de croissance staturale :
- Début avec les 1ers signes pubertaires chez la fille
- **Début décalé chez le garçon**

- **Fille** :
  - **5 à 8 cm/an**, croissance pubertaire totale de **23 à 35 cm**
  - Taille finale à 18 ans de **165 cm** en moyenne
- **Garçon** :
  - **5 à 10 cm/an**, croissance pubertaire totale de **25 à 28 cm**
  - Taille finale à 18 ans de **178 cm** en moyenne

Maturation osseuse

= Evalué par l'âge osseux : **Rx de la main et du poignet gauche de face**, comparé à l'atlas radiologique de référence (**méthode de Greulich et Pyle**)
- Indication : puberté pathologique, retard ou accélération de croissance
- Apparition du **sésamoïde du pouce** : contemporain du **démarrage pubertaire** =
  - **11 ans** chez la fille
  - **13 ans** chez le garçon
- **Cartilages de conjugaison soudés** :
  - **15 ans** chez la fille
  - **17 ans** chez le garçon

PUBERTE PRECOCE

= Signes de puberté < **8 ans** chez la fille et < **9,5 ans** chez le garçon : - ↗ **vitesse de croissance > 9 cm/an**
- ↗ **volume mammaire** et/ou **ménarche** chez les filles
- ↗ **volume testiculaire** (parfois unilatérale) chez le garçon

- Cause idiopathique dans **90% des cas chez la fille** et pathologique dans **2/3 des cas chez le garçon**

→ De 8 à 9 ans chez la fille et 9,5 à 10,5 ans chez le garçon : **puberté avancée** (extrême de la normale)

Démarche diagnostique	C	- Antécédents familiaux : âge de début pubertaire des parents et de la fratrie, taille cible génétique - Symptômes éventuellement associés : nycturie, polyuro-polydipsie, signes d'HTIC, signes visuels, syndrome dysmorphique, retentissement psychologique du développement pubertaire - **Signes d'hyperandrogénie** chez la fille : **acné**, **hirsutisme**, **hypertrophie clitoridienne** - **Tâches cutanées** : « café au lait » (**NF1**), chamois à bord effrangé (**syndrome de McCune-Albright**) - Recherche d'une **dysplasie fibreuse des os** (**syndrome de McCune-Albright**)
	Bio	**Dosage des stéroïdes sexuels** : **testostérone** chez le garçon (œstradiol peu utile : variations fortes) - Diagnostic positif de puberté précoce, corrélé au développement des caractères sexuels 2^{ndr} **Dosage des gonadotropines** : **FSH** et **LH**, à **l'état basal** et **après stimulation** (**test au LH-RH**) - En faveur d'une **cause centrale** : valeur élevée du pic de LH (supérieur au pic de FSH) - En faveur d'une **cause périphérique** : valeurs indosables de FSH et LH **Dosage des androgènes** en cas de signe d'hyperandrogénie : **sulfate de DHEA, testostérone, delta-4-androstènedione, 17-OH-progestérone**
	PC	- Age osseux : **Rx de la main gauche de face** - **Echographie pelvienne** chez la fille : - Recherche d'un processus tumoral ovarien - Appréciation de **l'imprégnation oestrogénique** : ↗ de longueur du corps utérin **> 35 mm**, apparition d'un renflement du corps utérin et d'une ligne de vacuité, présence de follicules ovariens - Selon orientation : - Puberté précoce centrale : **IRM hypothalamo-hypophysaire** systématique - Puberté précoce périphérique : **imagerie des gonades**
Cause centrale		= **Réactivation prématurée** (lésionnelle ou non) de l'axe hypothalamo-hypophyso-gonadique - Apparition précoce et strictement iso-sexuelle des caractères sexuels 2^{ndres} - Accélération de la vitesse de croissance et avance d'âge osseux - Valeurs élevés de stéroïdes sexuels, avec signes d'imprégnation oestrogénique à l'échographie pelvienne - Valeurs élevés du **taux de LH à l'état basal** et **pic de LH prédominant** > au pic de FSH après stimulation au LH-RH
	Cause	- Processus expansif intracrânien : - Tumoral **: gliome du chiasma, hamartome** - Non tumoral **: hydrocéphalie, kyste arachnoïdien** - Origine séquellaire : **méningite, encéphalite, irradiation crânienne, traumatisme crânien** - Maladie générale : - **Neurofibromatose 1** - **Sclérose tubéreuse de Bourneville** - **Idiopathique** : **fréquent** (surtout chez la fille), diagnostic d'élimination → traitement par **agoniste LH-RH**
Cause périphérique		= Production de stéroïdes en excès par les gonades : apparition précoce et iso-sexuelle des caractères sexuels 2^{ndr} - Accélération de la vitesse de croissance, et avance d'âge osseux - Le volume des testicules chez le garçon peut rester à l'état infantile (développement des gonades sous la dépendance des gonadotrophines, diminuées par le rétrocontrôle) - **Valeurs élevées de stéroïdes sexuels, signes d'imprégnation oestrogénique** à l'échographie pelvienne - **Valeurs indosables des gonadotrophines** à l'état basal et après stimulation
	Cause	- **Syndrome de McCune-Albright** (fille ++) = mutation GNAS : taches chamois, dysplasie fibreuse osseuse - **Kyste ovarien** ou **tumeur ovarienne des cellules de la granulosa** - **Testotoxicose** (mutation activatrice du récepteur LH) ou **tumeur testiculaire** - **Tumeur sécrétant de l'hCG**
Autres	**Hyper-androgénie**	Signes isolés d'hyperandrogénie : **pilosité pubienne, hirsutisme, acné, hypertrophie clitoridienne** - **Tumeur surrénalienne** : dosage des androgènes, imagerie des surrénales - **Bloc enzymatique** : dosage 17-OH-progestérone
	Développement précoce et isolé d'un seul caractère sexuel secondaire	= Sans accélération de la vitesse de croissance ni avance d'âge osseux - **Prémature thélarche** = développement mammaire isolé - **Prémature pubarche** (ou **adrénarche**) = pilosité pubienne isolée - **Prémature ménarche** = métrorragies isolées → Eliminer : - **Puberté précoce centrale** en cas de prémature thélarche - **Puberté précoce périphérique d'origine surrénalienne** en cas de prémature pubarche - **Tumeur** ou **corps étrangers** en cas de métrorragies isolées

RETARD PUBERTAIRE

- Chez le garçon : absence d'augmentation du volume testiculaire **> 14 ans**
- Chez la fille : absence de développement mammaire **> 13 ans**
- Dans les 2 sexes : - Absence de puberté complète **4 ans** après les 1ers signes (ménarche chez la fille)
  - Petite taille ou défaut d'accélération de la vitesse de croissance

<table>
<tr><td rowspan="6">Démarche diagnostique</td><td>C</td><td colspan="3">- Antécédents familiaux : âge de début pubertaire des parents et de la fratrie, taille cible génétique
- Symptômes éventuellement associés : signes d'HTIC, signes visuels, atteinte d'autres axes hypophysaires (frilosité, asthénie, SPUPD), anosmie/hyposmie (syndrome de Kallman)...
- Retentissement psychologique du retard pubertaire
- Recherche d'un syndrome dysmorphique : phénotype turnérien
- Examen des OGE : cryptorchidie, micropénis</td></tr>
<tr><td rowspan="4">Bio</td><td>Dosage des stéroïdes sexuels</td><td colspan="2">- Testostérone diminuée chez le garçon : diagnostic positif
→ Œstradiol peu utile chez la fille</td></tr>
<tr><td>Dosage des gonadotrophines</td><td colspan="2">- Hypogonadisme hypogonadotrope = cause centrale ou retard pubertaire simple : FSH et LH basse
- Hypogonadisme hypergonadotrope = cause périphérique : FSH et LH élevé</td></tr>
<tr><td>Dosages hormonaux spécifiques</td><td colspan="2">= En cas d'hypogonadisme hypogonadotrope : inhibine B et test de stimulation au LH-RH
- En faveur d'une cause centrale : - Valeur basse d'inhibine B
- Faible réponse au test au LH-RH
- En faveur d'un retard simple : - Valeur plus élevée d'inhibine B
- Meilleure réponse au test au LH-RH</td></tr>
<tr><td>Dosage d'autres hormones antéhypophysaires</td><td colspan="2">= TSH, T4L, IGF1, cortisol, prolactine : mise en évidence d'une insuffisance antéhypophysaire multiple
- Si situation évocatrice : cassure staturale, autres signes d'atteinte hormonale</td></tr>
<tr><td>PC</td><td colspan="3">- Age osseux : impubérisme toujours anormal si âge osseux > 13 ans chez le garçon ou > 11 ans chez la fille
- En cas d'hypogonadisme hypogonadotrope : IRM hypothalamo-hypophysaire systématique
- En cas d'hypogonadisme hypergonadotrope : caryotype standard systématique</td></tr>
<tr><td rowspan="2">Cause centrale</td><td>Cause organique</td><td colspan="3">- Tumeur hypophysaire : craniopharyngiome, adénome à prolactine
- Déficit gonadotrope avec panhypopituitarisme : avec ou sans syndrome de post-hypophyse ectopique, avec ou sans interruption de la tige pituitaire
- Déficit gonadotrope isolé congénital : avec anosmie (syndrome de Kallman) ou sans
- Déficit gonadotrope syndromique : syndrome de Prader-Willi, Laurence-Moon-Biedl, CHARGE
- Séquelles d'irradiation crânienne ou de traumatisme crânien</td></tr>
<tr><td>Cause fonctionnelle</td><td colspan="3">- Malnutrition : malabsorption digestive (maladie cœliaque), anorexie mentale
- Maladie chronique : mucoviscidose, insuffisance rénale, insuffisance cardio-respiratoire
- Pathologie endocrinienne : hypothyroïdie, hypercorticisme, hyperprolactinémie (neuroleptique...)
- Sport intensif (chez la fille)</td></tr>
<tr><td rowspan="3">Cause périphérique</td><td rowspan="2">Anomalie chromo-somique</td><td>Chez la fille</td><td colspan="2">- Syndrome de Turner</td></tr>
<tr><td>Chez le garçon</td><td>Syndrome de Klinefelter</td><td>= 47, XXY : 1,6/1000 garçons
- Puberté traînante avec absence de développement pubertaire complet : infertilité, volume testiculaire < 35 mm de longueur
- Morphologie eunuchoïde, gynécomastie fréquente
- QI global ± normal avec souvent un déficit dans le domaine verbal</td></tr>
<tr><td>Anomalie gonadique</td><td colspan="3">- Dysgénésie gonadique
- Lésion acquise : chimiothérapie/irradiation testiculaire, cryptorchidie opérée</td></tr>
<tr><td>Idiopathique</td><td>Retard pubertaire simple</td><td colspan="3">= Diagnostic le plus fréquent, notamment chez le garçon : diagnostic d'élimination
- Diagnostic présomptif : - Antécédents familiaux de puberté tardive
- Infléchissement statural progressif < 1 DS (sans cassure)
- Retard d'âge osseux < 13 ans chez le garçon ou < 11 ans chez la fille
- Absence d'éléments en faveur d'un déficit gonadotrope central
- Démarrage pubertaire spontané après un certain temps ± traitement hormonal substitutif</td></tr>
</table>

ITEM 51 : RETARD DE CROISSANCE STATURO-PONDERAL

Retard de croissance staturo-pondéral : - **Paramètre taille T ou poids P < - 2 DS**
- **Changement de couloir (ralentissement de la vitesse de croissance) ≤ - 2 DS**
- **Croissance staturale ≤ - 1,5 DS** par rapport à la taille cible

- **Age chronologique** (AC) = âge réel selon la date de naissance (âge civil)
- **Age statural** (AS) = âge de l'enfant lorsque la taille est projetée sur la moyenne sur les courbes de croissance
- **Age osseux** (AO) = âge de maturation osseuse selon les atlas de référence

→ **Retard pondéral prédominant** : infléchissement/cassure du poids isolé ou antérieur à la cassure de la taille (IMC bas pour l'âge) : origine principalement **carentielle** ou **digestive**

→ **Retard statural prédominant** : infléchissement/cassure de taille antérieur ou contemporaine à celui du poids (IMC normal pour l'âge) : origine principalement **endocrinienne**

Croissance normale

	Age	Taille	Poids	Périmètre crânien
Repères de croissance	**Nouveau-né à terme**	TN = **50 cm**	PN = **3500 g**	PCN = **35 cm**
	4 mois	60 cm	7 kg = PN x 2	40 cm
	9 mois	70 cm	9 kg	45 cm
	1 an	**75 cm**	**10 kg = PN x 3**	**47 cm = TN/2 + 10**
	4 ans	**100 cm = TN x 2**	**16 kg = PN x 4**	**50 cm**

Physiologie de la croissance staturale	= Phénomène continu, contrôlée par des facteurs génétiques (taille des parents), hormonaux (GH, TSH, hormones sexuelles), nutritionnels (malabsorption, apports), socio-économiques et psychoaffectifs : - **Phase de croissance rapide** = de la naissance à 4 ans : 25 cm la 1ère année, puis **10 cm/an** → A **4 ans** : enfant placé dans un **couloir de croissance génétique** qui détermine à sa taille adulte - **Phase de croissance linéaire** = 4 ans à la pré-puberté : **5-6 cm/an**, avec décroissance lente de la vitesse - **Phase de croissance rapide pubertaire** : accélération en moyenne à 12,5 ans chez le garçon (taille moyenne adulte = **178 cm**) et à 10,5 ans chez la fille (taille moyenne adulte = **165 cm**)
Taille génétique	Taille cible = **(T mère + T père)/2 ± 6,5** (- si fille ou + si garçon)
Evaluation de la croissance	- Mesure de la taille : en position couchée jusqu'à 2-3 ans, puis debout - Mesure du périmètre crânien : jusqu'à 4 ans - **Courbes de référence de Sempé et Pédron** : croissance normale si évolution parallèle aux courbes de référence, dans un même couloir, entre – 2 et + 2 DS (3ème et 97ème percentile)

Orientation diagnostique

Int		- **Antécédents familiaux** : taille des parents, petite taille ou retard de croissance chez les parents ou fratrie - **Antécédents personnels** : RCIU, mensuration de naissance, pathologie néonatale, pathologie chronique, recherche de retard du développement (marche, langage, niveau scolaire) - **Régime alimentaire** : chronologie d'introduction des aliments (lait de vache, gluten), prises alimentaires - **Symptômes associés** : digestifs (anorexie, diarrhée, douleur abdominale), endocrinien (SPUPD, frilosité, asthénie, malaise, hypoglycémie), HTIC
C		- Evaluation de la croissance : **poids, taille, IMC, stade pubertaire** (stade de Tanner)
	Analyse des courbes de croissance	- **Retard pondéral** (parfois suivi d'un retentissement statural) ou **retard statural prédominant** - Retard de croissance **stable sur un couloir inférieur** (vitesse de croissance régulière) - Retard de croissance avec **changement de couloir** (ralentissement de la vitesse de croissance) : **infléchissement progressif** ou **cassure** - **Courbe d'accroissement statural** (= nombre de cm pris/an)
PC	Retard pondéral prédominant sans orientation clinique	- **NFS, CRP, VS, ionogramme, urée, créatininémie** - **Bilan phosphocalcique** - **Bilan hépatique** - **IgA anti-transglutaminase**
	Retard statural associé ou prédominant	- **TSH, T4** - **IFG1 ± test de stimulation de la GH** - **FSH** et **LH** à l'âge habituel de la puberté - **Age osseux** : **Rx main-poignet gauche** - **Caryotype standard** chez la fille - **IRM cérébrale** en cas de cassure staturale

RETARD PONDERAL PREDOMINANT	*Cause nutritionnelle*	**Pathologie digestive**	= Malabsorption/maldigestion : - **Maladie cœliaque** - **MICI** - **Mucoviscidose** - **Allergie aux protéines du lait de vache** - **Pathologie hépatique** ou **pancréatique**
		Carence d'apports	- **Erreurs de régime alimentaire** - **Troubles alimentaires** : manque d'appétit, odynophagie (œsophagite sur RGO...) - **Anorexie mentale** chez l'adolescente
		Carence psycho-affective	- Entraine un retard pondéral puis statural par **manque d'apport alimentaire** et **déficit fonctionnel en GH** - Comportement hors milieu familial : appétit normal/augmenté, quête affective
	Maladie chronique		→ Toute pathologie chronique peut avoir un retentissement sur la croissance (déséquilibre apport/besoins) : à évoquer systématiquement devant un retard de croissance inexpliqué - **Insuffisance respiratoire chronique** - **Cardiopathie** - **Insuffisance rénale chronique** (tubulopathie) - **Pathologies hématologiques** - **Maladies métaboliques** - **Déficits immunitaires**...
	Retard pondéral régulier		**Hypotrophie pondérale constitutionnelle** : poids dans les extrêmes de la normal, souvent familiale - Courbe de poids régulièrement ascendante sur un couloir inférieur à la normale - Enfants à l'appétit souvent capricieux, avec un développement psychomoteur normal **RCIU sans rattrapage**

RETARD STATURAL PREDOMINANT	*Cause endocrinienne*	**Déficit en hormone de croissance**		- **Taux GH après stimulation pharmacologique** : **pic de GH < 20 mUI/L** sur 2 tests distincts - **Taux d'IGF1 et IGF-BP3** - **Age osseux retardé** - Exploration des fonctions hypophysaires : **thyréotrope, corticotrope, prolactine, gonadotrope** - **IRM cérébrale** centrée sur la région hypothalamo-hypophysaire
			Déficit en GH congénital	= Principalement par anomalie morphologique de la région hypothalamo-hypophysaire : **hypoplasie de l'antéhypophyse**, **post-hypophyse ectopique** (avec ou sans interruption de la tige pituitaire), **dysplasie septo-optique** - **Taille de naissance normale**, puis **infléchissement de la courbe de croissance staturale** entre **0 et 3 ans** - **Dysmorphie** (visible en quelques mois/années) : **obésité tronculaire**, faciès poupin, ensellure nasale marquée, front bombée - Associé : - **Hypoglycémies néonatales** - **Micropénis** chez le garçon - **Anomalies de la ligne médiane** : **colobome irien ou rétinien, fente palatine, agénésie des incisives latérales** - **Autres déficits hypophysaires** souvent associés
			Déficit en GH acquis	- **Tumeur hypothalamo-hypophysaire** : **craniopharyngiome**, **germinome, gliome, astrocytome** - **Irradiation crânienne** - **Hydrocéphalie** - **Traumatisme crânien** - **Déficit en GH idiopathique** : sans anomalie hypothalamo-hypophysaire décelable
		Hypo-thyroïdie	Hypo-thyroïdie congénitale	= Très majoritairement dépisté par le **test de Guthrie** → Les **hypothyroïdies centrales** ne sont pas dépistées : rares, associées le plus souvent à une **insuffisance antéhypophysaire multiple**
			Hypo-thyroïdie acquise	= **Thyroïdite de Hashimoto** surtout, **tumeur hypothalamo-hypophysaire**... - Retard de croissance staturale avec **ralentissement de la vitesse de croissance**, **goitre, surpoids, frilosité**, voire **ralentissement intellectuel** - **Age osseux retardé**, inférieur à l'âge statural - TTT : hormonothérapie substitutive à vie par lévothyroxine
		Hyper-corticisme		- **Ralentissement net** de la vitesse de croissance staturale, avec **prise de poids excessive, obésité facio-tronculaire et vergetures** - Cause : - **Iatrogène** le plus souvent : **corticothérapie orale prolongée** - Endogène (rare) : **syndrome de Cushing**

RETARD STATURAL PRÉDOMINANT	Cause squelettique	**Syndrome de Turner**	- **Retard statural**, s'aggravant au cours des années : **RCIU, infléchissement progressif dès l'âge de 3 ans** (parfois plus tardif, voire pubertaire), **absence de poussée pubertaire** - **Insuffisance ovarienne** quasi-constante : **retard pubertaire, infertilité** - **Phénotype turnérien** → **Caryotype standard** sur > 20 cellules chez la fille
		Maladie osseuse constitutionnelle	= Dysplasie squelettique : - **Dyschondrostéose** - **Hypochondroplasie** - **Pseudo-hypoparathyroïdie** - **Dysplasie poly-épiphysaire** - **Aspect dysmorphique** (asymétrie des segments inférieurs) - **Déformation de membre**
	Extrêmes de la normale	**Retard simple de croissance et de puberté**	= Cause la plus fréquente à l'adolescence : diagnostic d'élimination, souvent familial - **Infléchissement de la courbe de croissance** sans cassure **vers 7 à 8 ans** - **Puberté** et **croissance pubertaire** de démarrage tardif à l'adolescence - PEC : aucun traitement nécessaire (taille finale normale), ou **stéroïdes gonadiques à faible dose** si mauvaise tolérance psychologique → Aucune exploration si : - Infléchissement statural modéré (< 1 DS) - Avec taille non extrêmement petite - Age osseux retardé, concordant avec le stade pubertaire
		Petite taille constitutionnelle	= 2,5% des enfants sans pathologie associée, souvent familial : diagnostic d'exclusion - Taille < - 2 DS, vitesse de croissance régulière, âge osseux ≈ âge chronologique
	RCIU/hypotrophie néonatale		- Normalisation de la taille en générale dans les **2 premières années de vie** (90% des cas) - Possibilités de rattrapage difficiles > 2 ans - Traitement si déficit statural sévère > 3 ans, sans autre cause identifiée : injection quotidienne de **GH synthétique** par voie SC

CRANIOPHARYNGIOME

Craniopharyngiome = tumeur intracrânienne **bénigne** d'origine **embryonnaire**, développée au niveau intra- et supra-sellaire
- 10% des tumeurs intracrâniennes de l'enfant, âge au diagnostic = **5 à 14 ans**

Diagnostic	C	Signes visuels	- **BAV** unilatérale ou bilatérale, **amblyopie**, **scotome** ou autre **atteinte du champ visuel** - **Paralysie oculomotrice** - FO : **œdème papillaire, atrophie optique**
		Signes endocriniens	- Déficit en GH : **retard statural prédominant** avec cassure - Déficit gonadotrope : **retard pubertaire** - **Diabète insipide, asthénie, prise de poids,** autres **déficits antéhypophysaires**
		Signes neurologiques	- Signes d'**HTIC**, parfois **céphalées isolées** - **Troubles neurovégétatifs, troubles des fonctions supérieures** (tardifs) - Rarement : **déficit moteur, crise d'épilepsie**
	PC	- **IRM cérébrale** = examen de référence : visualisation de la tumeur, rapports - **Examen ophtalmologique** = **FO, champ visuel** : retentissement de la tumeur sur les voies optiques - **Bilan endocrinien** = recherche de déficit antéhypophysaire et diabète insipide : **dosages hormonaux**	
TTT	- **Exérèse chirurgicale** en 1ère intention - **Radiothérapie** en 2nd intention si exérèse insuffisante ou récidive - **Correction des déficits hypophysaires** : - **Lévothyroxine, hydrocortisone ± desmopressine** à vie - **Traitement substitutif par GH :** dans l'enfance et parfois à l'âge adulte - **Traitement substitutif gonadotrope** à l'adolescence - Surveillance prolongée : clinique, bilan neuro-ophtalmologique, IRM cérébrale → Taux de survie à 10 ans = **70%**		

SYNDROME DE TURNER

= Affection génétique rare (**1 2500/naissance**), touchant exclusivement les filles : absence totale/partielle d'un chromosome X = **monosomie X** (45 X0), **formes en mosaïques** (45 X0, 46 XX), rarement **anomalie de structure du chromosome X** voire **Y**

<table>
<tr><td rowspan="6">Diagnostic</td><td rowspan="5">C</td><td colspan="5">- Anomalie fœtale : nuque épaisse, hygroma kystique, cardiopathie, RCIU
- Nouveau-né : lymphœdème des extrémités avec RCIU = syndrome de Bonnevie-Ullrich
- Nourrisson/enfant : déficit statural ± phénotype clinique évocateur
- Adolescence : retard pubertaire
- Adulte : petite taille, aménorrhée ou infertilité
- Intelligence le plus souvent normale, sauf dans les formes avec chromosome X en anneau</td></tr>
<tr><td>Retard statural</td><td colspan="4">= S'aggravant au cours des années : taille adulte moyenne = 143 cm
- RCIU, infléchissement progressif dès l'âge de 3 ans (parfois plus tardif, voire pubertaire)
- Absence de poussée pubertaire</td></tr>
<tr><td>Insuffisance ovarienne</td><td colspan="4">= Quasi-constante : - Retard pubertaire
- Infertilité</td></tr>
<tr><td>Phénotype turnérien</td><td colspan="4">- Aspect général trapu
- Cou court, bref et large, voire pterygium colli
- Implantation basse des cheveux et des oreilles
- Epicanthus, palais ogival
- Thorax large, écartement mamelonnaire
- Cubitus valgus
- Nævi pigmentaires multiples</td></tr>
<tr><td>Malformations associées</td><td>Cardiovasculaire
- Coarctation aortique
- Bicuspidie aortique
- HTA
- Anévrisme aortique
- Dissection aortique</td><td>Rénale
- Rein en fer à cheval
- Uropathie malformative</td><td>ORL
- Otites à répétition
- Hypoacousie
- Surdité</td><td>Maladies auto-immunes
- Thyroïdite de Hashimoto
- Maladie cœliaque</td></tr>
<tr><td>PC</td><td colspan="5">- Caryotype standard post-natal : analyse de > 20 cellules (recherche de mosaïcisme)
- Echographie cardiaque ± IRM cardiaque : annuelle
- Echographie rénale : au diagnostic</td></tr>
<tr><td>TTT</td><td colspan="6">- GH synthétique : débuté > 3-4 ans
- TTT œstroprogestatif substitutif : œstrogènes débutés à 12-13 ans, puis relai par oestroprogestatif après une période d'imprégnation oestrogénique suffisante, continué jusqu'à l'âge physiologique de la ménopause</td></tr>
</table>

ITEM 52 : BOITERIE DE L'ENFANT

Boiterie = trouble de la démarche avec asymétrie du pas, voire refus de marcher
- **Boiterie d'esquive** : réduction du temps d'appui au sol du membre touché à visée antalgique
- **Boiterie de Trendelenburg** ou **d'équilibration** : bascule des **épaules** et du **tronc** au-dessus de la hanche **pathologique**

→ Chez le nourrisson avant la marche : membre en abduction moins mobile, refus de position assise, position anormale…

Diagnostic	SF		- **Boiterie** : définir le type, l'évolutivité et le rythme, signes associés (douleur, fièvre, AEG…)
	SC		= Examen clinique bilatéral et comparatif, depuis le rachis jusqu'aux pieds, debout et allongé - Examen de la marche (ou asymétrie de gesticulation chez le nourrisson) - Examen du rachis : **percussion des épineuses, raideur, déformation** - Examen de hanche : **douleur, signes inflammatoires locaux** (œdème, rougeur, chaleur), **amplitudes articulaires** - Examen des membres : **longueur** (inégalité si > 3 cm), **amplitudes articulaires, déformation/douleur osseuse, testing musculaire et sensitif, réflexes, examen des pieds et des chaussures**
	PC	1ère int	- Bio : **NFS, CRP ± hémoculture** si suspicion d'infection, **ponction du liquide articulaire** si épanchement - Rx : - **Bassin de face + hanche de face et profil** (incidence de **Lauenstein**) bilatérales comparatives - Si inégalité de longueur des membres : **téléradiographie des 2 MI de face en charge** - Si point d'appel : **rachis dorsolombaire**
		2nd int	- **Echographie de hanche** (nourrisson et jeune enfant surtout) : recherche d'épanchement - **Scintigraphie osseuse** : recherche d'anomalie de fixation (ostéochondrite) - **TDM/IRM de hanche**
Orientation diagnostique	*Eliminer*	Cause évidente	- Ongle incarné, corps étranger dans la chaussure, chaussures inadaptées, contexte psy… - **Contexte traumatique** (parfois méconnu) : **fracture**…
		Cause ancienne	- **Malformation congénitale de la hanche** : **luxation congénitale de hanche, *coxa vara*** - **Inégalité de longueur des membres inférieurs** - Cause neurologique : **infirmité motrice d'origine cérébrale, myopathie…**
		Infection ostéo-articulaire	→ A évoquer si fébrile et/ou syndrome inflammatoire biologique - **Hospitalisation en urgence + bilan infectieux** : NFS, CRP, hémoculture, ponction articulaire
	Enfant apyrétique sans contexte de traumatisme évident		- **Bilan radiologique** : **hanche de face + clichés en regard des zones douloureuses** - **Echographie de hanche** si enfant de 2 à 10 ans

2 à 6 ans	6 à 10 ans	12 à 16 ans
- Rhume de hanche - Ostéochondrite primitive de hanche - Fracture du tibia en cheveu ou en motte de beurre - Tumeur	- Ostéochondrite primitive de hanche - Rhume de hanche - Lésions tumorales - Rhumatisme inflammatoire - Apophysite de croissance (calcanéus)	- Epiphysiolyse fémorale sup - Syndrome d'hyper sollicitation/apophysite de croissance - Lésions tumorales - Rhumatisme inflammatoire

SYNOVITE AIGUË TRANSITOIRE	C	- Contexte : jeune garçon (3 à 5 ans), notion d'infection virale récente (15-21 jours), sans traumatisme - **Boiterie d'esquive** de survenue brutale, avec **douleur inguinale** (rarement intense) - **Impotence fonctionnelle** prédominante en **rotation interne** et **abduction**, avec ↘ des amplitudes passives - Sans déformation, sans signe d'inflammation locorégionale, sans fièvre (ou fébricule)
	Bio	- NFS normale, CRP normale ou légèrement augmentée
	PC	- **Rx standards bilatérales et comparatives** : normale ou signes d'**épanchement articulaire** (flou des parties molles périarticulaires, distension de la capsule) - **Echographie de hanche** bilatérale et comparative : **épanchement articulaire** ± **Ponction articulaire** si suspicion d'arthrite septique : **liquide inflammatoire stérile**
	TTT	- Prise en charge ambulatoire : **mise au repos avec décharge, antalgique** et **AINS** par voie orale - Si enfant hyperalgique : **traction axiale en hospitalisation** ± ponction (rare)
	Suite	= Evolution favorable : **guérison spontanée** sans séquelle en 4 à 5 jours, **récidive** fréquente - En cas de persistance **> 10 jours** : **scintigraphie osseuse** pour éliminer une ostéochondrite - **Examen clinique** et **bilan Rx** systématique à **1 mois** et **2 mois** : éliminer une ostéochondrite débutante

<table>
<tr><td rowspan="9">OSTEOCHONDRITE PRIMITIVE DE HANCHE</td><td colspan="3">= Maladie de Legg-Perthes-Calvé : ostéonécrose ischémique du noyau épiphysaire de la tête fémorale aseptique
- 2 phases : - Phase de nécrose : densification et fragmentation du noyau → déformations céphaliques séquellaires
- Phase séquellaire : incongruence coxo-fémorale → arthrose à long terme (selon le remodelage osseux)
- Pathologie fréquente = 1/1000, bilatérale dans 10% des cas, touche typiquement le jeune garçon de 4 à 10 ans</td></tr>
<tr><td>C</td><td colspan="2">- Boiterie d'équilibration de Trendelenburg de survenue insidieuse et progressive
- Douleur inguinale d'horaire mécanique, possiblement projetée au genou
- Impotence fonctionnelle prédominante en rotation interne et abduction, avec amyotrophie quadricipitale
- Possible blocage de hanche
- Sans déformation, sans inflammation locorégionale, sans fièvre, sans épanchement articulaire à l'échographie</td></tr>
<tr><td rowspan="3">PC</td><td>Rx standards</td><td>- Normales au début, puis : - Fracture sous-chondrale en « coup d'ongle »
- Aplatissement et densification épiphysaire
- Elargissement de l'interligne articulaire
- 4 stades en 18-24 mois : condensation → fragmentation → ré-ossification périphérique → déformation séquellaire en coxa plana (coxa magna du noyau épiphysaire)</td></tr>
<tr><td>IRM osseuse injectée</td><td>- Diagnostic précoce et analyse morphologique : hyposignal T1 et hypersignal T2
→ Sous AG si nécessaire (enfant non immobile)</td></tr>
<tr><td>Scintigraphie osseuse au T^{99m}</td><td>- Hypofixation lacunaire localisée du noyau épiphysaire
→ Intérêt : diagnostic précoce, élimine une ostéochondrite débutante si normale</td></tr>
<tr><td rowspan="3">TTT</td><td>Orthopédique</td><td>- Mise en décharge : traction axiale en continue, fauteuil roulant, appareillage en abduction</td></tr>
<tr><td>Chirurgical</td><td>- En cas de défaut de centrage progressif : ostéotomie de recentrage (prévient la déformation)</td></tr>
<tr><td>Evolution</td><td>- Guérison spontanée en 18 à 24 mois, avec ou sans séquelle (coxa plana)
- Surveillance : Rx toute les 2 à 3 semaines
- Pronostic selon l'âge : potentiel de remodelage plus grand si survenue tôt dans l'enfance</td></tr>
</table>

<table>
<tr><td rowspan="11">EPIPHYSIOLYSE FEMORALE SUPERIEURE</td><td colspan="4">= Glissement atraumatique de la tête fémorale vers l'arrière, le bas et le dedans au niveau du cartilage de conjugaison
- Au moment du pic de croissance : concerne surtout les garçons en période prépubertaire (12 à 14 ans)
- Favorisée par le surpoids, bilatérale dans 20% des cas
- Cause secondaire : hypothyroïdie, hyperparathyroïdie, dystrophie rénale (IRC), traitement par GH, radiothérapie</td></tr>
<tr><td rowspan="2">C</td><td colspan="2">Forme stable</td><td>= Glissement progressif
- Douleur inguinale d'horaire mécanique
- Impotence fonctionnelle, avec limitation de la rotation interne passive
- Boiterie d'esquive, sans traumatisme
- Attitude spontanée en rotation externe à la marche et au repos
- Signe de Drehmann en actif = pathognomonique : mouvement de rotation externe lors de la flexion de la hanche atteinte</td></tr>
<tr><td colspan="2">Forme instable (plus rare)</td><td>= Fracture-décollement sur un fémur sain ou atteint d'épiphysiolyse progressive
- Impotence fonctionnelle totale, hyperalgique
- Membre en rotation externe</td></tr>
<tr><td rowspan="4">PC</td><td rowspan="2">Rx</td><td>Bassin de face</td><td>- Déplacement de la tête en bas et en dedans
- Ligne de Klein (parallèle au bord supérieur du col) : passe au-dessus du sommet de la tête fémorale (au lieu de couper le noyau épiphysaire)
- Diminution de la hauteur du noyau épiphysaire
- Aspect irrégulier du cartilage de croissance</td></tr>
<tr><td>Hanche</td><td>= Profil de Lauenstein : déplacement de la tête fémorale en bas et en arrière (coxa retrosa)</td></tr>
<tr><td colspan="2">TDM hanche</td><td>- Systématique dans le bilan préopératoire : sens et angle de déplacement</td></tr>
<tr><td colspan="3">→ En cas de forme bilatérale : rechercher une hypothyroïdie ou une insuffisance rénale</td></tr>
<tr><td colspan="2">Evolution</td><td colspan="2">- Glissement progressif (vitesse imprévisible) → ossification du cartilage de croissance en 3 à 6 mois
- Passage d'une forme stable à une forme instable
- Ostéonécrose aseptique de la tête fémorale (sur forme instable)
- Coxa retrosa, coxa vara (irréversible) → arthrose secondaire</td></tr>
<tr><td>TTT</td><td colspan="3">→ Urgence chirurgicale (après accord parental)
- Hospitalisation, mise en décharge complète immédiate jusqu'à l'intervention, traitement antalgique
- TTT chirurgical : épiphysiodèse trans-articulaire = contention épiphysaire et vissage in situ du col fémoral
- Discuter l'épiphysiodèse trans-articulaire controlatérale à visée préventive</td></tr>
</table>

Apophysite	= **Maladie d'Osgood-Schlatter** (localisation tibiale antérieure): très fréquente chez l'adolescent sportif - **Douleur mécanique au site d'insertion tendineuse** - Douleur à la **palpation de l'apophyse** et à la **contraction contrariée** - Rx : fragmentation, densification irrégulière du noyau d'ossification - **Scintigraphie osseuse** (si doute diagnostique) : hyperfixation en regard des lésions - TTT : repos sportif, physiothérapie antalgique
Fracture sous-périostée	= Entre l'âge de la marche et 3 ans : traumatisme à faible énergie en torsion du membre (simple chute de sa hauteur, pied pris entre les barreaux du lit...) - **Boiterie d'esquive, récente, non fébrile** - **Douleur à la torsion** et à la **palpation** du membre - Rx : - Initialement : trait de fracture fin, à peine visible (en cheveu), parfois plus visible sur des clichés de ¾ - Confirmé 2 à 3 semaines après : apposition périostée - TTT : **immobilisation** pendant **3 à 4 semaines** à visée antalgique

	Synovite aiguë transitoire	Ostéochondrite primitive de hanche	Epiphysiolyse fémorale supérieure
Terrain	Garçon, 3 à 5 ans	Garçon, 4 à 10 ans	Garçon, surpoids, 12 à 14 ans
Contexte	Post-infectieux, hivernale	10% bilatérale	20% bilatérale
Boiterie	**Boiterie d'esquive brutale**	**Boiterie d'équilibration insidieuse**	**Boiterie d'esquive insidieuse**
SF	Impotence en rotation interne-abduction	Impotence en rotation interne-abduction Blocage de hanche possible	Impotence en rotation interne-abduction **Signe de Drehman** : RE-abduction à la flexion de hanche **Forme instable** : impotence totale, hyperalgique, attitude en RE
Signes associés	± Fébricule ± ↗ CRP modérée	Amyotrophie quadricipitale	Obésité/surpoids Hypothyroïdie Hyperparathyroïdie Insuffisance rénale chronique
Rx	Normale ou épanchement (flou des parties molles, distension capsulaire)	Normale au stade initial Fracture sous-chondrale en coupe d'ongle Aplatissement et densification épiphysaire Elargissement de l'interligne	Déplacement tête en bas-dedans Ligne de Klein passe au-dessus de la tête fémorale ↘ hauteur du noyau épiphysaire Cartilage de croissance irrégulier **Profil de Lauenstein** : déplacement de la tête en bas-arrière
Imagerie	**Echo** : épanchement	**Scinti** : hypofixation lacunaire localisée **IRM** : hypoT1, hyperT2	**TDM hanche** : bilan pré-op
TTT	**Ambulatoire** : décharge, antalgique, AINS **Traction axiale** si hyperalgique	**Orthopédique** : décharge, traction axiale, fauteuil roulant **Chirurgical** si défaut de centrage progressif : **ostéotomie de recentrage**	**Chirurgical** en urgence : **épiphysiodèse trans-articulaire** ± bilatérale
Evolution	Guérison spontanée en 4-5 jours → **Scintigraphie osseuse** si persistant > 10 jours Suivi : **Rx de contrôle** à 1 et 2 mois	Guérison spontanée en 18-24 mois Risque de déformation en **coxa plana** → **arthrose** Suivi : **Rx** toutes les 2-3 semaines	Glissement progressif (vitesse imprévisible) avec ossification du cartilage de croissance en 3-6 mois Passage à une forme instable Forme instable : **ostéonécrose aseptique de la tête fémorale** Risque de déformation en **coxa vara/retrosa** → **arthrose**

INFECTION OSTEO-ARTICULAIRE DE L'ENFANT

<table>
<tr><td colspan="5">= Arthrite septique, ostéomyélite : à suspecter devant une boiterie fébrile à tout âge
- Le plus souvent chez l'enfant sain
- Risque augmenté chez le drépanocytaire, l'immunodéprimé et le nouveau-né en soins intensifs (septicémie sur cathéter)
- Généralement par voie hématogène : infecte l'os (ostéomyélite aiguë), l'articulation (arthrite) ou les 2 (ostéo-arthrite)
- Aux membres inférieurs dans > 50% des cas, surtout dans les zones actives de croissance (tibia proximal et fémur distal)</td></tr>
<tr><td>Germe</td><td colspan="4">- A tout âge : S. aureus (50% des cas)
- Enfant < 4 ans : Kingella kingae ++ (foyer ORL), S. aureus, streptocoque A, pneumocoque
- Jeune nourrisson < 3 mois : streptocoque B et E. coli
- Enfant drépanocytaire (favorisé par un ralentissement local du flux sanguin) : Salmonella, S. aureus
➔ Chez l'enfant : cartilage de croissance imperméable = aucune extension vers l'épiphyse et l'articulation
➔ Chez le nourrisson < 12 mois : anastomoses métaphyso-épiphysaires = risque d'extension</td></tr>
<tr><td rowspan="7">Diagnostic</td><td rowspan="2">Ostéomyélite aiguë</td><td>C</td><td colspan="2">- Fièvre brutale jusqu'à 39-40° ± sepsis, ou tableau subaigu avec température < 38,5°
- Appui douloureux, boiterie d'esquive
- Palpation métaphysaire douloureuse
- Gonflement et rougeur tardifs
- Douleur pseudo-fracturaire en cas d'abcès sous-périosté</td></tr>
<tr><td>PC</td><td colspan="2">- Rx osseuse : normale initialement, puis appositions périostées
- Echographie : recherche d'abcès sous-périosté ou d'atteinte articulaire
- Scintigraphie osseuse au technétium : foyer d'hyperfixation métaphysaire
- IRM : - Diagnostic : zones d'hyposignal T1 et hypersignal T2 de la métaphyse
- Complication locale : abcès sous-périosté, thrombophlébite septique, arthrite
➔ Privilégier l'IRM si possible (meilleur examen) : si disponible, nécessite de localiser le site infecté, et que l'enfant ne bouge pas le temps de l'examen</td></tr>
<tr><td rowspan="2">Arthrite septique</td><td>C</td><td colspan="2">- Survenue brutale, fièvre ± sepsis
- Localisation préférentielle : genou, hanche
- Appui douloureux du membre atteint, gonflement de l'articulation
- Douleur à la mobilisation de l'articulation, épanchement articulaire</td></tr>
<tr><td>PC</td><td colspan="2">- Rx osseuse : aucune atteinte osseuse, signes indirects d'épanchement (épaississement des parties molles, élargissement de l'interligne)
- Echographie (surtout au niveau de la hanche) : épanchement intra-articulaire</td></tr>
<tr><td rowspan="3">Bio</td><td colspan="3">- Syndrome inflammatoire biologique : non spécifique, parfois modéré initialement</td></tr>
<tr><td rowspan="2">Prélèvements micro-biologiques</td><td colspan="2">- 2 hémocultures à 10 minutes d'intervalle : systématique
- Recherche ± prélèvement d'une porte d'entrée (lésion cutanée…)
- Prélèvement profond au bloc, en urgence, sous AG : - Ponction articulaire si épanchement
- Ponction d'abcès collecté
- Ponction osseuse métaphysaire</td></tr>
<tr><td>Ponction articulaire</td><td>- Examen direct : GB > 50 000/mm^3, PNN altérés, germes
- Mise en culture (rentabilité faible : germes isolés dans < 50% des cas)
- PCR ARN 16S ribosomal ± PCR spécifique (K. kingae ++)</td></tr>
<tr><td rowspan="4">TTT</td><td colspan="4">➔ Hospitalisation systématique en cas de suspicion d'infection ostéoarticulaire</td></tr>
<tr><td>Drainage chirurgicale</td><td colspan="3">= Indispensable : au bloc opératoire, sous AG, après consentement parental
- Ostéomyélite : drainage d'abcès sous-périosté
- Arthrite : confirmation diagnostique, évacuation du pus et lavage articulaire (par ponction-lavage, arthroscopie ou arthrotomie)</td></tr>
<tr><td>Antibiothérapie</td><td colspan="3">- Probabiliste en urgence : - Visant S. aureus et K. kingae : Augmentin® ou céfamandole (C2G)
- Si sepsis sévère : + gentamicine
- Adapté secondairement : amoxicilline si K. kingae, Augmentin® si germe non identifié
- Relai oral dès contrôle de l'infection (apyrexie, ↘ douleurs) : généralement à 4-7 jours
- Durée totale : 4 à 6 semaines</td></tr>
<tr><td>Mesures associées</td><td colspan="3">- Antalgie
- Immobilisation articulaire pendant la période douloureuse : mise en traction, attelle
- Immobilisation plâtrée en cas d'ostéomyélite compliquée de géode osseuse (évite les fractures)</td></tr>
</table>

TUMEUR OSSEUSE DE L'ENFANT

Tumeur maligne primitive osseuse de l'enfant : rare (sarcome osseux et des tissus mous : 15% des cancers de l'enfant)
- Le plus souvent sur les **os longs**, notamment à l'extrémité inférieure du fémur, l'extrémité supérieure du tibia et l'extrémité supérieure de l'humérus (zones de croissances actives : « près du genou, loin du coude »)
- **Ostéosarcome** (ou sarcome ostéogénique)
- **Sarcome d'Ewing** = groupe hétérogène, caractérisé par des translocations chromosomiques impliquant le gène EWS et un gène ETS (t(11 ;22)...), avec expression de CD99 (Mic2)

Diagnostic	C	- **Douleur persistante**, d'horaire mixte (réveil nocturne), avec **impotence fonctionnelle** - **Boiterie** si atteinte du membre inférieur - **Tuméfaction** - **Fracture pathologique**
	Rx	- **Ostéolyse** - **Réaction périostée** : périoste décollé (aspect d'éperon de Codman), spiculations transverses (« en feu d'herbe »)
	PC	- **IRM** : extension intraosseuse, franchissement des cartilages de croissance, extension intra-articulaire, vasculo-nerveuse, lésion à distance sur le même os (*skip* métastase) - Preuve histologique : **biopsie de la tumeur**, réalisée par l'équipe qui prendra en charge la chirurgie tumorale
TTT		- **Chimiothérapie néoadjuvante** et **adjuvante** - **Chirurgie** : **exérèse carcinologique**, voire **amputation** dans certains cas ± **Radiothérapie** dans les sarcomes d'Ewing - Au long cours : - Prise en charge d'une inégalité de longueur des membres si atteinte du cartilage de croissance - Suivi : complications au long cours de la chimiothérapie
DD		- **Métastase osseuse** : principalement de **neuroblastome**, généralement chez l'enfant < 5 ans - **Leucémie aiguë lymphoblastique** : **douleur osseuse**, typiquement migratrice et para-articulaire, parfois localisée, généralement des os long, symétrique et bilatérale, avec **arthralgie, ADP, splénomégalie, hépatomégalie** → Toute douleur ou boiterie inexpliquée doit faire réaliser une **NFS + frottis sanguin**

ITEM 53 : DEVELOPPEMENT PSYCHOMOTEUR DE L'ENFANT

DEVELOPPEMENT NORMAL

Développement psychomoteur de l'enfant = phénomène complexe de maturation qui se déroule selon des facteurs complémentaires et indissociables : psychomoteur, cognitif, affectif
- Dépend de facteurs génétiques et de facteurs d'interaction avec l'environnement (lien mère-enfant...)
- Analyse du développement psychomoteur normal du nourrisson (pendant les 2 premières années de vie) et de l'enfant : dépistage précoce de toute **anomalie du développement psychomoteur** et de **retard mental**

Retard psychomoteur = non-acquisition de normes de développement aux âges programmés (globale ou concernant seulement un type d'acquisition)

→ Toute suspicion de retard mental doit d'abord faire éliminer une **anomalie sensorielle (audition, vision)**
→ Chez le prématuré : utiliser **l'âge corrigé** au cours des **2 premières années de vie**

Développement psychomoteur	**Acquisitions motrices et posturales**	**Tonus musculaire**		- Nouveau-né : **hypertonie des membres en flexion** avec **hypotonie de l'axe**, **gesticulation spontanée globale** faite de mouvements en flexion et extension - Nourrisson : ↘ de l'hypertonie des membres, avec **extension successive des MS puis MI**, **renforcement du tonus axial de la tête vers le pied**
			Tonus passif	Enfant couché sur le dos : mesure des angles - **Adducteurs** : 30° à la naissance → 70° à 6 mois - **Talons-oreilles** : 100° à 2 mois → 150° à 9 mois - **Poplités** : 100° à 2 mois → 160° à 9 mois
			Tonus actif	**- Manœuvre du tiré-assis** (tonus actif du tronc) : enfant soutenu derrière les épaules, attiré face à l'examinateur de la position couchée sur le dos à la position assise
		Développement postural		- **Tenue de la tête** : - Nouveau-né : maintien dans l'axe du corps quelques secondes - 3-4 mois : **stabilité dans l'axe du corps** - **Position assise** : - 6 mois : possible avec appui - 9 mois : possible sans appui - **Position debout** : - 9 mois : possible avec appui - 12 mois : possible sans appui
		Motilité et locomotion		- 0 à 2 mois : mouvements de flexion-extension dans le vide - 2 mois : soulève la tête et les épaules (sur le ventre) - 4 mois : s'appuie sur les avant-bras (sur le ventre) - 6 mois : se retourne seul - 9 mois : marche à 4 pattes - 10 à 11 mois : se met debout - **12 à 18 mois** : **acquisition de la marche**
		Maturation psychomotrice		- Entre 2 et 6 mois : disparition des réflexes archaïques - 8 à 9 mois : réactions posturales aux pulsions = ventrale : parachute ventrale latérale : appui latérale
	Acquisitions manuelles	**Préhension**		- 4 mois : joue avec les mains - 5 mois : préhension digito-palmaire (entre les doigts et la paume) - 6 mois : passe un objet d'une main à l'autre, mise à la bouche - 9 mois : pince pouce-index - 12 mois : lâcher volontaire des objets - 18 mois : empile 2 cubes, mange seul (biberon ou cuillère)
		Graphisme		- 2 ans : imite un trait - 3 ans : imite un rond
	Acquisitions du langage			- 1er mois : **gazouillis** et **vocalises** - 6 mois : **babillage** (répétition de syllabes simples), réagit à son prénom - 9 mois : **répète une syllabe** - 12 mois : **premiers mots** - 18-24 mois : 18 mots, **association de 2-3 mots** - 3-4 ans : **utilisation du « je », langage bien construit**
	Acquisitions sensorielles			- 3 mois : suit latéralement du regard à 180°, convergence haut/bas - 6 mois : orientation aux bruits

	Alimentation	**6 à 7 repas/jour** à 1 mois	**5 repas/jour** à 2-3 mois	**4 repas/jour** à 4 mois
	Sommeil	**18h/jour** à 2 mois	**14-15h/jour** à 9 mois	**12h/jour** à 24 mois
		Périodicité jour/nuit avant l'âge de **6 mois**		
	Contrôle sphinctérien	1 à 3 ans = **propreté diurne**	2 à 3 ans = **propreté nocturne**	
Développement intellectuel	- Evaluation dès 2-3 ans : capacités de socialisation et d'acquisition des aptitudes			
	Quotient de Développement (QD)	**= Echelle de Brunet-Lézine** : enfants **≤ 3 ans** - Analyse factorielle : posture, coordination, langage, sociabilité/autonomie		
	Quotient Intellectuel (QI)	**= Echelles de Wechsler** : - **WPPSI** (*pre-school*) de 4 à 6 ans - **WISC** (*children*) de 6 à 16 ans - **WAIS** (*adulte*) > 16 ans - QI global (QI verbal + QI de performance) **normale = 80 à 119** → Le QI global n'est pas calculable en cas de trouble spécifique de l'apprentissage (différence entre QI verbal et QI de performance **> 20 points**)		
Développement affectif et social	1 mois	- Dépendance absolue, satisfaction des besoins digestifs - Importance des contacts physiques, rôle apaisant de la voix		
	2 à 9 mois	- Acquisition d'une autonomie progressive - Attention conjointe : regarde un objet pointé du doigt, et non le doigt - Reconnaissance mère-père, accordage affectif - Résonance émotionnelle mère-enfant, sourires relationnels		
	9 à 24 mois	- Perception du corps par rapport à l'espace et aux objets, permanence de l'objet - Frustration/permission, autonomie/dépendance - Don/retrait, échange/reprise - Angoisse de l'inconnu		

Synthèse	Age	Acquisitions motrices et posturales	Acquisitions manuelles	Acquisitions du langage	Acquisitions sensorielles
	2 mois	Soulève tête et épaules (sur le ventre) Bouge vigoureusement les 4 membres	Serre le doigt (préhension au contact) ≠ grasping	Réponse vocale à la sollicitation	Sourire-réponse Poursuite oculaire
	4 mois	Tenue de tête droite S'appuie sur les avant-bras (sur le ventre)	Joue avec les mains	Vocalise	Rit aux éclats
	6 mois	Tient assis avec appui Se retourne seul Perte des réflexes archaïques	Préhension digito-palmaire Passe un objet d'une main à l'autre	Babillage (ma-ma…) Réaction à son prénom	Repère un visage familier
	9 mois	Tient assis sans appui Tient debout avec appui Marche à 4 pattes	Pince pouce-index Réactions posturales aux pulsions	Répète une syllabe	Réagit à son prénom Joue à « coucou », « le voilà » Peur de l'étranger
	12-18 mois	Marche seul	Autonomie pour le verre et la cuillère Empile 2 cubes	2 mots combinés Apparition du « non »	Joue avec d'autres enfants
	2 ans	Court	Imite un trait Tour de 5 cubes	« Mots-phrases » (3 mots en 1 phrase)	Comprend une consigne simple
	3 ans	Monte les escaliers en alternant les pieds Fait du tricycle	Imite un rond	Dit une petite histoire Utilise le « je »	S'habille seul Mange seul

TROUBLE DU DEVELOPPEMENT PSYCHOMOTEUR

<table>
<tr><td rowspan="6">Retard des 4 principales acquisitions</td><td colspan="4">= Retard des acquisitions motrices et posturales, manuelles, du langage et sensorielles
- Tenir compte de la variabilité inter-individuelle du développement psychomoteur : « fourchettes » des âges d'acquisitions dans le DENVER (échelle de développement)</td></tr>
<tr><td>Circonstance de découverte</td><td colspan="3">- Examen de dépistage approfondi chez un nourrisson à risque
- Retard objectivé par rapport à la chronologie habituelle lors du suivi
- Inquiétude rapportée par les parents</td></tr>
<tr><td>FdR</td><td colspan="3">- Atcds familiaux : consanguinité, fausses couches inexpliquées, retard psychomoteur inexpliqué, maladie neuro…
- Atcds obstétricaux : anomalie échographique, RCIU, prématurité, intoxication maternelle, CMV, toxoplasmose…
- Atcds néonataux : souffrance néonatale, infection, ictère nucléaire, hypoglycémie, convulsions, microcéphalie…</td></tr>
<tr><td rowspan="2">Signes d'alerte</td><td colspan="2">Posture
- Absence de tenue de la tête à 4 mois
- Persistance des réflexes archaïques à 6 mois
- Absence de tenue assise à 9 mois
- Absence de marche à 18 mois
- Absence de course à 24 mois
- Chutes à répétition</td><td>Sociabilité
- Absence de sourire-réponse à 4 mois
- Absence de contact visuel
- Absence d'interaction adaptée entre l'enfant et ses parents
- Absence d'attention conjointe à 9 mois
- Absence d'autonomisation
- Absence d'acquisition de la propreté à 4 ans</td></tr>
<tr><td colspan="2">Langage
- Aucun babillage à 12 mois
- Aucun mot à 2 ans
- Aucune phrase à 3 ans</td><td>Coordination oculo-manuelle
- Mauvaise préhension volontaire à 7 mois
- Joue à regarder ses mains à 9 mois
- Absence de permanence de l'objet à 12 mois
- Jette tous les objets proposés à 15 mois
- Graphisme pauvre pour l'âge</td></tr>
<tr><td>Analyse du retard psychomoteur</td><td colspan="3">- Global : concerne tous les types d'acquisitions → retard mental (= déficience intellectuelle)
- Spécifique : - Concerne 1 seul type d'acquisition → trouble spécifique des apprentissages
- Concerne plusieurs types d'acquisition → trouble envahissant du développement
- Ancien avec poursuite lente des acquisitions : pathologie neurologique fixée
- Acquis après une période initiale normale : pathologie neurologique évolutive</td></tr>
<tr><td rowspan="6">Retard des paramètres associés</td><td rowspan="5">Troubles du comportement alimentaire</td><td rowspan="3">Anorexie d'opposition du nourrisson</td><td colspan="2">= Débute vers l'âge de 12-18 mois :
- Refus du nourrisson de se nourrir, d'ouvrir la bouche, d'avaler, avec parfois vomissements précoces (30 minutes après le repas)
- Refus passif : laisse dégouliner les aliments le long de la bouche, régurgitation
- Refus actif : opposition violente au forcing alimentaire</td></tr>
<tr><td>Signes de gravité</td><td>- Retard de croissance staturo-pondéral
- Symptômes dépressifs
- Perturbation importante de l'interaction mère-enfant</td></tr>
<tr><td>PEC</td><td>- Eliminer une étiologie organique
- Conseils éducatifs, orientation vers une équipe de pédopsychiatrie</td></tr>
<tr><td>Mérycisme</td><td colspan="2">= Début entre l'âge de 6 et 9 mois, habituellement chez le garçon :
- Régurgitations actives et répétées des aliments, suivies de leur mâchonnement
- Linge du nourrisson mouillé en permanence, odeur aigrelette caractéristique
- Parfois mouvements de mâchonnement au réveil, chez un nourrisson au regard vide, indifférent à l'entourage et hypotonique
- PEC : recours à une équipe de pédopsychiatrie</td></tr>
<tr><td>Pica</td><td colspan="2">= Ingestion répétée de substances non nutritives : banale jusqu'à 6-18 mois
- Complication éventuelle : saturnisme, anémie</td></tr>
<tr><td>Sommeil</td><td colspan="3">- Dysomnie ou parasomnie</td></tr>
<tr><td></td><td>Troubles du contrôle sphinctérien</td><td colspan="3">- Troubles mictionnels
- Encoprésie = trouble du contrôle de la défécation : émissions de matières fécales répétées, involontaires ou délibérées, survenant en dehors de toute affection médicale ou neuro, après 4 ans
→ Encoprésie isolée (le plus souvent reliée à un trouble oppositionnel) ou avec constipation et incontinence par débordement</td></tr>
<tr><td rowspan="2">DD</td><td>Motricité globale</td><td colspan="3">- Retard postural simple = hypotonie congénitale simple : surtout chez les filles, parfois familiale
- Myopathie, cause orthopédique, neuropathie (amyotrophie spinale, syndrome cérébelleux…)</td></tr>
<tr><td>Motricité fine</td><td colspan="3">- Déficit moteur, diplégie spastique, dystonie, syndrome cérébelleux</td></tr>
</table>

RETARD MENTAL

Retard mental : - Fonctionnement intellectuel significativement inférieur à la moyenne : **QI < 70**
- Limitations significatives de **≥ 2 domaines du fonctionnement adaptatif** : communication, autoprotection, autonomie, loisir, santé, auto-détermination, vie sociale, scolarité, usage de services communautaire, travail
- **Apparu dans l'enfance**

<table>
<tr><td rowspan="11">Diagnostic</td><td rowspan="4">C</td><td colspan="3">- Anamnèse précise : atcds familiaux (arbre généalogique), obstétricaux, retentissement sur la vie quotidienne
- Examen clinique rigoureux : évaluation du développement psychomoteur, recherche d'un syndrome dysmorphique, examen neurologique, évaluation du développement statural, de l'audition et de la vision</td></tr>
<tr><td rowspan="2">Signes d'alerte</td><td>< 3 ans</td><td>- Retard du développement psychomoteur, retard du langage
- Anomalies des interactions sociales</td></tr>
<tr><td>> 3 ans</td><td>- Troubles de la coordination globale, troubles de la motricité fine
- Retard de langage, difficultés du recours à l'imaginaire ou l'abstraction
- Difficultés d'adaptation sociale, troubles des apprentissages scolaires</td></tr>
<tr><td>Signes étiologiques</td><td colspan="2">- Signes dysmorphiques : cause génétique
- Chronique avec atteinte cérébrale : infirmité motrice cérébrale, épilepsie
- Progressif : maladie métabolique, encéphalite
- Acquis : traumatisme, AVC, méningo-encéphalite, tumeur</td></tr>
<tr><td rowspan="4">PC</td><td colspan="3">- Bilan auditif : audiogramme, tympanogramme
- Bilan visuel : mesure de l'acuité visuelle, test de l'oculomotricité, fond d'œil
- Tests psychométriques : Brunet-Lézine, WPPSI ou WISC-IV</td></tr>
<tr><td>QI</td><td colspan="2">- Efficience mentale = 70 à 79
- Retard mental léger = 50 à 70 : logique concrète, lecture, écriture
- Retard mental modéré = 35 à 50 : langage social, préscolaire
- Retard mental grave = 20 à 35 : quelques mots, schémas circulaires
- Retard mental profond = < 20 : absence de langage</td></tr>
<tr><td>Diagnostic étiologique</td><td colspan="2">- Bilan neurologique : imagerie cérébrale, recherche de maladie métabolique
→ IRM cérébrale : - Réalisable sous AG < 6 ans
- Myélinisation progressive de la substance blanche : en hyposignal T1 et hypersignal T2 par rapport à la substance grise < 2 ans (inversé par rapport à l'adulte), puis inversement de signal > 2 ans (en séquence T1 puis en T2)
- Recherche génétique : caryotype standard, recherche d'X fragile
- Selon l'orientation : sérologies virales, potentiels évoqués auditifs/visuels, EEG, imagerie</td></tr>
<tr><td>Evaluation des compétences</td><td colspan="2">- Evaluation neuropsychologique et pédopsychiatrique
- Bilan de psychomotricité, bilan d'ergothérapie
- Bilan d'orthophonie, bilan d'orthoptie</td></tr>
<tr><td>DD</td><td colspan="3">- Déficit sensoriel : auditif, visuel
- Trouble spécifique d'apprentissage
- Trouble psychiatrique</td></tr>
<tr><td rowspan="4">Etiologie</td><td colspan="4">→ 4 causes principales : syndrome de l'X fragile, fœtopathie à CMV, alcoolisation fœtale et trisomie 21
- Infirmité motrice cérébrale = lésion cérébrale acquise : infection, toxique, anoxo-ischémique…</td></tr>
<tr><td colspan="2">Anténatale</td><td colspan="2">- Embryofœtopathie : infection ou toxique pendant la grossesse, cause vasculaire…
- Anoxo-ischémie
- Génétique : trisomie 21, syndrome de l'X fragile…</td></tr>
<tr><td colspan="2">Périnatale</td><td colspan="2">- Prématurité
- Anoxo-ischémie
- Infection maternofœtale
- Encéphalopathie bilirubinique…</td></tr>
<tr><td colspan="2">Post-natale</td><td colspan="2">- Atteinte neurologique : méningite, encéphalite, traumatisme crânien, anoxo-ischémie (noyade…)…
- Maladie métabolique : retard mental progressif</td></tr>
</table>

TROUBLES SPECIFIQUES DES APPRENTISSAGES

Troubles des apprentissages = perturbation du développement des aptitudes, en dehors de toute étiologie somatique (auditive, visuelle, neurologique), de tout retard mental et de tout trouble envahissant du développement
→ Eliminer une **déficience intellectuelle** (retard global), un **trouble envahissant du développement** (trouble de la socialisation) et un **déficit sensoriel** (auditif ou visuel)
- **Retard scolaire** : décalage dans les apprentissages attendus d'un élève donné dans une classe donnée
- **Echec scolaire** = **retard scolaire > 2 ans**

<table>
<tr><td rowspan="4">TROUBLE DU LANGAGE</td><td rowspan="3">Troubles du langage oral</td><td>C</td><td>- Questions types du carnet de santé, réalisation de tests de langage : non-acquisition d'un développement normal du langage oral
- Bilan systématique à 4 ans = test ERTL4 : phrases construites, utilisation d'articles et prépositions</td></tr>
<tr><td>Type</td><td>- Dysphasie = structuration déviante, lente et disharmonieuse du langage
- Bégaiement = trouble fonctionnel du rythme de parole en présence d'un tiers
- Trouble de l'articulation = zézaiement, chuintement : erreur dans la production d'un phonème
- Retard simple du langage = troubles de la syntaxe et de la linguistique : évolution généralement favorable avec régression avant 6 ans</td></tr>
<tr><td>PEC</td><td>- Eliminer un déficit sensoriel, notamment auditif, un retard mental ou un trouble envahissant du développement
- Bilan orthophonique avec rééducation si nécessaire (âge optimal d'intervention = 5 à 6 ans)</td></tr>
<tr><td>Troubles du langage écrit</td><td colspan="2">= Motif de consultation fréquent à l'âge scolaire, diagnostic souvent porté dès le CP
- 2 versants (souvent associés) : - Dyslexie = difficultés d'apprentissage de la lecture et d'acquisition de son automatisme (décalage de lecture > 18 mois)
- Dysorthographie = difficultés d'apprentissage de l'expression écrite
- Prise en charge (la plus précoce possible) : rééducation orthophonique, adaptations pédagogiques (soutien scolaire), parfois associée à un soutien psychologique</td></tr>
<tr><td colspan="2">Dyspraxie</td><td colspan="2">= Trouble de la planification et/ou de la réalisation des gestes complexes : 5-7% des enfants de 5 à 11 ans
- Type : - Dyspraxie constructive (ou visuo-spatiale) = trouble de l'assemblage
- Dyspraxie gestuelle (idéomotrice (mime) ou idéatoire (objet)) : dyspraxie d'habillage…
- Dyspraxie globale
- Plaintes scolaires dès l'école maternelle : difficultés au niveau du graphisme, puis des mathématiques
- PEC multidisciplinaire précoce : - Rééducation : ergothérapie, psychomotricité, orthoptie
- Aménagements pédagogiques</td></tr>
<tr><td colspan="2">Dyscalculie</td><td colspan="2">- Trouble des compétences numériques et des habiletés arithmétiques : difficultés de calcul, déficit dans la manipulation de systèmes numériques, comptage, lecture et écriture des nombres
- PEC multidisciplinaire précoce : rééducation orthophonique et psychomotrice, adaptations pédagogiques</td></tr>
<tr><td rowspan="3">TROUBLE DEFICIT DE L'ATTENTION/HYPERACTIVITE</td><td colspan="3">- Prévalence = 3 à 5% des enfants d'âge scolaire, prédominance masculine
- Troubles des apprentissages inconstants (50% d'échec scolaire grave)
- A différencier d'autres causes d'instabilité psychomotrice : médicamenteuse (corticoïde), maladie somatique (endocrinopathie, épilepsie), troubles anxieux ou de la personnalité, état de turbulence sans troubles de l'attention</td></tr>
<tr><td>Dg</td><td colspan="2">= Difficultés précoces et durables dans 3 domaines :
- Déficit attentionnel : - Impossibilité de maintenir son attention sur une activité
- Distraction facile par un stimuli extérieur
- Hyperactivité motrice : - Activité motrice excessive inappropriée, inefficace, désordonnée
- Incapacité à tenir en place
- Impulsivité : - Comportement désordonné voire dangereux, sans anticipation du danger
- Incapacité à attendre son tour, réactions impulsives aux frustrations
→ Echelles de Conners : évaluation quantifiée et reproductible de la symptomatologie</td></tr>
<tr><td>PEC</td><td colspan="2">- Evaluation multidisciplinaire : examen neuropsychologique, orthophonique et de psychomotricité
- Aide psycho-éducative pour l'enfant et les parents
- Rééducation pour les troubles des apprentissages associés
- Aménagements pédagogiques
- TTT pharmacologique = méthylphénidate (Ritaline®) : prescription hospitalière, réservée aux services de psychiatrie, neurologie et pédiatrie, sur ordonnance sécurisée valable 1 an, avec renouvellement possible par tout médecin tous les 28 jours</td></tr>
</table>

ITEM 54 : HANDICAP DE L'ENFANT

Handicap = toute limitation d'activité ou restriction de participation à la vie en société subie dans son environnement par une personne en raison d'une altération substantielle, durable ou définitive, d'une ou plusieurs fonctions physiques, sensorielles, mentales, cognitives ou psychiques, d'un polyhandicap ou d'un trouble de santé invalidant
- **Handicap isolé** (moteur, cognitif, sensoriel, psychique), **pluri-handicap** (ou multi-handicap = coexistence de plusieurs déficiences), **sur-handicap** (déficience secondaire surajoutée) ou **polyhandicap** (handicap sévère associant des déficiences graves et durables et un retard mental profond)
- **2%** d'enfants handicapés :
  - **Handicaps neurosensoriels sévères** (trisomie 21, retard mental sévère, paralysie cérébrale, surdité sévère, autisme, autre psychose) = 8 enfants/1000 naissances
  - **Déficiences motrices** et **déficiences intellectuelles sévères** = 3 enfants/1000 respectivement
  - **Troubles psychiatriques** (autisme, psychose) = 2,5 enfants/1000
  - **Déficiences sensorielles sévères** = 1,5 enfants/1000
- Taux plus élevé chez les **enfants prématurés < 32 SA = 3 à 9%** de paralysie cérébrale, **15 à 20%** de retard mental modéré ou profond, **3 à 4%** de déficience visuelle ou auditive sévère

→ L'objectif de prise en charge est triple : thérapeutique, éducatif et social

Législation

= **Loi du 11 février 2005** « pour l'égalité des droits et des chances, la participation et la citoyenneté des handicapés »
Nouveau droit = **droit à la compensation des conséquences de son handicap**
- **Allocation pour l'éducation de l'enfant handicapé** (AEEH) : prestation familiale
- **Offre de services et de places** dans les établissements du secteur médico-social
- **MDPH** = accès unique aux droits et prestations pour les personnes handicapées : organise la **Commission des droits et de l'autonomie des personnes handicapées** (CDAPH), gère le **fond départemental de compensation du handicap**

Origine du handicap

Déficience intellectuelle, comportementale, cognitive		= Situation la plus fréquente de handicap en pédiatrie : 2/3 des handicaps - **Déficience mentale** = QI < 70 : anomalie génétique (trisomie 21, X fragile...) ou autre cause → 1ère cause : héréditaire = **trisomie 21**, non héréditaire = **syndrome d'alcoolisation foetale** - **Troubles du comportement** : primitif (TED, autisme, schizophrénie) ou secondaire (sévices sexuels, syndrome de Silverman, traumatisme crânien, alcoolisme fœtal...) - **Troubles cognitifs spécifiques** : dysphasie, dyslexie, dysorthographie, dyscalculie, dyspraxie, troubles attentionnels (TDAH), troubles de coordination...
Déficience motrice	Congénital	- **Maladie ostéoarticulaire** : fragilité osseuse congénitale, ostéo-chondrodysplasie, scoliose, inégalité de longueur de membre... - Maladie neuromusculaire : **myopathie, neuropathie** - Maladie neurodégénérative, métabolique : **leucodystrophie, phénylcétonurie**... - Complication articulaire des **hémophilies** - Malformative **: spina bifida, agénésie de membre**
	Acquis	- **Infirmité motrice** et/ou **paralysie cérébrale** - Centrale : **traumatisme crânien, paraplégie, tétraplégie**... - Périphérique : **paralysie du plexus brachial, fracture de membre, amputation**... - Infectieuse : **poliomyélite, myélite** - **Tumeur : cérébrale, osseuse** - Complication articulaire des affections rhumatismales, séquelles de brûlures...
Déficience sensorielle		- **Visuelle** : cataracte congénitale, glaucome, dégénérescence rétinienne, rétinoblastome... - **Auditive** : rubéole, séquelles de méningite, traumatisme, surdité familiale, otite séreuse ...
Déficience viscérale		- Endocrinienne : **diabète, hypothyroïdie, obésité**... - Respiratoire : **mucoviscidose, asthme grave, DDB**... - Trouble sphinctérien : **énurésie, encoprésie, incontinence...** - **Néphropathie chronique** - Dermatologique : **eczéma grave...** - **Néoplasie**...
Déficit esthétique		= **Fente labio-palatine, cicatrice disgracieuse, nanisme, obésité, angiome exposé, dysmorphie faciale et crânienne** (plagiocéphalie), boiterie par **inégalité de longueur des membres**...

Evaluation

- **Bilan analytique** de chaque déficience : mesure des amplitudes articulaires, audiométrie, acuité visuelle, tests psychométriques (QI ou QD), bilan orthophonique, évaluation des troubles neuro-orthopédiques...
- **Bilan fonctionnel des limitations d'activités** : examen de la motricité spontanée, analyse quantifiée et score de marche (analyse 3D de la marche), calendrier mictionnel...

→ **Echelles fonctionnelles spécifiques** :
  - **MIF-môme** : autonomie quotidienne de l'enfant de **0 à 8 ans**
  - **EMFG** (échelle motrice fonctionnelle globale) : évaluation de la motricité volontaire des paralysés cérébraux
  - **MFM** (mesure de fonction musculaire) : maladies neuromusculaires

- **Bilan des restrictions de participation** : niveau scolaire, activités périscolaires, intégration sociale...

<table>
<tr><td>PEC</td><td colspan="3">Principes d'orientation de l'enfant handicapé : éducation spéciale, gratuite, associant des actions médicales, paramédicales, sociales, pédagogiques et psychologiques, généralement coordonné par le médecin de MPR pédiatrique
- Etablissement de l'Education nationale : classe ordinaire ± AVS, ULIS (primaire ou collège/lycée), SEGPA (collège)
- Etablissement médico-social (orientation par la MDPH) : IME, SESSAD, IMPRO, institut médico-professionnel</td></tr>
<tr><td rowspan="8">Rééducation et réhabilitation</td><td colspan="3">- Rééducation = récupération de la fonction : kinésithérapie, orthophonie…
- Réhabilitation = réadaptation = adaptation en cas de séquelle irréversible : orthèse, adaptation de l'environnement…
➜ Seul la kinésithérapie et l'orthophonie sont remboursées par l'Assurance maladie en ambulatoire</td></tr>
<tr><td>Kinésithérapie</td><td colspan="2">- Respiratoire : drainage bronchique, aide à la toux, hyper-insufflation
- Motrice : - Fonctionnelle : marche, équilibre, schémas moteurs (NEM)
- Analytique : entretien des amplitudes articulaires, renforcement des muscles faibles, postures, étirement</td></tr>
<tr><td>Ergothérapie</td><td colspan="2">- Accès à l'autonomie, acquisitions gestuelles, station assise, déplacement, rééducation neuropsychologique (dyspraxie visuo-spatiale, rééducation du regard), graphisme
- Aides techniques (dont orthèse du membre supérieur), aménagement de voiture, maison, loisir, adaptation des outils pédagogiques, interaction de l'enfant avec son environnement
➜ Non remboursé par l'Assurance maladie, mais peut bénéficier d'une prise en charge financière accordée par la CDAPH sous forme d'une majoration de l'AEEH</td></tr>
<tr><td>Psycho-motricité</td><td colspan="2">- Découverte des aptitudes motrices en lien avec l'environnement
- Aide à trouver une harmonie entre ses capacités motrices réelles et ses désirs de mouvement
- Surtout utile chez les enfants < 6 ans
➜ Complémentaire à la kinésithérapie</td></tr>
<tr><td>Orthophonie</td><td colspan="2">- Rééducation de la communication réceptive (prise d'information écrite ou orale) et expressive (communication intelligible, verbale ou non verbale)
- Rééducation des troubles de déglutition</td></tr>
<tr><td>Neuro-psychologie</td><td colspan="2">- Bilan des fonctions cognitives et des capacités d'apprentissage : évaluation mnésique, raisonnement logique ou abstrait, fonctions exécutives</td></tr>
<tr><td>Ortho-prothésiste</td><td colspan="2">- Orthèse : prévention ou traitement des déformations, positionnement confortable ou fonctionnel, compensation d'un défaut de commande ou de contrôle
- Prothèse : remplacement d'un membre ou d'un segment de membre amputé</td></tr>
<tr><td rowspan="4">Scolarisation</td><td colspan="3">➜ Tout enfant handicapé est inscrit dans l'école ou l'établissement du second degré de son quartier
- En milieu ordinaire : - 45% de déficiences intellectuelles et cognitives (90 000 élèves)
- 20% de troubles psychiques (40 000 élèves)
- 15% de troubles du langage et de la parole (30 000 élèves)
- 20% de déficiences autres (motrice, associée, visuelle, auditive…)
- Projet d'Accueil Individualisé (PAI) = maladies chroniques sans déficit (diabète, asthme…) : besoins thérapeutiques (continuité scolaire en hospitalisation, régime alimentaire, protocole d'urgence ou de soins…), par le médecin traitant
- Projet d'Accompagnement Personnalisé (PAP) = aménagements simples, hors MDPH, avec le médecin scolaire
- Projet Personnalisé de Scolarisation (PPS) = pour des enfants handicapés, orienté par la MDPH, établit en lien avec l'équipe éducative, les parents, un enseignant référent de la MDPH et les équipes de soins : préconisations sur l'orientation scolaire, besoins particuliers (AVS, matériel pédagogique adapté, tiers-temps…)
- Participation à des activités de loisirs : centres de loisirs, centres aérés, colonies de vacances
- Equipes de suivi de scolarisation (ESS) = suivi et mise en place des PPS : dépendant de la MDPH</td></tr>
<tr><td>Intégration individuelle en classe scolaire</td><td colspan="2">= En maternelle, primaire, collège et lycée :
- Auxiliaire de vie scolaire (AVS) (sur orientation par la MDPH) : aide à l'éducation et à l'intégration
- Aide à la scolarisation des élèves handicapés (ASEH) : pour un groupe d'enfant ou une classe
- Aménagements étendus et renforcés des examens et concours organisés par l'Education nationale : tiers-temps supplémentaire, assistant de secrétariat…</td></tr>
<tr><td rowspan="2">Classes d'intégration collective</td><td>En primaire</td><td>CLIS (Classe d'intégration scolaire) = ULIS primaire : orienté par la MDPH, 12 enfants maximum, spécialisés selon le type de handicap
- CLIS 1 = mental, CLIS 2 = auditif, CLIS 3 = visuel, CLIS 4 = moteur</td></tr>
<tr><td>Au collège/ lycée</td><td>- ULIS collège (Unités localisées pour l'inclusion scolaire) : orienté par la MDPH, continuité avec les CLIS 1, accueil 10 élèves de 11 à 16 ans
- SEGPA (sections d'enseignement général et professionnel adapté) au collège : hors MDPH, élèves avec des difficultés d'apprentissage graves et persistantes, orienté en lycée professionnelle, centre d'apprentis ou établissement régional d'enseignement adapté (EREA) après la classe de 3ème</td></tr>
</table>

Intégration en milieu ordinaire			= Structures composées de médecins, éducateurs, psychologues et professionnels paramédicaux : - Mise en œuvre d'un projet éducatif, pédagogique et thérapeutique, en association avec les parents - Objectifs du projet individuel : soutien à l'intégration scolaire et à l'acquisition de l'autonomie, conseil et accompagnement familial, aide au développement psychomoteur
	CAMSP		= **Centres d'action médico-sociale précoce** : pour les enfants de 0 à 6 ans - Dépistage, soins ambulatoires et rééducation des déficits sensoriels, intellectuels ou moteurs - Pluridisciplinaire : pédiatres, pédopsychiatres, kiné, psychomotriciens, orthophonistes, psychologues… → Accès direct à la demande de la famille ou du médecin, sans orientation par la MDPH
	Services médico-sociaux d'accompagnement		= Pour les enfants de 0 à 20 ans : orientation par la MDPH
		SESSAD	= **Services d'éducation spéciale et de soins à domicile** : de 0 à 20 ans - Déficiences intellectuelles et motrices, troubles du caractère et du comportement
		SSAD	= **Services d'aides et de soins à domicile** - Polyhandicap avec déficience motrice et déficience mentale sévère et profonde
		SAFEP	= **Services d'accompagnement familial et d'éducation précoce** - Enfant de 0 à 3 ans ayant une déficience auditive ou visuelle
		SSEFIS	= **Services de soutien à l'éducation familiale et à l'intégration scolaire** - Enfants de plus de 3 ans ayant une déficience auditive
		SAAIS	= **Services d'aide à l'acquisition de l'autonomie et à l'intégration scolaire** - Enfants de plus de 3 ans ayant une déficience visuelle
		Autres (hors MDPH)	- **CMPP (centres médico-psycho-pédagogiques)** : enfants âgés de 3 à 18 ans ayant des troubles psychoaffectifs, psychomoteurs ou des apprentissages - **CMP (centres médico-psychologiques)** : enfants ayant des troubles psychiques - **Prise en charge en secteur libéral** : kinésithérapie, orthophonie, suivi pédopsychiatrique, neuro-pédiatrique, rééducation fonctionnelle…
Etablissement médico-social			= Pour les enfants ne pouvant être intégrer en école ou établissement de 2nd degré classique : efforts incessants d'intégration et d'apprentissage, avec risque de dévalorisation, dépression, phobie scolaire - Orientation en milieu spécialisé, en externat ou internat, par l'intermédiaire de la CDAPH de la MDPH
	IME		= **Instituts médico-éducatifs** : enfants de 0 à 20 ans - Etablissements différents pour les enfants selon le déficit intellectuel, moteur, polyhandicap, ou le déficit auditif grave ou visuel grave
	IMPRO		= **Instituts médico-professionnels** : enfants > 14 ans - Formation professionnelle
	IR		= **Institut de rééducation** : enfant ayant des difficultés scolaires sévères associées à des troubles du comportement
	IEM		= **Instituts d'éducation motrice** : enfants atteints de déficience motrice sévère
Aides financières et sociales			→ Nécessite la rédaction de certificats médicaux précis, clairs, synthétiques, soumis au secret médical
	ALD 30		= **Exonération du ticket modérateur** et **PEC à 100%** des frais de santé - Au titre d'ALD 23, ou dans la 31ème maladie (maladie longue et coûteuse hors liste) - Recouvre les soins médicamenteux et autres, les régimes spécifiques, les séjours hospitaliers, les frais de transports relatifs aux soins et les aides techniques
	AEEH		= **Allocation d'éducation de l'enfant handicapé** : attribution par la CDAPH de la MDPH - Toute personne qui assure la charge d'un enfant < 20 ans, ayant une **incapacité ≥ 80%** (perte d'autonomie pour la plupart des actes de la vie quotidienne) ou **entre 50% et 80%** s'il est placé en externat ou semi-internat dans un établissement spécialisé ou pris en charge par un SESSAD - **Compléments** (1 à 7) attribués aux personnes dont la nature ou la gravité du handicap exige des dépenses particulièrement coûteuses ou le recours fréquent à une tierce personne (parent ou tiers)
	PCH		= **Prestation de compensation du handicap** : aide ponctuelle (aménagement…) par la CDAPH - Couvre une aide humaine, technique, l'aménagement du logement et l'aide au transport → Non cumulable avec les compléments de l'AEEH
	Carte d'invalidité		= Attribué en cas de **taux d'incapacité ≥ 80%** : par la MDPH - Avantages : **macaron GIC, exonération de la redevance audio-visuelle, frais d'aide à domicile, gratuité des transports pour l'accompagnant**

Aides financières et sociales	**CPP**	= **Congé de présence parentale** : cessation d'activité non rémunérée pour présence de parentale, avec conservation du poste de travail - Demande : certificat médical + demande écrite adressée à l'employeur
	AJPP	= **Allocation journalière de présence parentale :** demande auprès de la CAF, après accord de la CPAM - Enfant atteint d'une maladie, d'un handicap ou victime d'un accident rendant indispensable la présence parentale soutenue et des soins contraignants - **Congés payés de 310 jours** à prendre **sur 3 ans** selon les besoins d'accompagnement - Non cumulable avec le complément d'éducation spéciale perçu par le même enfant, mais cumulable avec l'AEEH simple
	Aides à domicile	- **Prescription de soins médicaux ou paramédicaux à domicile** par des professionnels libéraux ou des services de soins infirmiers à domicile, pris en charge par l'Assurance maladie - **Interventions sociales = auxiliaires de vie, aides ménagères, travailleuses familiales** : non pris en charge par l'Assurance maladie, mais peut relever d'autres aides (collectivités locales, Etat...)

PARALYSIE CEREBRALE

Paralyse cérébrale = infirmité motrice cérébrale = ensemble de troubles du mouvement et/ou de la posture et de la fonction motrice du à un désordre, une lésion ou une anomalie cérébrale non progressive
- **Permanent**, mais pouvant avoir une expression clinique changeante selon la croissance de l'enfant
- 2 enfants/1000, 1500 nouveaux cas/an en France : 1ère cause de handicap moteur
- Handicap : 30% ne marche pas, 30% de déficience intellectuelle sévère, 10% de déficience visuelle sévère, 2% de déficience auditive sévère, 20% d'épilepsie

Evaluation	C	- **Examen neurologique, examen orthopédique**, qualité de la marche - Echelles : - **Kinésithérapeute-ergothérapeute** : EMFG, MFM, AHA.... - **Echelle d'activité** : MIF-môme - **Echelle de participation** - **Echelle de qualité de vie**
	PC	- **EMG, Rx, IRM cérébrale**...
	Handicaps associés	- **Evaluation neuropsychologique** : échelle de Wechsler (WPPSI, WISC) - **Evaluation urologique** : bilan urodynamique, écho urinaire - **Douleur**
	Sur-handicap	- Impact sur la croissance osseuse et musculo-tendineuse - Déséquilibre des contraintes musculaires autour d'une articulation - Attitude vicieuse avec rétraction → Dégradation progressive de la fonction, apparition de douleurs
Classement		- Selon la topographie : **monoplégie, hémiplégie, diplégie, triplégie, quadriplégie** - Selon le trouble du tonus et des mouvements anormaux : **forme spastique** (85%), **dyskinétique** (mouvements anormaux : 7%), **ataxique** (cérébelleuse : 5%) ou **mixte** - Selon la sévérité de l'atteinte : **classification de Palisano (GMF-CS)** de 1 (cours, monte les escaliers) à 5 (en fauteuil roulant automatisé)
Etiologie		- **Idiopathique** dans **40%** des cas - Cause anténatale ou périnatale (80%) : **prématurité** ++, **AVC anténatal, infection fœtale, anoxo-ischémique, RCIU, ictère nucléaire, malformations cérébrales** - Cause post-natale (20%): **AVC, traumatisme crânien, tumeur cérébrale, bas débit (déshydratation sévère, noyade**...) → Prématurité : 85/1000 si prématurité < 28 SA, 60/1000 si prématurité < 32 SA, ↘ du risque > 32 SA (6/1000)
PEC		- **Spasticité** : toxine botulique (transitoire : 6-12 mois), radicotomie postérieure, pompe à baclofène - **Traitement orthopédique** : plâtre de posture, chirurgie, rééducation post-opératoire intensive - **Kinésithérapie régulière** - **Appareillage adapté**

ITEM 55 : MALTRAITANCE

Maltraitance = toute **violence physique, abus sexuel, sévices psychologiques sévères** ou **négligence lourde** ayant des conséquences préjudiciables sur l'état de santé et de l'enfant et son développement physique et psychologique

- **Violence physique** = toute blessure infligée à un enfant : dommage tissulaire (ecchymose, brûlure, piqûre, fracture, rupture de viscère, perte de fonction d'un membre ou d'un organe) par traumatisme, dépassant le stade de la simple rougeur
- **Abus sexuel** = toute participation d'un enfant à des activités sexuelles inappropriées à son âge et son développement psychosexuel, qu'il subit sous la contrainte ou par la violence ou la séduction, ou qui transgresse les tabous sociaux
- **Sévices psychologiques** = toute agression psychologique sévère prolongée ou répétée, manifestation de cruauté mentale ou de rejet affectif, une punition ou une exigence éducative inadaptée à l'âge de l'enfant ou ses possibilités, le sadisme verbal, l'humiliation, l'exploitation
- **Négligence lourde** = toute carence sévère prolongée ou répétée, de nature physique (alimentation, hygiène, soins médicaux, prévention), affective (sécurité) ou sociale (éduction, socialisation, instruction)
- **Syndrome de Münchhausen par procuration** = type particulier de maltraitance dans lequel les parents, habituellement la mère, allèguent des symptômes chez l'enfant conduisant à de multiples examens ou interventions
- **Enfant à risque** = non maltraité, mais dans des conditions d'existence risquant de mettre en danger leur santé, sécurité, moralité, éducation ou qualité des réponses aux besoins psychologiques quotidiens

Epidémio				- **100 000 enfants en danger**, dont **20 000 maltraités** et 80 000 à risque, **60%** des cas judiciarisés - 75% des enfants hospitalisés pour maltraitance sont âgés de moins de 3 ans, et **50%** ont moins de 1 an - Augmentation croissance du nombre de cas recensés : ↗ fréquence et ↗ détection par les professionnels - 2 enfants meurent chaque jour des suites de maltraitances
Diagnostic	Circonstances diagnostiques			- **Contexte évident de maltraitance**, accompagné par un parent ou un autre adulte (rare) - **Situation d'apparence banale mais répétée** : traumatismes, chutes - **Symptômes divers** : douleur abdominale, céphalées, vomissements - **Complication** : convulsion, malaise avec pâleur (hématome sous-dural aigu), dénutrition - **Troubles psycho-comportementaux** : anxiété, apathie, dépression, trouble du sommeil, difficultés scolaires
	Int.	Facteurs de risque	Parents/ responsables	- **Grossesse** : immaturité, grossesse non déclarée, non ou mal surveillée - **Contexte socio-économique** : chômage (licenciement récent), pauvreté - **Structure familiale** : jeune âge parental, monoparentalité, famille nombreuse - **Contexte psychologique** : psychose, dépression, sévices subis dans l'enfance - **Addiction** : éthylisme, toxicomanie
			Enfant	- **Terrain** : prématurité, handicap physique ou intellectuel, séparation familiale - **Comportement** : pleurs incessants, troubles du comportement ou du sommeil
			Fratrie	- Hospitalisations répétées, mort inattendue du nourrisson inexpliquée - Placements, décisions judiciaires
		Contexte		- Mode de vie : accompagnant, mode de garde, entourage, événements récents - Pathologie de l'hémostase connue - **Retard de croissance staturo-pondéral** (nanisme psychosocial) - Non-respect du calendrier vaccinal, irrégularité de suivi médical - Nombre de consultations anormalement élevées en services d'urgences, motifs particuliers (intoxication médicamenteuse, fracture...), nomadisme médical ➜ La maltraitance existe dans tous les milieux sociaux ➜ L'entourage est responsable dans **80% des cas**
		Eléments évocateurs		- Délai inexplicable entre le début des signes et la consultation médicale - Incohérence entre le motif de consultation et le tableau clinique observé - Incohérence entre les explications fournies par les parents et les signes physiques constatés - Responsabilité reportée sur une tierce personne - Manque d'intérêt pronostic des lésions diagnostiquées
	C			= **Examen physique complet**, sur un enfant totalement déshabillé, chez un enfant mis en confiance, en évitant les gestes douloureux ou agressifs inutiles, si possible en présence d'une personne connue et rassurante - Comportement et réactions de l'enfant : **irritabilité, hostilité, indifférence** - Aspect et état général : **hygiène corporelle, signes de dénutrition** - **Développement psychomoteur** - Inspection des téguments, OGE et région anale, mobilité des membres et articulations (fracture) - **Avis ophtalmologique** avec **fond d'œil** (hémorragies rétiniennes, œdème papillaire)

Diagnostic	C	Lésions tégumentaires évocatrices		- **Hématomes, ecchymoses** : - Morphologie : linéaire ou en boucle (cravache, ceinture) - Siège : - Visage, cuir chevelu, oreilles - Parties couvertes : thorax, dos, lombes - **Brûlures** : morphologie (brûlure de cigarette), siège à la bouche ou au dos des mains - **Griffures, morsures, plaques de cheveux arrachés, traces de contention**
		Diagnostic différentiel		- Brûlure : lésions vésiculo-bulleuses d'origine **infectieuse** ou **allergique** - Fracture : **fragilité osseuse constitutionnelle, rachitisme, scorbut** - Hématome : **trouble de l'hémostase, jeux scolaires, rituels d'endormissement** - Ecchymose : **tache bleu ardoisé** (mongoloïde), **thérapeutique parallèle** (Cao Gio asiatique)
		Contexte évocateur		- Morphologie lésionnel évoquant un objet traumatisant - Absence de plausibilité entre les lésions et l'âge de l'enfant - Nombre ou répétition dans le temps des lésions observées - Coexistence d'éléments d'âges ou de natures différents
	PC	Bilan systématique		= Devant toute situation présumée ou avérée de maltraitance - Bio : - **NFS, bilan de coagulation (TP/TCA, facteurs de coagulation** dont **facteur XIII**) - **Recherche de toxiques** - **Dosage des transaminases**
			Rx du squelette	= Bilan Rx complet si âge **≤ 2 ans**, voire **scintigraphie osseuse** : - Evocateur si : - **Fractures des os plats** (crâne, côtes) ou **du rachis** - **Fractures des os long avant l'âge de la marche**
			Syndrome de Silverman	- Lésions osseuses et fractures multiples, souvent d'âges différents - Avec : - Cals osseux - Arrachements métaphysaires - Décollements périostés
		Examens orientés		- Sur signe d'appel neurologique uniquement : **imagerie cérébrale** - Traumatisme abdominal : **écho abdominal, BU** - Arguments pour un rachitisme carentiel : **bilan phosphocalcique** - **Bilan d'abus sexuel**
Tableaux cliniques	**Syndrome du bébé secoué**			= **Secouement**, seul ou associé à un impact, provoquant un **traumatisme crânien** : déchirures vasculaires, du fait de la mobilité du cerveau dans la boite crânienne du bébé (poids élevé de la tête, faiblesse de la musculature cervicale, largeur des espaces sous-arachnoïdiens, faible myélinisation centrale) - Généralement chez le nourrisson < 1 an : 200 enfants/an en France
		C		- **Bombement de la fontanelle antérieure, changement de couloir de la courbe du PC** - **Convulsions, hypotonie axiale, trouble de vigilance, irritabilité** - **Pâleur, malaise grave, vomissements, pauses respiratoires** - **Ecchymose du thorax et des bras** (points d'enserrement)
		PC	**IRM cérébro-médullaire**	- **Hématomes sous-duraux** : habituellement pluri-focaux, surtout au niveau de la faux du cerveau ou de la fosse postérieure - Parfois associés à des **hémorragies sous-arachnoïdiennes** - **Lésions cérébrales anoxiques, œdémateuses** ou **contusion**
			Rx du squelette ± scintigraphie	- **Fractures** ou **cals osseux des côtes**, notamment des arcs postérieurs - **Appositions périostés des membres supérieurs**
			Fond d'œil	- **Hémorragies rétiniennes** (absente dans **20%** des cas) : pathognomonique si multiples, profuses, éclaboussant la rétine jusqu'à sa périphérie (type 3), - **Œdème papillaire** si HTIC
	Abus sexuel	C		- **Troubles somatiques** : - **Douleur abdominale** ou **pelvienne** - **Enurésie secondaire** - **Cystite** ou **vulvite récurrente** - **Saignement vaginal ou rectal** - **Infections génitales à germes inhabituels pour l'âge** (*Chlamydia*) - **Grossesse non désirée** - **Troubles psychologiques** : comportement à connotation sexuelle (masturbation, jeux érotiques), chute des performances scolaires, problèmes de discipline, agressivité, syndrome dépressif, mutisme, anorexie mentale, tentative de suicide
		PC		- **Prélèvements locaux** : - **Recherche de sperme** : vêtements, vulve, vagin, bouche, anus - Recherche de **gonocoque** et ***Chlamydia*** - Bio : **β-hCG** (selon l'âge), **dépistage d'IST (sérologie VIH, VHB, VHC, syphilis)**

Démarche médicale et administrative	*Orientation*	Hospitalisation	→ **Obligatoire** si : - Maltraitance physique avérée - Complication grave évocatrice de maltraitance - Objectifs : - Traitement des situations d'urgence - Protection de l'enfant - Bilan médico-psycho-social en milieu neutre - Rédaction d'un certificat médical initial ± signalement - Justification auprès des parents : véritable ou prétexte, nécessite l'accord d'un des 2 parents - En cas de refus dans une situation de danger immédiat, ou de menace de retrait de l'enfant de l'hôpital : appel en urgence au **procureur de la République** ou à son substitut et **demande d'OPP**
		Ambulatoire	→ Possible seulement en cas de suspicion de maltraitance sans élément de gravité - Intervention dans un 1er temps auprès des **structures administratives (CRIP, PMI, ASE)**
	Prise en charge médicale		- PEC spécialisée si besoin : antalgie, neurologique, neurochirurgicale, orthopédique… - En cas d'abus sexuel : **contraception orale d'urgence** (selon l'âge), **prévention IST** - **Soutien psychologique** pour l'enfant et sa famille
	Prise en charge médicolégale et administrative	**Certificat médical initial**	= Systématique : descriptif, non interprétatif, rédigé au terme de l'anamnèse et de l'examen clinique par un docteur en médecine
		Signalement	= Document dont le destinataire est exclusivement une **autorité administrative** (**Conseil général** via la **CRIP**) ou **judiciaire** (**procureur de la République**) - Entrepris sur décision du médecin, avec dérogation légale au secret médical - Remis sans intermédiaire au destinataire (avec copie dans le dossier médical) - Contient : . Identité de l'enfant, des responsables de l'autorité parentale et du médecin . Situation motivant le signalement (faits rapportés et constatés…) . Actions déjà menées dans la famille . Conclusions et avis du rédacteur sur les mesures à prendre . Suivi envisagé par l'équipe médical - Parents informés de la rédaction du signalement, sauf intérêt contraire pour l'enfant
		Signalement – Social	- **Appel anonyme** à « Allo enfance maltraitée » (119) - **Service sociale de secteur** : enquête à domicile → **Classement sans suite** ou **démarche administrative**
		Signalement – Administratif	= En cas d'**Information préoccupante** (médicale, sociale) : enfant en danger - **Signalement administratif** à la **Cellule de recueil des informations préoccupantes (CRIP)** - **Protection administrative** : **suivi médico-social, aide éducative à domicile, aide financière, accueil provisoire de l'enfant** → **Démarche judiciaire** selon décision ou si échec
		Signalement – Judiciaire	= En cas de situation d'extrême gravité (HSD, fractures, agression ou suspicion d'agression sexuelle…) ou d'échec de protection administrative - **Signalement judiciaire** au **procureur de la République**, en relation avec la **brigade de protection des mineurs**, le **juge pour enfant** (protection) et le **juge d'instruction** (poursuite) - **Protection judiciaire** : **maintien dans la famille avec obligations, assistance éducative en milieu ouvert** ou **placement temporaire en foyer** - **Non-lieu** (seulement sur décision du juge des enfants ou d'instruction) → Copie du signalement systématiquement envoyé à la **CRIP**
	Suivi		→ Toute suspicion ou maltraitance avérée doit bénéficier d'un suivi prolongé - **Multidisciplinaire** : médecin traitant, la PMI, l'ASE, le service hospitalier et/ou le juge par enfant - Dépistage des complications à moyen et long terme : **troubles comportementaux, addictions, conduites à risque, reproduction de maltraitance**
Prévention	Primaire		- Entretien médico-social au 4ème mois de grossesse, mesures d'accompagnement - Extension du nombre de visites médicales obligatoires (PMI, médecine scolaire) - Nouvelles missions de l'ASE : soutiens matériel, éducatif et psychologique
	Secondaire		- **Ordonnance de placement provisoire** - **Signalement**
	Tertiaire		- Maintien des enfants en danger dans une situation de lien avec l'entourage - Surveillance régulière prolongée

ITEM 108 : TROUBLES DU SOMMEIL CHEZ L'ENFANT

Troubles du sommeil chez l'enfant : phénomène perturbant le cycle du sommeil, motif fréquent de consultation
- **Dyssomnie** = perturbation de la quantité, qualité ou horaire du sommeil : insomnie, trouble du rythme circadien, hypersomnie
- **Parasomnie** : phénomènes anormaux survenant lors du sommeil : cauchemars, terreurs nocturnes, somnambulisme

→ Evoquer un trouble du sommeil : - Difficultés à l'endormissement ou au maintien du sommeil, pleurs nocturnes
- Réveil difficile, réapparition ou persistance de siestes **> 6 ans**
- Endormissement en classe, agitation ou irritabilité, troubles de l'humeur

	Quantité et rythme selon l'âge		- De 0 à 2 mois : **10 à 19h/jour** - De 2 à 12 mois : 9-10h de nuit + 3-4h de sieste/j - De 1 à 3 ans : 9,5-10,5h de nuit + 2-3h de sieste/j - De 3 à 5 ans : 9 à 10h/jour, ↘ progressive des siestes - De 6 à 12 ans : **9 à 10h/jour**, sans sieste - De 13 à 18 ans : 8-9h/jour
	Structure		- Nouveau-né : **sommeil agité** (mimique, bouge les extrémités...) et **sommeil calme** - Apparition des **sommeils lent 1 et 2 dans les 3 premiers mois**, et du **sommeil paradoxal > 3 mois**
Démarche diagnostique	C		- Antécédents médicaux : terme de naissance, alimentation, croissance staturo-pondérale, développement psychomoteur, comportement habituel, mise en collectivité, scolarité (résultats) - Analyse du trouble du sommeil : - Modalités d'endormissement, réveil, siestes - Symptômes éventuels : ronflement... - **Calendrier du sommeil, actimètre à domicile** - Examen clinique complet, notamment **ORL** et **neurologique**, avec évaluation d'un éventuel trouble psychiatrique
	PC		**Polysomnographie** : examen de référence pour le diagnostic de SAOS, possible > 1 an, en dehors d'une sieste - Indication : - Trouble respiratoire du sommeil - Insomnie chronique sévère (fort retentissement diurne) ou après échec de prise en charge - Hypersomnie centrale : narcolepsie, hypersomnie idiopathique ou récurrente - Parasomnie atypique ou se traduisant par un comportement dangereux
Dysomnie	**Insomnie**		= **Trouble de l'installation** et du **maintien du sommeil nocturne** : plainte des parents - **Difficulté d'endormissement** (endormissement **> 30 minutes**), **éveils nocturnes** et/ou **réveil précoce**
		Nourrisson et jeune enfant	- **Mauvaise adaptation éducative** (**70%**) : conditionnement anormal, prise alimentaire nocturne, insuffisance de limites, siestes trop longues ou trop tardive... → PEC : éducation des parents, rituel du coucher, extinction progressive ou totale - Comportement non pathologique : **peur du noir, désir de dormir avec les parents** - Cause médicale bénigne : **colique, erreurs alimentaires, allergie, RGO, otite...** - Cause médicale à diagnostiquer : **rhinite, asthme, diabète, SAOS** - Cause médicale grave : **affection neurologique** ou **psychiatrique, cécité, épilepsie** → Origine génétique : **syndrome de Rett, Prader-Willi, Angelman, Smith-Magenis** - **Iatrogène** : **psychostimulant** (TDAH), **corticoïdes** - Trouble neurodéveloppemental : **autisme, TDAH** - **Insomnie idiopathique durable**
		Grand enfant et adolescent	- **Syndrome de retard de phase** : coucher et lever trop tardifs, conditionné par des facteurs environnementaux et sociaux (activité scolaire et parascolaire, écrans...) - Dépister également des symptômes de **dépression**
	Hyper-somnie		= **Temps de sommeil > 10-12h, persistance/réapparition de sieste > 6 ans, accès de sommeil diurne** - **Hypersomnie idiopathique** : survenue > 10 ans, somnolence diurne excessive, sans attaque de sommeil ni accès de cataplexie, sans hallucinations hypnagogiques ni paralysie du sommeil - **Narcolepsie** : enfant plus âgé, attaque de sommeil diurne avec ou sans accès de cataplexie - **Prise de toxiques**
Parasomie	**Cauchemars**		- Chez l'enfant de **3 à 6 ans** surtout, durant le sommeil paradoxal, sans amnésie au décours
	Terreurs nocturnes		- Apparition plus tardive, chez **l'enfant prépubère** - Réveil brutal quelques heures après endormissement avec cris et peur intense, tachycardie, sueurs, mydriase, difficultés respiratoires - Amnésie totale de l'épisode le lendemain
	Somnambulisme		- Plus fréquent chez le garçon de 7 à 12 ans - Au cours de la 1ère moitié de la nuit : l'enfant se lève et déambule, avec parfois une activité plus complexe (toujours identique), puis se recouche - Amnésie totale de l'épisode le lendemain
	Autres		- **Epilepsie focale** (frontale, temporale), **prise de toxique**...

<table>
<tr>
<td rowspan="12">*Trouble du sommeil d'origine respiratoire*</td>
<td rowspan="12">**SAOS de l'enfant**</td>
<td colspan="4">Modifications physiologiques de la respiration lors du sommeil : respiration moins efficace (↗ de 5-10 mmHg du CO_2 et ↘ de 2-3% de la SpO_2)
- Commande respiratoire : ↘ de l'activité inspiratoire, baisse de sensibilité des chémorécepteurs
- Musculaire : relâchement des muscles dilatateurs des VAS, ↘ de l'activité des muscles inspiratoires intercostaux, préservation de l'activité du diaphragme
- Pulmonaire : ↘ de la capacité résiduelle fonctionnelle, ↗ des résistances des VAS, majoration des inégalités des rapports ventilation-perfusion
Tissu lymphoïde adéno-amygdalien : infection récidivante → hypertrophie progressive des amygdales et des végétations adénoïdes, culminant entre 3 et 6 ans → obstruction des VAS
- Majorée en cas d'obésité ou d'anomalie anatomique associée (micro- ou rétrognathisme ou autre malformation maxillo-faciale réduisant le calibre aérien)</td>
</tr>
<tr>
<td colspan="2">Conséquences</td>
<td colspan="2">- Neurocognitive : **hyperactivité, irritabilité**, voire **déficit d'attention-hyperactivité**
- Cardiovasculaire : **hyperactivation sympathique** avec **↗ de la FC et TA**
- Métabolique : **dysrégulation du système glucidique et lipidique**</td>
</tr>
<tr>
<td rowspan="4">C</td>
<td>Terrain à risque</td>
<td colspan="2">- **Obésité**
- **Anomalie orthodontique**
- **Malformation** ou **déformation maxillo-faciale** ou **des VAS** : cranio-facio-sténose, achondroplasie, hypoplasie ou microsomie faciale, syndrome de Pierre Robin, mucopolysaccharidose, trisomie 21, syndrome de Prader-Willi</td>
</tr>
<tr>
<td>Signes nocturnes</td>
<td colspan="2">- **Ronflement, pauses respiratoires**
- **Sueurs, énurésie secondaire, sommeil agité, parasomnie**
- **Position anormale** pendant le sommeil (tête en hyperextension)</td>
</tr>
<tr>
<td>Signes à l'éveil</td>
<td colspan="2">- **Difficultés de réveil**
- **Irritabilité, hyperactivité, troubles de l'attention et de la mémoire**
- **Asthénie, somnolence diurne, anorexie au petit-déjeuner**
- **Céphalées, vomissements, respiration buccale**
- **Troubles de la croissance** (tardifs)</td>
</tr>
<tr>
<td>Examen ORL</td>
<td colspan="2">- Rechercher systématique : **- Végétations adénoïdes** (fosses nasales)
- Hypertrophie amygdalienne (pharynx)
→ Aucune corrélation entre le volume de l'amygdale et la sévérité du SAOS</td>
</tr>
<tr>
<td rowspan="4">PC</td>
<td rowspan="3">**Polysomnographie**</td>
<td colspan="2">→ Non systématique en cas de SAOS avec hypertrophie amygdalienne/adénoïde</td>
</tr>
<tr>
<td>Indication</td>
<td>- Pathologie associée : obésité morbide, anomalie crânio-faciale ou des VAS, maladie neuromusculaire
- Absence d'obstacle amygdalien ou adénoïdien à l'examen clinique
- Hypertrophie amygdalienne avec risque opératoire élevé : trouble de l'hémostase, anomalie cardiaque</td>
</tr>
<tr>
<td>Sévérité</td>
<td>- IAH < 1,5/heure : absence de SAOS
- IAH = **1,5 à 5/heure** : **SAOS modéré**
- IAH **> 5/heure** : **SAOS sévère**</td>
</tr>
<tr>
<td>Rx</td>
<td colspan="2">**Rx du cavum** : confirme une hypertrophie amygdalienne et/ou adénoïdienne
- Non systématique : but de dépistage de pathologie associée</td>
</tr>
<tr>
<td rowspan="2">TTT</td>
<td colspan="3">**Adéno-amygdalectomie** : en 1ère intention en cas de SAOS modéré à sévère
- Chez l'enfant > 3 ans
- En hospitalisation systématiquement en cas de SAOS associé (non réalisable en ambulatoire)
- Correction totale de l'obstruction dans **70%** des cas (hors comorbidité)</td>
</tr>
<tr>
<td>Autre cause favorisante</td>
<td colspan="2">- Obésité : **règles hygiéno-diététiques**
- Malposition ou anomalie orthodontique : **traitement orthodontique** (isolé ou associé à une adéno-amygdalectomie)
- **Chirurgie ORL** et/ou **maxillo-faciale** : cas particuliers
- **Pression positive continue** : si persistance d'un SAOS</td>
</tr>
</table>

ITEM 134 : DOULEUR DE L'ENFANT

- Systèmes neurophysiologiques de perception de la douleur mis en place les **deux premiers trimestres de grossesse,** mais maturation lente des systèmes inhibiteurs/modulateurs les premières années : douleur plus fortement perçue
- Vécu différent chez l'enfant, manifestations souvent biphasiques : bruyantes en aigu, atonie psychomotrice si prolongé/répété
- Le passage de la douleur aiguë à la douleur prolongée peut être rapide en moins de 3 mois, d'autant plus rapide que l'enfant est jeune, que les stimuli douloureux sont répétés et que la douleur est intense
  . Douleur **aiguë** : rôle d'alarme. Habituellement évident : modification du comportement, cris, plaintes, pleurs, agitation chez le très jeune... vécu modulé par des facteurs émotionnels (angoisse, phobie), le contexte familial, les expériences antérieures
  . Douleur **prolongée** : après quelques heures, modifications insidieuses, enfant trop calme : triste, apathique, immobile, prostré = atonie ou inertie psychomotrice
  . Douleur **chronique** > 3 mois : rôle de facteurs psychologiques et comportementaux dans la genèse de la douleur, son maintien ou son exacerbation. Céphalées, douleurs musculosquelettiques, abdominales, liées à une maladie somatique chronique... Intérêt des méthodes non pharmacologiques et de la prise en charge psychosociale
  . Douleur **récurrente** : douleur aiguë répétitive, parfois douleur prolongée intercritique. Douleurs abdominales, crises vaso-occlusives des enfants drépanocytaires, migraine...

Perception	< 2 ans	- **Réponses réflexes** : pensée dominée par les perceptions - **La douleur peut vite envahir** le nourrisson qui n'a pas de notion de temps, cause ou soulagement
	2-7 ans	- **Jusqu'à 4 ans ½ l'enfant se croît transparent** : ne voit que son point de vue, raisonnement magique, monde imaginaire peu distingué du monde réel → douleur vécue comme une punition - Ne comprend pas qu'il faille lui faire mal (examens, piqûres...) pour qu'il aille mieux → fortes émotions - Tient l'autre pour responsable de sa douleur, souvent les soignants : infirmière ou parents « méchants » - Fait peu le lien entre traitement et soulagement, **la peur peut vite l'envahir** d'où détresse/protestation
	7-11 ans	- **Début de compréhension et d'analyse autonome** : douleur perçue comme une expérience physique du corps, mais le rôle de chaque organe reste confus. Le rôle des facteurs psychiques (stress...) est intégré - **Rassurer** l'enfant qui a peur de la mort, d'une atteinte ou disparition de son corps - Comprend les causes et conséquences, aime les explications → partenaire pour adapter le traitement
	> 11 ans	- **Appréhension plus abstraite du monde** : la maladie et la douleur peuvent être attribuées à des causes physiologiques et/ou psychologiques, donc au mauvais fonctionnement d'un organe ou à de l'anxiété **→ encourager à parler des angoisses** - L'adolescent a besoin d'être **informé** voire que le traitement soit négocié pour obtenir une compliance
	→ Stades du développement cognitif de Piaget : . Période sensori-motrice (0-2 mois) : prédominance du mode de l'agir et du vécu, pas de la pensée . Période préopératoire (2-7 ans) : pensée intuitive, intelligence pratique, dimension égocentrique, fonction symbolique . Période des opérations concrètes (7-12 ans) : capacité de raisonnement « pensée opérative » (prend en compte la démarche et non plus le résultat), conservation physique, sériations, réversibilité acquise . Période des opérations formelles (> 12 ans) : pensée hypothético-déductive permettant l'abstraction	
Diagnostic	Anamnèse	- Relation de qualité : **expérience, temps, qualité d'écoute, empathie, présence des parents** - Possible jouet attrayant pour entrer en relation avec les plus jeunes - Circonstances de survenue de la douleur, mode évolutif - Caractéristiques sémiologiques, intensité douloureuse (évaluation) - Influence de facteurs calmants ou aggravants, réponse aux antalgiques - Répercussions de la douleur sur la vie de l'enfant, bénéfices secondaires éventuels - Possible surévaluation si environnement anxiogène, sous-évaluation si douleurs intenses (motricité figée) ou douleurs chroniques (composante dépressive) ou maladies sévères (incompréhension des outils d'évaluation) ou situations de handicap (difficultés de reconnaissance)
	Enfant > 2 ans	- **Signalement de la douleur** et **identification de la localisation** possible
	Enfant < 2 ans	= Age préverbal : identification plus difficile de la douleur et de ses caractéristiques - **Modification des constantes** (peu spécifique) : **FC, FR, PA** - **Modification du comportement :** . **Pleurs, cris** (non spécifiques), **enfant inconsolable :** trop facilement négligé ou attribué à la peur . **Visage crispé** : froncement des sourcils et paupières, accentuation des sillons naso-labiaux, ouverture de bouche (grimace de douleur) . **Corps (signes très spécifiques) :** agitation transitoire, crispation des doigts et orteils, raideurs, positions antalgiques, immobilité parfois impressionnante . **Troubles relationnels :** désintérêt, refus de communiquer, enfant « lointain », prostré, inexpressif . **Troubles du sommeil**

Evaluation	< 4-6 ans	→ Seule l'hétéro-évaluation est possible : évaluation du comportement		
		Douleur post-opératoire	**1 à 7 mois**	- **Echelle Amiel-Tison** inversée
			6 mois-13 ans	- **Echelle OPS** (*Objective Pain Scale*)
			1 à 6 ans	- **Echelle CHEOPS** (*Children's Hospital of Eastern Ontario Pain Scale*)
			2 à 12 ans	- **Echelle PPPM** (*Parents Post-operative Pain Measure*) au domicile
			4 à 18 ans	- **Echelle FLACC** (*Face, Legs, Activity, Cry, Consolability*)
		Douleur aiguë transitoire (comme un soin)	**Préma-3 mois**	- **Echelle DAN** (Douleur aiguë du Nouveau-né)
			< 18 mois	- **Echelle NFCS** (*Neonatal Facial Coding System*) simplifiée
			1 à 6 ans	- **Echelle CHEOPS** - **Echelle FLACC**
		Douleur prolongée	**0-3 mois**	- **Echelle EDIN** (échelle de douleur et inconfort du nouveau-né)
			2 à 6 ans	- **Echelle DEGR** (Douleur enfant Gustave Roussy) : cancer - **Echelle HEDEN** (HEtéro-Evaluation Douleur ENfant) : cancer
			0-7 ans	- **Echelle EVENDOL** (EValuation ENfant DOuLeur)
		Aux urgences	**0-7 ans**	- Echelle **EVENDOL**
		Polyhandicapé	- **Echelle DESS** (Douleur Enfant San Salvador)	
	> 4-6 ans	= Enfant capable d'évaluer lui-même sa douleur : proposer l'auto-évaluation, sur 2 échelles différentes - **EVA,** avec une échelle verticale avant 10 ans - Dérivés de l'EVA : **échelle numérique dès 8 ans, échelle verbale simple, jetons, cubes** **- Echelle de visages FPS-R** (*Face Pain Scale*) : 6 visages correspondant à des douleurs d'intensité croissante - **Localisation sur un dessin ou un schéma**		
Prévention de la douleur liée aux soins	Moyens médicamenteux	**= Utilisation d'antalgique systématique** : prévention de la phobie des soins		
		Crème Emla®	= Mélange de **prilocaïne** et **lidocaïne** : AMM dès la naissance (précautions chez le prématuré) - Appliqué avant le geste : **1h** (anesthésie sur **3 mm** de profondeur) ou **2h** (sur **5 mm**) - Application topique sous pansement occlusif, ou patch chez l'enfant plus grand. Efficace 1-2h - Indiquée avant **ponction veineuse** (systématique < 11 ans), **ponction lombaire** ou **petite chirurgie cutanée superficielle** (retrait de fil de suture...)	
		MEOPA	= Mélange équimoléculaire oxygène-protoxyde d'azote : **analgésie de surface + anxiolyse** - AMM dès l'âge de **1 mois.** Formation courte obligatoire à son utilisation - Indiquée avant **tout geste superficiel provoquant des douleurs modérées** : ponction veineuse, ponction lombaire, myélogramme, petite chirurgie cutanée, pansement, sondage... - Débuter l'inhalation au moins **3 minutes** avant le geste, durée **< 60 minutes** - CI (rare) : **HTIC, troubles de conscience, pneumothorax, oxygénodépendance > 50% d'oxygène contenus dans le MEOPA, traumatisme crâniofacial** - EI (rare, réversibles en quelques minutes) : **nausées, vomissement, malaise, dysphorie**	
		Solution sucrée	= Solution de **saccharose 24%** ou **glucose 30%** (1-2 ml) sur une tétine : 2 minutes avant un soin douloureux, efficace pendant 5 à 7 minutes, **y compris chez le prématuré, jusqu'à 6 mois** → **L'allaitement maternel** est une alternative aussi efficace prouvée	
		Autres	- Si insuffisant, possible sédation médicamenteuse orale ou rectale ou IV sous surveillance	
	Moyens non médicamenteux	- **Comportement du soignant** : réassurance, éviter les négations (« cela ne va pas faire mal ») - **Déplacer l'attention de l'enfant** sur une autre chose que la zone concernée - **Méthodes physiques** : exercice, kinésithérapie, massage, acupuncture, toucher, physiothérapie chaud/froid. . - **Méthodes cognitivo-comportementales = psychocorporelles** : . **Relaxation** : détente musculaire, concentration sur la respiration . **Distraction** : détourner l'attention, objets/jeux attrayants, imagerie mentale (imaginaire) . **Hypnose :** pour atteindre un état de conscience différent de l'état de veille habituel		

TTT

→ Eviter les injections **sous-cutanées** ou **intramusculaires** : appréhendées par l'enfant, qui peut dissimuler sa douleur.

Médicament	Voie	AMM	Dose par prise	Dose journalière
Paracétamol	Orale	**Tout âge**	**15** mg/kg/6h	**60** mg/kg
	IV	**Tout âge**	**15** mg/kg/6h	**60** mg/kg
Ibuprofène	Orale	**> 3 mois**	**10** mg/kg/8h ou **7,5** mg/kg/6h	**30** mg/kg
Codéine	Oral	**> 12 ans**	**0,5 à 1** mg/kg/4-6h	6 mg/kg
Nalbuphine	IV	**> 18 mois**	**0,2-0,3** mg/kg/4-6h	1,8 mg/kg
	Rectal		**0,4** mg/kg/4-6h	
Tramadol	Oral	**> 3 ans**	**1-2** mg/kg/6h	**4-8** mg/kg
Morphine	IV	**Tout âge**	Dose de charge **0,1** mg/kg Puis **0,025** mg/kg/5 min	**0,5** mg/kg
	Orale	**> 6 mois**	Dose de charge 0,4-0,5 mg/kg Puis 0,1-0,2 mg/kg/4h	**1** mg/kg

Palier 1	**Paracétamol**	= AMM chez le nouveau-né et l'enfant, maximum 4 g par jour - Par **voie orale** : sirop, suspension buvable, poudre pour solution buvable, gélule, comprimé. Délai de 30-60 min - Par **voie injectable** (aucun avantage démontré en termes d'efficacité par rapport à la voie orale) - Par **voie rectale** (suppositoire) : non recommandée (biodisponibilité faible imprévisible) - EI rares aux doses thérapeutiques : réaction cutanée, thrombopénie... - Contre-indications : insuffisance hépato-cellulaire sévère, hypersensibilité
	AINS	- **Ibuprofène** : AMM dès 3 mois, par voie orale = 30 mg/kg/j en 3 prises (10 mg/kg/8h) ou 4 prises (7,5 mg/kg/6h), maximum 400 mg/prise. Délai de 30-60 min. - **Kétoprofène** : AMM > 15 ans, par voie IV - Autres : **acide tiaprofénique, naproxène, diclofénac** (> 4 ans), **acide niflumique** (> 6 mois) - EI : saignement digestif, autres complications exceptionnelles chez l'enfant - Contre-indications : UGD, varicelle, déshydratation, insuffisance rénale/hépatique - Précautions si infection sévère
	Aspirine	- De moins en moins utilisé : risque hémorragique, syndrome de Reye si virose associée - Mise en garde chez le nourrisson < 1 mois
Palier 2	**Codéine**	- Restriction : chez l'enfant > 12 ans, non autorisé après amygdalectomie/adénoïdectomie - Posologie : 0,5-1 mg/kg en 4-6 prises/jour, sans dépasser 6 mg/kg/j - Forme : seul (Codenfan® sirop), associé (Codoliprane®, Dafalgan® ou Efferalgan® codéiné®) - EI : **nausées/vomissements** (constant après 2-3 jours d'utilisation), **constipation, somnolence, vertiges...** risques d'interactions avec les autres opiacés (proscrits) et benzodiazépines - Contre-indications : crise d'asthme, insuffisance respiratoire ou hépatocellulaire
	Nalbuphine Nubain® Azerty®	= Agoniste-antagoniste de la morphine : utilisé en cas de douleur intense - AMM à partir de 18 mois, mais couramment utilisé chez l'enfant plus jeune - **Voie IV :** 0,2-0,3 mg/kg/4-6h en IVL sur 20 minutes, 4-6/j, avec plafond à 0,3 mg/kg x 6/j Ou 1,2 mg/kg/j en IV continue. Délai 10-20 min - **Voie rectale** : 0,4 mg/kg/4-6h, utilisation courante, notamment en urgence. Délai 30 min - EI : **somnolence, vertiges, nausées, sécheresse buccales, céphalées.** Risque d'interaction avec les autres opiacés. Possible effet plafond → si inefficace passer à la morphine - Contre-indications : hypersensibilité à la nalbuphine
	Tramadol	- Forme orale (Topalgic®) : AMM > 3 ans, à 1-2 mg/kg/prise (débuter à 1 mg/kg) maximum 4 fois par jour en espaçant d'au moins 4h. 1 goutte = 2,5 mg, bien préciser sur l'ordonnance - Forme LP (Monoalgic®) ou associé au paracétamol (Ixprim®) : AMM > 12 ans

Palier 3	**Morphine**	- Utilisable dès la naissance, sans posologie maximale. A associer en général au paracétamol/AINS - Voie **orale** : . **LI** : buvable (gouttes ou dosettes), gélules. Début à 0,2 mg/kg/4h et augmenter par paliers de 30-50% si besoin (1 goutte = 1,25 mg). Si douleur persistante : interdose de 50% de la dose reçue sur 4h, maximum 2 fois par 4h. Délai 30 min, durée d'action 4h. . **LP** : gélules. En relais éventuel après 24h LI si douleur stable persistante. Deux prises LP par jour associées à des interdoses LI si pic de douleur (1/6 à 1/10 de la dose journalière de morphine LP). Délai 2-4h, durée d'action 12h. - Voie **IV :** morphine ampoule. En cas de douleur très sévère en urgence, délai de 5 min : dose de charge de 0,05-0,1 mg/kg puis titration (bolus jusqu'au soulagement) puis perfusion continue ou PCA (gérable par l'enfant après 6 ans, l'infirmière avant). - Surveillance horaire de vigilance/FR/EVA : si surdosage : somnolence et bradypnée → Stimulation, oxygène, Naloxone 2-5 µg/kg IV toutes les 3 min jusqu'à récupération - EI : **constipation** (macrogol systématique), prurit, nausées, rétention urinaire… risque d'interaction avec les autres opioïdes → Si besoin : antagonistes de la morphine à très petite dose : naloxone, nalbuphine - Contre-indications : insuffisance respiratoire décompensée, insuffisance hépatique sévère
	Autres	**- Fentanyl transcutané** : AMM > 2 ans (douleur cancéreuse non soulagée par la morphine) **- Hydromorphone** : AMM > 7 ans - **Oxycodone** : AMM seulement > 18 ans
Autres	Coanalgésiques	- Antispasmodiques : efficacité modeste, à associer à un autre antalgique. Intérêt dans les douleurs viscérales spastiques. . Voie orale : phloroglucinol, trimébutine, tiémonium . Voie injectable : phloroglucinol - Anxiolytiques/myorelaxants : benzodiazépines en prémédication de gestes douloureux. Midazolam en injectable (surveillance rapprochée) ou intrarectal ou voie orale
	Douleur neuropathique	- Sur avis spécialisé : antidépresseurs tricycliques et/ou anticonvulsivants. Hors AMM . Voie orale : Amitriptyline, Gabapentine. Titration progressive . Voie locale : AL type lidocaïne, emplâtre sur la zone d'allodynie
	Moyens non médicamenteux	A privilégier devant une douleur chronique inexpliquée médicalement - Méthodes physiques : exercice, kiné, massages, électrostimulation, chaud/froid - Méthodes comportementales : conditionnement opérant, relaxation, yoga, méditation, biofeedback, modeling, désensibilisation… - Méthodes psychologiques cognitives : distraction et attention, imagerie mentale, hypnose - Psychothérapies verbales parfois
HAS 2016	Alternatives à la Codéine	- Dans certaines situations (traumatologie, post-op…) les AINS sont plus efficaces qu'un palier II-III - En cas d'insuffisance d'efficacité du paracétamol ou de l'ibuprofène : les associer et non alterner - Peu d'effets indésirables de l'ibuprofène aux posologies recommandées < 48-72h - Tramadol possible en alternative à la codéine après 3 ans mais métabolisme variable, risque d'EI - Morphine orale recommandée dans les douleurs intenses ou résistantes aux autres paliers
Exemples	Otite moyenne aiguë	- Douleur modérée : paracétamol et/ou ibuprofène - Douleur sévère : réévaluer, tramadol ou morphine orale si besoin. Une otalgie persistante à 48-72h est un motif de réévaluation médicale ± paracentèse avec efficacité antalgique
	Traumatologie	- Douleur modérée : paracétamol et/ou ibuprofène - Douleur sévère : association d'ibuprofène-tramadol ou ibuprofène-morphine orale

ITEM 182 : HYPERSENSIBILITE ET ALLERGIE CHEZ L'ENFANT

Allergie : prévalence = **30% des enfants < 15 ans** (toute pathologie confondue)

Physiopathologie	**Hyper-sensibilité**		= Capacité à présenter des signes reproductibles lors de l'exposition à un stimulus bien défini, pour une dose qui n'entraîne pas de réaction chez le sujet normal → allergique ou non - **Hypersensibilité non allergique** = mécanisme immunologique non prouvé : réaction à l'aspirine, fausse allergie alimentaire par excès de produits riches en amines vasoactives, intolérance au lactose... - **Hypersensibilité allergique = réaction immunologique** : 4 types de réactions de Gell et Coombs (type 1 = IgE, type 2 = réaction cytotoxique, type 3 = Arthrus-type, type 4 = réaction retardée des cellules T)
	Allergie	IgE médiée	- **Atopique** : tendance personnelle ou familiale à produire des IgE en réponse à une petite dose d'allergènes et à développer des signes typiques → transmissible génétiquement - **Non atopique** : réaction IgE médiée survenant aux piqures d'insectes (hyménoptères) ou lors de la prise médicamenteuse → non transmissible génétiquement
		Non IgE médiée	= **Allergie non immédiate, tardive** : moins fréquente - Médiation cellulaire : **dermatite de contact, maladie cœliaque, eczéma atopique**... - **Œsophagite à éosinophile** provoquée par des aliments - **Pneumopathie d'hypersensibilité** : inhalation de moisissures, déjections d'oiseaux...
	→ Une même substance peut provoquer des manifestations d'hypersensibilité différentes (lait de vache...)		
Manifestations	→ Manifestations souvent banales : évoquer une allergie surtout si récidivantes - Signes ORL et respiratoires : **rhinite, obstruction nasale, laryngite, sinusite, toux, asthme non contrôlé** - Signes cutanés : **urticaire aiguë, œdème, eczéma** - Signes ophtalmologiques : **conjonctivite, kératite** - Signes digestifs : - Non spécifiques : **vomissement, diarrhée, constipation, douleurs abdominales** - Spécifique : - **Eviction spontanée d'un aliment** - **Syndrome oral** : **prurit vélo-palatin, œdème localisé des lèvres, urticaire péribuccale**		
Evolution	- Alimentaire:- **Lait de vache** : disparaît dans l'année dans > 80% des cas - **Œuf** : disparaît < 6 ans dans 50-80% des cas - **Oléagineux, poissons, crustacés** : généralement persistante - **Arachide** : disparaît rarement (20% des cas) → L'existence d'allergies alimentaires dans la petite enfance est un facteur de risque d'autres manifestations allergiques - **Allergie respiratoire** : généralement persistante - **Allergie médicamenteuse** : évolution variable selon le mécanisme		
Allergènes	**PNEUMALLERGENE**	**Acariens de poussières de maison**	= Allergène dans les déjections : le plus fréquent, ubiquitaire et universel - Allergie per-annuelle avec ↗ en hiver, symptômes matinaux ou nocturnes évocateurs - Réservoir principal : literie - Favorisé par : chauffage domestique, faible luminosité, présence d'animaux, tapis - Freinée par : aération, lumière et chaleur naturelle du soleil, lavage des textiles, couettes, sols
		Pollens	= De **graminées**, **herbacées** ou **arboracées** : généralement saisonnier, variable d'une région à l'autre et d'une année à l'autre, ↘ par la pluie, ↗ par le soleil ou le vent - **Graminées** : fin de printemps et période estivale - **Bouleau** : début de printemps - **Cyprès** (dans les régions concernées) : hiver
		Animaux	= **Chat, chien, rongeurs, chevaux** : en relation étroite avec la possession de l'animal, ↗ d'intensité au fur et à mesure des contacts, symptômes variables selon l'animal → Vivre en contact avec un chat dès la naissance est protecteur d'une allergie au chat
		Moisissures	- **Habitat** : appartement insalubre ou humide, serre - **Extérieure** : ***Alternaria*** (spores) en période estivale - **Intérieur** et **extérieur** : ***Aspergillus*** (poussière de maison), ↗ par les travaux et en automne → Aspergillose bronchopulmonaire allergique exceptionnelle chez l'enfant (sauf mucoviscidose)
	Trophallergènes (alimentaire)		- **Lait de vache** : le plus fréquent chez le nourrisson - **Arachide** : le plus fréquent chez l'enfant - Autre : **œuf, fruits, kiwi, poissons, fruits à coque, crustacés, blé, moutarde, lentille...** → Les allergies aux protéines végétales ↗ avec l'âge et aux protéines animales ↘ avec l'âge
	Autres		- **Médicament = β-lactamine, AINS, paracétamol**... : rare chez l'enfant - **Hyménoptère = abeille, guêpe** : rare chez l'enfant, dépend des régions - **Latex** : rare depuis l'éviction du matériel médical en latex - **Allergie de contact** : professionnel (formation par apprentissage, cosmétique) ou non

Enquête diagnostique	C	Atcd familiaux		= **Atopie chez les parents** : dermatite atopique, rhinite saisonnière, allergie prouvée → 2 parents atopiques = **65%** de risque chez l'enfant, 1 parent atopique = **30%** de risque chez l'enfant
		Relation cause-effet		- **Manifestations saisonnières** (aidé par le relevé pollinique national) - **Anaphylaxie** : dans les 2h suivant l'exposition - **Récurrence des symptômes** lors de l'exposition à la même substance → Difficile à mettre en évidence en cas d'exposition per-annuelle (acariens : recherchée systématiquement), de symptômes non spécifiques (surtout dans les allergies non IgE médiées : relevé alimentaire) ou d'identification complexe de l'allergène (composé organique volatile, moisissure au domicile : aide d'un technicien d'environnement)
	PC	*Tests cutanés*	**Prick-test**	= En 1ère intention pour les allergies respiratoires et digestives IgE médiées - Pratiqués par Prick (lancette en plastique), avec des extraits d'allergènes (extraits ou produit natif), en nombre variable selon le contexte - Contrôle : **témoin positif** (histamine) et **témoin négatif** (éliminer un dermographisme) - **Lecture après 10-20 minutes** : positif si **papule > 3 mm**, franchement positif si **> 5 mm** → L'érythème associé (macule) n'est pas suffisant - Faux négatifs : **antihistaminiques** (arrêt **7 à 21 jours** avant), **dermocorticoïdes, corticoïdes** - Difficile de réalisation sur une dermatite atopique étendue et sévère - Réactivité cutanée plus faible chez le jeune enfant (sans limite d'âge pour la réalisation)
			Tests intra-dermiques	= Exploration des allergies aux hyménoptères et aux médicaments IgE médiées - Réalisé dans un environnement médicalisé, avec une surveillance adaptée
			Patch tests	= Exploration des allergies de contact (cosmétique, métaux), possible pour les allergies alimentaires ou digestives non IgE médiées → inutile dans les allergies IgE médiées - Substance à tester déposée sous un dispositif occlusif pendant 48h - Lecture 72h après retrait du patch : positif si reproduit une lésion d'eczéma franche
		Eosinophilie		- **PNE > 0,4 G/L** : argument pour une origine allergique, de faible sensibilité/spécificité
		Test de dépistage		= **Tests biologiques unitaires** vis-à-vis d'allergènes mélangés dans le même réactif (pneumallergène ou trophallergène) ou sur le même support, sans identification de l'allergène
		IgE totales		Le dosage des igE totales ne peut pas être utilisé comme test de dépistage de l'atopie
		IgE spécifique		= Tests unitaires vis-à-vis d'allergènes séparés : non disponible pour tous les allergènes - Limité à **5 pneumallergènes**, **5 trophallergènes** et **5 autres** (hyménoptères, latex, médic...) - **Allergie respiratoire** : dosage non obligatoire pour la confirmation diagnostique si Prick-test fortement positif, souvent réalisé avant la désensibilisation - **Allergie alimentaire** : dosage systématique → taux seuils prédictifs d'allergie vraie, repérage d'allergies croisées (dirigées contre une même protéine de plusieurs allergènes : bouleau et fruits/légumes...), distinction des allergènes majeurs et mineurs - **Biopuce à allergène** (mesure de 112 allergènes de 45 sources allergéniques) : non remboursé
		Epreuve d'éviction-réintroduction		= Indication en cas de suspicion d'allergie non IgE médiée - **Allergie alimentaire** : éviction de 4 semaines de l'aliment suspect, puis réintroduction → « Gold-standard » dans **l'allergie aux protéines de lait de vache non IgE médiée**
		Test de provocation oral (TPO)		= Référence pour le diagnostic d'allergie IgE médiée alimentaire ou médicamenteuse - Ingestion de quantités croissantes à intervalle de temps réguliers selon un protocole - Recherche de manifestations cliniques allergiques - Permet de déterminer un **seuil de tolérance** (utile pour l'induction de tolérance) - **Risque anaphylactique** : déroulement en hospitalisation de jour, dans un environnement adapté et sécurisé, avec surveillance > 2h après fin de l'ingestion → Inutile, voire dangereux, si les manifestations mettent en jeu le pronostic vital (anaphylaxie systémique) pour un allergène identifié (sauf pour certains médicaments : cohaptène)
		Test de provocation inhalé		= Exposition du nez ou des bronches à des concentrations croissantes d'allergène : test positif si obstruction bronchique ou nasale, signes cliniques, ou ↗ éosinophilie nasale - En cas de signes respiratoires : rarement réalisé, nécessite un matériel spécifique
		Dosage des allergènes		= **Dosage dans l'environnement du patient** par un technicien spécialisé : pour les acariens, composants organiques volatiles et moisissures

Démarche diagnostique		→ Orienté par l'évaluation clinique : interrogatoire et examen clinique
	1ère intention	- **Tests cutanés : - Prick-test** si allergie respiratoire ou alimentaire - **Patch test** si allergie de contact - **Test de dépistage biologique** si les tests cutanés ne peuvent être réalisés - **Dosage des IgE spécifiques** : systématique si allergie alimentaire
	2nd intention	- **Test cutané avec la substance native** - **Test cutané intradermique** à concentration croissante (médicament, hyménoptère) - **Test de provocation oral** (aliment ou certains médicaments) - **Test d'éviction-réintroduction** (allergie non IgE médiée : lait de vache, dermatite atopique)
	Nouveaux outils	= En cours d'évaluation : patch non standardisé, puce IgE, dosage pharmacologique (médicament), test de stimulation cellulaire
	Allergènes testés — < 3 ans	- **Pneumallergènes domestiques** : acariens, chat, chien, pollens de graminées - **Trophallergènes** : lait de vache, blanc d'œuf, arachide, soja, morue, noisette
	Allergènes testés — > 3 ans	- **Pneumallergène domestique** : acarien, chat, chien, pollens d'arbres, de graminées, d'herbacées (ambroise, armoise, plantain), moisissures (*Aspergillus, Alternaria, Cladosporium*) - **Autres allergènes** (blattes…) : selon l'interrogatoire et les particularités régionales
	DD	**- Sensibilisation** = tests cutanés positifs et IgE spécifiques dans le sang, sans manifestation clinique
Prévention		- Pas de régime d'exclusion chez la femme enceinte - **Allaitement maternel** pendant 4-6 mois, sans exclusion chez la femme allaitante - Ne pas appliquer de topique à base de protéines chez le nouveau-né et nourrisson - Allaitement artificiel ou complément d'allaitement maternel : **lait hypoallergénique (HA)** si terrain familial atopique - **Diversification** entre 4 et 6 mois de vie - Pas d'éviction préventive systématique de la mise en crèche ou des animaux de compagnie
TTT	**Désensibilisation**	= **Immunothérapie** : seul traitement permettant de modifier le cours de la maladie - Indication : - Monosensibilité ou un allergène dominant - Avec composante allergique des manifestations cliniques au 1er plan - Si l'éviction de l'allergène est impossible (pollen…) - Si la pression thérapeutique pour le contrôle des symptômes est importante - Habituellement limitée aux **pneumallergènes** - Autorisé dès l'âge de 5 ans - **Saisonnière** ou **per-annuelle**, par **voie sublinguale** ou **injectable** - **Désensibilisation aux hyménoptères** : indiquée si réaction étendue ou systémique, de façon injectable, possible en *rush* sur quelques jours en milieu hospitalier
	Contrôle de l'environnement	- Limiter les contacts avec les allergènes déclenchant - **Acariens** : aération quotidienne des pièces, housses anti-acariens pour le matelas, acaricide, élimination des acariens morts (aspirateur) - Limiter les cofacteurs déclenchants : **tabagisme passif ou actif, utilisation de sprays**
	Education thérapeutique	- En cas de réaction allergique sévère : **carte mentionnant l'allergie, trousse d'urgence avec adrénaline auto-injectable** - Enfant allergique : **PAI** à l'école
	Traitement médicamenteux	- **Antihistaminique H1** de 2nd génération : orale ou topique (gouttes ophtalmiques…) - Traitement des pathologies actives : **asthme rhinite, eczéma** - **Anti-IgE monoclonaux** (omalizumab Xolair®) : asthme sévère allergique non contrôlé > 6 ans

ANAPHYLAXIE

Anaphylaxie = manifestation la plus grave des réactions d'hypersensibilité immédiate
- 1ère cause chez l'enfant = **allergie alimentaire**, 1,5% de mortalité
- FdR de gravité : - **Réaction anaphylactique antérieure** peu sévère ou non pris en compte
  - **Patient asthmatique**
  - Certains **allergènes** : fruits à coque, lait de vache, venins d'hyménoptères
  - Patient sous **β-bloquant**

Manifestations	→ Dans les minutes suivant l'ingestion ou l'injection de l'allergène : **< 2 heures**	
	Signes cutanéo-muqueux (très fréquents)	- **Prurit généralisé**, notamment palmoplantaire - **Flush** - **Urticaire** - **Œdème de la face** ou de la **langue**, **muqueuse, conjonctives,** extensif
	Signes cardio-vasculaires	- **Malaise, perte de connaissance, sensation de mort imminente** - **Collapsus cardiovasculaire**
	Signes respiratoires	- Voies aériennes supérieures = **œdème laryngé, pharyngé et de la luette** : **dysphagie, dysphonie, dyspnée laryngée** - Voies aériennes inférieures : **bronchospasme, tachypnée, asthme**
	Signes gastro-intestinaux	- **Nausées, vomissements** - **Douleurs abdominales**
PEC en urgence	Manifestations sévères et/ou d'évolution rapide	- Si **stylo auto-injectable** : 0,15 mg de 15 à 25 kg ou 0,30 mg si > 25 kg - **Adrénaline** : - Par voie IM : **0,01 mg/kg**, répétée si besoin - Par voie IV (réanimation) : **0,001 mg/kg/h** si échec de voie IM → Aucune contre-indication absolue (pronostic vital engagé) - Traitement d'urgence associé : - Libération des voies aériennes supérieures - **Bronchodilatateur de courte durée d'action** si bronchospasme - **Remplissage vasculaire** si collapsus → Aucune indication des corticoïdes à la phase aiguë
	Manifestations peu sévères	= Urticaire, œdème localisé - **Antihistaminique** en 1ère intention : sous surveillance étroite
	Surveillance	- Surveillance en milieu hospitalier, au minimum 6h
Enquête	- Chronologie de la réaction : circonstance ayant précédé le début des symptômes (composition des repas...) - **Dosage sanguin de tryptase** si suspicion de réaction anaphylactique : le plus tôt possible après début du traitement d'urgence, entre 30minutes et 2h après début de l'épisode. Un deuxième échantillon est à prélever 24h après ou au cours de la consultation allergologique ultérieure. - **Orientation vers une consultation d'allergologie.**	
Prévention	- **Seringue auto-injectable d'adrénaline** au domicile - Eviction du/des allergènes suspectés - **Carte d'allergique** : - Mécanisme et symptômes de la réaction anaphylactique - CAT en cas de réaction anaphylactique : auto-injection d'adrénaline, appel des urgences - **PAI** chez l'enfant, avec trousse d'urgence (stylo auto-injectable d'adrénaline, anti-H1)	

<table>
<tr><th colspan="4">ALLERGIE AUX PROTEINES DU LAIT DE VACHE</th></tr>
<tr><td rowspan="2">Diagnostic</td><td colspan="2">Réaction IgE médiée</td><td>- Manifestations quasi-immédiate après ingestion : digestive, cutanée, respiratoire voire anaphylaxie
- Répétition des signes en cas de poursuite du lait ou du laitage, disparition sous régime d'éviction
- Confirmation : - Prick-test
- Dosage des IgE spécifique au lait de vache (F2) et autres protéines du lait (F76, F77, F78)</td></tr>
<tr><td colspan="2">Réaction non IgE médiée</td><td>- Manifestations digestives ou cutanées traînantes, sans lien évident avec l'ingestion de lait/laitage, mauvaise croissance staturo-pondérale, SEIPA, coloproctite hémorragique
- patch test au lait de vache non recommandés, Prick test et IgE spécifiques au lait de vache négatifs.
- Confirmation : - Epreuve d'exclusion-réintroduction Disparition des signes sous régime d'éviction en 2 à 4 semaines, réapparition à la réintroduction</td></tr>
<tr><td rowspan="4">TTT</td><td colspan="3">Régime d'éviction du lait et des laitages, et de tout produit contenant du lait de vache, au moins jusqu'à 9 à 12 mois
- Lecture des étiquetages (obligatoire pour le lait et produits à base de lait) : lait, beurre, fromage, crème, caséinate, caséine, lactalbumine, lactoglobuline, lactoprotéines, sérum albumine, lactose, protéines lactées
- Eviction de tout produit laitier d'origine animal (lait de chèvre, brebis…)
- Viandes de bœuf et de veau et poisson autorisés</td></tr>
<tr><td colspan="2">En cas d'allaitement maternel</td><td>- Poursuite de manière exclusive si possible
- En cas de persistance sous allaitement maternel : évoquer une allergie via le lait de la mère → régime d'exclusion pour la mère (exclusion du lait et des laitages, avec supplémentation en calcium) ou passage à un lait spécifique (d'emblée à base d'acides aminés)</td></tr>
<tr><td rowspan="2">En cas d'allaitement artificiel</td><td>1ère intention</td><td>- Formule à base d'un hydrolysat extensif des protéines de lait de vache ± couplé à des probiotiques LGG
- Alternative : - A base de protéines de soja : enfant > 6 mois, après avoir établi la tolérance
- A base de protéines de riz hydrolysées</td></tr>
<tr><td>2nd intention</td><td>- Formule à base d'acides aminés : si échec de l'hydrolysat extensif, certaines formes d'allergies (gastro-entéro-colo-proctite IgE médiée avec retard de croissance, eczéma atopique sévère) ou symptômes survenant sous allaitement maternel exclusif</td></tr>
<tr><td rowspan="3">Suivi</td><td colspan="2">Si réaction IgE médiée</td><td>- Prick-test et dosage des IgE répétés à 12 mois, ou après 6 mois de régime d'éviction
- Si évolution favorable : test de provocation orale au lait « cru » en milieu hospitalier
- Si évolution défavorable : répétition de l'enquête vers 18-24 mois
- Recherche d'autres allergies et manifestations atopiques</td></tr>
<tr><td colspan="2">Si réaction non IgE médiée</td><td>- Prick-test et/ou dosage des IgE spécifiques à 9-12 mois : éliminer un passage vers une forme IgE médiée (dans 10 à 15% des cas)
- Si passage à une forme IgE médiée : test de provocation orale au lait en milieu hospitalier
- Si forme non IgE médiée : réintroduction progressive au domicile, possiblement après test de provocation oral au lait en milieu hospitalier (à privilégier)</td></tr>
<tr><td colspan="2">Evolution</td><td>- Tolérance généralement acquise entre 12 et 18 mois : guérison dans 85 à 90% des cas à 3 ans
- Si allergie persistante : discuter avec des équipes spécialisées de la mise en place d'un régime facilitant l'acquisition de la tolérance aux protéines du lait</td></tr>
</table>

ALLERGIE AUX POLLENS DE GRAMINEES

Diagnostic		= « Rhume des foins » : - Episodes **d'éternuements, hydrorrhée, obstruction nasale, prurit nasal,** souvent associé à un **prurit oculaire**, voire un **fébricule** si signes intenses - Plus souvent en extérieur, favorisé par le beau temps, le vent, avec une **saisonnalité** nette - **Tests cutanés positifs** aux extraits de graminées (dactyle, phléole)
Diagnostic	Sévérité	- Durée des signes : - **Rhinite intermittente** : < 4 jours/semaine ou < 4 semaines/an - **Rhinite persistante** - Intensité : réveils, gêne au sommeil et à l'activité
Diagnostic	Manifestations associées	- Interrogatoire, examen clinique - **EFR** indispensable : recherche d'asthme cliniquement muet
TTT	En période d'exposition	- **Antihistaminique** par voie générale - Traitement local : **antihistaminique**, **corticoïdes** - Conseils : - Renforcer le traitement avant les expositions intenses et inévitables - Eviter de rouler en voiture fenêtre ouverte, éloigner l'enfant lors de la tonte d'herbe
TTT	Au décours	- Discuter une **désensibilisation** selon l'intensité des signes : à débuter avant la saison, et poursuivre pendant la saison

AUTRES ALLERGIES

ANESTHESIQUE		- Agent responsable : **curare** ++, **latex**, **antibiotiques**, autres drogues - Symptômes souvent sévère - **Dosage de tryptase** lors de l'accident - **Tests cutanés intradermiques** à concentration croissante (procédure standardisée) - **Dosage d'IgE** ➔ Recherche systématique de sensibilisation croisée - Pour les futures anesthésies : selon le résultat des tests cutanés
VENIN D'HYMENOPTERE		- Hyménoptère : **abeille** et **guêpe** (généralement), **bourdon, frelon** ➔ Indépendante d'un terrain atopique
VENIN D'HYMENOPTERE	Réaction bénigne (fréquente)	- Réaction locale : **réaction inflammatoire locale > 10 cm**, parfois douloureuse, pouvant durer quelques heures/jours - Réaction locorégionale : **extension de proximité** - Traitement local : **désinfection**, **dermocorticoïdes**, **antihistaminique oral** ➔ Sans lien avec le risque de réaction systémique : aucune indication de désensibilisation
VENIN D'HYMENOPTERE	Réaction généralisée	- **Enquête allergique** - Discuter **la désensibilisation**, débutée en milieu hospitalier par technique accélérée, poursuivie tous les mois pour une **durée minimale de 3 ans** ➔ Evolution souvent spontanément favorable chez l'enfant : indication de désensibilisation limitée
MEDICAMENTEUSE		Médicament fréquemment suspecté : **anti-infectieux (β-lactamine ++), antalgique, antipyrétique, AINS**
MEDICAMENTEUSE	Réaction immédiate	= **IgE médiée**, dans les 2h suivant la prise médicamenteuse
MEDICAMENTEUSE	Réaction non immédiate	- **Exanthème maculo-papuleux** - **Eruption urticarienne** - **Toxidermie**, potentiellement sévère : **syndrome de Stevens-Johnson, pustulose exanthématique aiguë généralisée, nécro-épidermolyse toxique, DRESS** ➔ Souvent concomitante à une infection dont l'agent causal (virus) joue le rôle de co-haptène : établissement de la responsabilité du médicament souvent difficile et non reproductible
MEDICAMENTEUSE	Pseudo-maladie sérique	- **Fièvre, arthralgie, urticaire** - Délai : 5 à 10 jours
MEDICAMENTEUSE	PC	- **Tests cutanés** - **Test de provocation** ou **d'éviction-réintroduction**
MEDICAMENTEUSE	TTT	- Eviction du médicament et des molécules croisées : **liste** fournie au patient

ITEM 328 : REANIMATION PEDIATRIQUE

EVALUATION DE L'ENFANT EN REANIMATION

Evaluation – **Séquence ABC**

A

= *Airway* = voies aériennes
- **Liberté des VAS** : désobstruction si besoin, maintenues ouvertes
- **Canule oropharyngée de Guedel** chez l'enfant inconscient

B

= *Breathing* = ventilation
- Enfant eupnéique
- **Détresse respiratoire aiguë** : ↗ du travail respiratoire
- **Insuffisance respiratoire aiguë** : incapacité respiratoire à maintenir une PO_2 et PCO_2 normales
- **Insuffisance respiratoire décompensée** : trouble de conscience, tachycardie, bradycardie, cyanose, sueurs, signes d'épuisement respiratoire (apnée, diminution du travail respiratoire)

Fréquence respiratoire

→ Selon l'âge, la fièvre, l'agitation et l'anxiété

< 7 jours	< 1 mois	1 à 6 mois	6 à 24 mois	2 à 12 ans	13 à 18 ans
30 à 50 /min	**30 à 40** /min	20 à **40** /min	20 à **30** /min	16 à **24** /min	12 à **25** /min

Travail respiratoire
- Signes de lutte respiratoire : **tirage, balancement thoraco-abdominal, battement des ailes du nez, entonnoir xiphoïdien, geignement expiratoire**
- Bruits respiratoires : **stridor, *wheezing, grunting***

Volumes pulmonaires
- Inspection : expansion thoracique symétrique ou non, trachée médiane ou non
- Auscultation : asymétrique du MV, bruits anormaux (sibilants, crépitants)

Oxygénation
- Coloration cutanée : rose, pâle ou cyanosé
- Saturation en O_2

C

= *Circulation* : état hémodynamique
- Hémodynamique normal
- **Etat de choc** : tachycardie, perfusion périphérique anormale
- **Etat de choc décompensé** : trouble de la vigilance/conscience, hypotension artérielle

Fréquence cardiaque

→ Selon l'âge, la fièvre et l'agitation

< 6 mois	1 an	2 ans	4 ans	10 ans	14 ans
135±35 /min	120±30 /min	110±30 /min	100±30 /min	90±35 /min	85±25 /min

PAS

→ Maintenue normale plus longtemps que chez l'adulte en situation pathologique

< 7 jours	< 1 mois	< 1 an	1 à 10 ans	> 10 ans
PAS > **60**	PAS > 65	PAS > **70**	PAS > **70 + 2 x âge**	PAS > **90**

Pouls

= Normal, filant ou absent
- **Pouls central** : au niveau **huméral < 1 an**, au niveau **carotidien > 1 an**
- **Pouls périphérique**

Perfusion périphérique
- Couleur et chaleur des extrémités
- Temps de recoloration cutanée
- Présence de marbrures
- Diurèse

Précharge
- Précharge droite : hépatomégalie, turgescence jugulaire
- Précharge gauche : crépitants à l'auscultation

ETAT DE CHOC

Valeurs physiologiques

Age	Tachycardie	Bradycardie	Polypnée	Hypotension (PAS)	GB
1 à 7 jours	**> 180/min**	< 100/min	> 50/min	*< 65 mmHg*	> 34
7 à 28 jours	**> 180/min**	< 100/min	> 40/min	*< 75 mmHg*	> 19,5 ou < 5
1 à 12 mois	**> 180/min**	< 90/min	> 34/min	*< 100 mmHg*	> 17,5 ou < 5
1 à 2 ans	**> 150/min**				
2 à 5 ans	**> 140/min**		> 22/min	*< 100 mmHg*	> 15,5 ou < 6
6 à 12 ans	**> 130/min**		> 18/min	*< 105 mmHg*	> 13,5 ou < 4,5
13 à 18 ans	**> 110/min**		> 14/min	*< 117 mmHg*	> 11 ou < 4,5

- **Etat de choc** : hypotension persistante malgré **40 ml/kg de remplissage vasculaire en 1h**

Diagnostic

Définitions		**Choc septique** : une des étapes ultimes d'un continuum physiopathologique conduisant à l'effraction d'une structure normalement stérile par un organisme pathogène à la défaillance multiviscérale ou au décès.
	Bactériémie	Présence d'une bactérie viable dans le sang circulant, authentifiée par une ou des hémocultures positives.
	Syndrome de réponse inflammatoire systémique	SRIS défini par au moins deux critères suivants (incluant au minimum la température ou leucocytose) : - T > 38.5 °C ou < 36 °C - FC > 2 DS pour l'âge ou bradycardie - FR > 2 DS pour l'âge ou nécessité de ventilation mécanique - Leucocytose > $12000/mm^3$ ou < $4000/mm^3$
	Sepsis	Existence d'un SRIS + infection (prouvée ou suspectée)
	Sepsis grave	Sepsis + défaillance cardiovasculaire ne nécessitant pas plus de 40 mL/kg de remplissage vasculaire, ou un SDRA, ou au moins deux défaillances d'organe.
	Choc septique	Sepsis + défaillance cardiovasculaire avec persistance après 40 mL/kg de remplissage vasculaire réalisé sur une heure d'une hypotension, ou du besoin de drogues vasoactives, ou de deux signes d'hypoperfusion parmi les suivants : acidose métabolique, diurèse < 0.5 mL /kg/h, différence T°C centrale / T°C cutanée > 3 ° C.
Epidémiologie	Mortalité	Choc septique : 10 à 20%
	Sites infections	Par ordre décroissant : - Arbre broncho pulmonaire - Sang - Arbre urinaire - Abdomen - Tissus mous - SNC
	Germes — **< 3 mois**	= Infection néonatale par transmission bactérienne verticale - **Streptocoque B** - ***E. coli*** - **Listéria** → Tout fièvre chez le nourrisson < 3 mois doit être considéré comme une infection

	Germes	**3 mois – 2 ans**	= Foyers infectieux principalement broncho-pulmonaires, neuroméningés et parfois ORL - **Pneumocoque** - **Méningocoque** - ***Haemophilus influenzae* b** → 1er pic de fréquence du purpura fulminans
		> 2 ans	- **Pneumocoque** - **Méningocoque** - **Entérobactéries** - ***S. aureus*** - **Streptocoque A** → Risque de choc toxinique à *S. aureus* ou à streptocoque A : très grande vasoplégie (PAD effondrée < ½ de la PAS), érythrose diffuse, aggravée par hypovolémie ++ sur pertes liquidiennes abondantes
Physiopathologie			**Dysoxie** : inadéquation entre apports et besoins en O2 - Dépend des caractéristiques du microorganisme en cause + celles de l'hôte **Choc septique :** - Lié à réponse anti inflammatoire trop importante au regard du foyer infectieux initial et de la stimulation inflammatoire localisée - Stimulation cascade hémostase > CIVD > modification extraction O2 - Carence énergétique cellulaire > Lésions tissulaires irréversibles > Défaillance multiviscérale
EC	**Signes hémodynamiques**		Signes précurseurs : **douleurs musculaires des jambes**, **refus de marche** - **Tachycardie** : souvent élevée, surtout en cas de choc septique - **Vasoconstriction périphérique** : temps de recoloration cutanée > 3 s, marbrures, extrémités froides → En cas de **vasoplégie** (choc septique, choc toxinique) : **recoloration cutanée immédiate** - **Pouls périphériques mal perçus** : tibial postérieur, pédieux, radial (**brachial** chez le nourrisson < 1 an) - **Pâleur** souvent importante - **Hypotension artérielle** (par rapport à l'âge) : signe un état de choc décompensé, de survenue tardive (après les autres signes hémodynamiques et l'altération de la conscience) → non obligatoire pour définir un état de choc - **Oligo-anurie**
	Signes respiratoires		- **Tachypnée, pauses respiratoires, épuisement respiratoire**
	Signes neurologiques		- **Irritabilité, agitation,** puis **léthargie,** voire **coma**
PC	**Examens biologiques**		- **Glycémie capillaire puis plasmatique** : l'hypoglycémie est un facteur de très mauvais pronostic neurologique chez l'enfant, en particulier chez le nourrisson - **NFS, bilan de coagulation** : leuconeutropénie ou leucocytose (choc septique), thrombopénie, CIVD - **Ionogramme** : hypo/hypernatrémie, hyperkaliémie - **Urée, créatininémie** : insuffisance rénale aiguë fonctionnelle - Lactatémie : meilleur témoin de la dysoxie et marqueur évolutif en cours de TTT - **GDS** : acidose métabolique ± compensation respiratoire, hyperlactatémie - **CRP, PCT** : syndrome inflammatoire (choc septique)
	Examens bactériologiques		- **Hémocultures** : risque de spoliation sanguine chez l'enfant → prélèvement de **1 ml** (< 2,5 kg) jusqu'à 10 **ml** (> 10 ans), si possible plusieurs fois à plusieurs heures d'intervalle, PCR, antigénémie - ECBU - Coprocultures - Examen du LCR : CI de la PL chez l'enfant en état de choc, antibiothérapie probabiliste, PL différée
	Imagerie		- RP : recherche de foyers - **ETT** : dès l'admission en réanimation si nécessité de drogues vasoactives

<table>
<tr><td rowspan="13">TTT</td><td>Mesures associées</td><td colspan="3">- Monitorage non invasif : FC, FR, PA au brassard (adapté à la taille de l'avant-bras), saturation
- Oxygénothérapie systématique au masque à haute concentration
- Mise en place de 2 VVP de bon calibre, ou d'une voie intra-osseuse en cas de difficultés de voie d'abord (surtout chez le nourrisson et le petit enfant)
- En cas de choc septique : antibiothérapie probabiliste IV = C3G ± aminoside
- Surveillance : diurèse horaire, score de Glasgow adapté à l'âge</td></tr>
<tr><td>Remplissage vasculaire</td><td colspan="3">- NaCl 0,9% : 20 ml/kg (sans dépasser 500 ml) sur 5 à 20 minutes (aussi rapidement que permis par la voie d'abord), à renouveler 3 fois au maximum (60 ml/kg) selon l'efficacité</td></tr>
<tr><td>Drogue vasoactive</td><td colspan="3">- Choc septique : noradrénaline ou dopamine → introduit si objectifs tensionnels non atteints à la fin de la 1ère heure (= 3 remplissages = 60 ml/kg)
- Choc cardiogénique : introduit d'emblée</td></tr>
<tr><td rowspan="6">Surveillance de l'efficacité</td><td colspan="3">- Réponse favorable (dans l'ordre) : - Amélioration de l'état de conscience en 1er
- Baisse de la fréquence cardiaque
- Récupération de la PAM attendue pour l'âge
- Reprise de diurèse (> 1 ml/kg/h)</td></tr>
<tr><td rowspan="5">Valeurs de PAM selon l'âge = objectif thérapeutique</td><td>< 1 jour</td><td>PAM > 35 mmHg</td></tr>
<tr><td>1 à 28 jours</td><td>PAM > 45 mmHg</td></tr>
<tr><td>1 mois à 2 ans</td><td>PAM > 50 mmHg</td></tr>
<tr><td>2 à 10 ans</td><td>PAM > 60 mmHg</td></tr>
<tr><td>> 10 ans</td><td>PAM > 65 mmHg</td></tr>
<tr><td rowspan="4">Purpura fulminans</td><td colspan="3">- Urgences ++ ne pas attendre la biologie > Antibiothérapie immédiate
- 2 pics d'incidence : nourrisson < 1 an et jeune adulte de 15 à 20 ans
- Cause : - Méningocoque ++ : sérogroupe B, C (plus sévère) ou W135, plus rarement A ou Y
- Autre : pneumocoque, S. aureus
Vaccination contre sérogroupe A, C, Y, W135 recommandé par société américaine de pédiatrie depuis 2005 et contre le sérogroupe C recommandé en France depuis 2009.
Vaccination sérogroupe B : AMM pour Europe en 2013</td></tr>
<tr><td>Diagnostic</td><td colspan="2">- Signes infectieux
- Purpura comportant ≥ 1 élément nécrotique de diamètre ≥ 3 mm</td></tr>
<tr><td>PEC immédiate</td><td colspan="2">- Antibiothérapie immédiate par voie IV ou IM :
- Ceftriaxone 50 à 100 mg/kg
- Céfotaxime 50 mg/kg ttes les 6-8 heures
- Transfert en SAMU vers un service d'urgence ou de réanimation</td></tr>
<tr><td>Prophylaxie</td><td colspan="2">Déclaration obligatoire
Enquête par ARS sur sujets contacts
Antibioprophylaxie :
- Personnes en contact étroit avec sécrétions oropharyngées du patient
- Personne ayant demeuré longuement (+2h) à moins d'un mètre du patient</td></tr>
</table>

TROUBLE DE CONSCIENCE – COMA

SCORE DE GLASGOW PEDIATRIQUE	Age	**> 5 ans** (identique à l'adulte)	**2 à 5 ans**	**0 à 2 ans**
	Ouverture des yeux /4	Spontanément Sur demande A la douleur Aucune	Spontanément Aux stimuli verbaux Aux stimuli douloureux Aucune	Spontanément Lors des pleurs Aux stimuli douloureux Aucune
	Réponse verbale /5	Orientée Confuse Inappropriée Incompréhensible Aucune	Mots appropriés, sourit, suit du regard Mots inappropriés, pleurs consolables Hurle, inconsolable Gémit aux stimuli douloureux Aucune	Agit normalement, sourit, interagit Pleurs Hurlements inappropriés Gémissement (*grunting*) Aucune
	Réponse motrice /6	Répond à la demande Localise la douleur Retrait à la douleur Flexion à la douleur Extension à la douleur Aucune	Répond à la demande Localise la douleur Retrait à la douleur Flexion à la douleur (décortication) Extension à la douleur (décérébration) Aucune	Mouvements spontanés intentionnels Se retire au toucher Se retire à la douleur Flexion anormale (décortication) Extension anormale (décérébration) Aucune

ARRET CARDIO-RESPIRATOIRE

- Cause (≠ de l'adulte) : le plus souvent secondaire, lié à une **insuffisance respiratoire** et/ou **circulatoire** avec un rythme cardiaque préterminal non défibrillable (asystolie, dissociation électromécanique)
- Pronostic très sombre : **5% de survie à 1 an**

PEC			
	Diagnostic		→ Reconnaissance rapide (< 10 secondes) - Absence de signe de vie : - **Enfant non réveillable** - **Absence de respiratoire spontanée** ou **simples gasps** - **Absence de pouls**
	RCP de base		- Compression thoracique : dans la moitié inférieure du sternum, dépression du thorax de 1/3 du diamètre antéro-postérieur, à un rythme de 100 à 200/minutes - Chez le nourrisson < 1 an : - Sauveteur seul : utilisation de l'extrémité de 2 doigts - 2 sauveteurs : technique à 2 mains par encerclement du thorax - Chez l'enfant > 1 an : compression avec le talon d'une seule main - Rythme : 1 série de 15 compressions thoraciques suivies de 2 insufflations
	RCP spécialisée	Rythme non défibrillable	**= Asystolie, dissociation électromécanique, bradycardie extrême** - Adrénaline **10 µg/kg** par voie intraveineuse ou intraosseuse tous les 2 cycles - RCP pendant 2 minutes - Evaluation du rythme toutes les 2 minutes - Répéter RCP pendant 2 minutes et évaluation avant nouvelle injection d'adrénaline
		Rythme défibrillable	**= TV/FV** - 1er choc électrique à **4 J/kg** - RCP pendant 2 minutes - Evaluation du rythme à 2 minutes : 2nd choc électrique à 4 J/kg - A partir du 3ème choc, puis tous les 2 chocs : adrénaline + amiodarone

ITEM 340 : MALAISE GRAVE – MORT SUBITE DU NOURRISSON

MALAISE GRAVE DU NOURRISSON

Malaise grave du nourrisson = - Accident inopiné et brutal entraînant des **modifications du tonus** et/ou de la **coloration des téguments** et/ou du **rythme respiratoire**
- Avec ou sans **perte de connaissance**

- Touche surtout les nourrissons < 6 mois avec une prédominance masculine, le plus souvent bénin

Diagnostic	**Malaise**	= **Accident inopiné** et **brutal** associant à degrés variable : - Modifications du **tonus** : **hypotonie, hypertonie** - Modifications de la **coloration des téguments** : **pâleur, cyanose** - Modification du **rythme respiratoire** : **bradypnée, tachypnée, apnée** - Avec ou sans **perte de connaissance**
	Situation d'urgence	**Hémodynamique** : - **Teint gris** - **Bradycardie/tachycardie** - **Hypotension, hypertension** - **Allongement du TRC** - **Etat de choc** - Signes **d'insuffisance cardiaque** **Ventilatoire** : - **Cyanose** - **Irrégularité persistante du rythme respiratoire (bradypnée, apnée)** - Signes de **lutte respiratoire** - **SpO_2 < 90%** sous air **Neurologique** : - **Geignement** - **Bombement de la fontanelle** - Troubles de conscience : **perte de contact** prolongée ou répétée, **somnolence, coma** - **Déficit focalisé** - **Hypotonie/hypertonie** axiale ou périphérique - **Mouvements anormaux** : clonie, mâchonnement, pédalage
	PC	→ Bilan systématique, en urgence : gravité, recherche de cause nécessitant un traitement immédiat - **Glycémie capillaire** dès l'arrivée - Bio standard : **glycémie, NFS, CRP, PCT, iono, urée, créatininémie, calcémie, transaminase, lactate** - **ECG** avec mesure du QT corrigé - **RP de face** - **BU**
Etiologie		- Cause digestive : **reflux gastro-œsophagien** - **Douleur aiguë** : **œsophagite, invagination intestinale aiguë, ischémie myocardique** - **Obstruction des VAS** : **rhinite obstructive, vomissements, fausses routes** (bébé glouton, médicament à la pipette), **inhalation de corps étranger** - Cause neurologique : **épilepsie, hémorragie intra- ou péri-cérébrale, syndrome des enfants secoués** - Cause infectieuse : - Respiratoire : **bronchiolite, coqueluche, grippe, adénovirus** - **Sepsis sévère** - Cause cardiaque : **tachycardie supra-ventriculaire, syndrome du QT long, cardiopathie malformative** - Cause métabolique : **hypoglycémie, hypocalcémie, anomalie de la β-oxydation des acides gras** - **Intoxication** : **CO, médicament, vaccin** - **Syndrome de Münchhausen** - Cause mécanique : asphyxie par **enfouissement facial, trachéomalacie, fistule**
PEC	Orientation	→ **Hospitalisation** systématique pour au moins 24-48h de tout nourrisson ayant fait un malaise **authentifié** et **récent < 24h**
	Enquête étiologique – C	Description du malaise : - **Contexte** : prise de biberon ou change (**RGO**), repas (**corps étranger**), coucher, sommeil - **Prodrome** : fièvre, syndrome infectieux, troubles digestifs, modifications du comportement - **Récupération** spontanée ou aidée, rapide ou lente, avec ou sans récidive Examen clinique complet : le plus souvent normal à distance de l'épisode - Rechercher notamment : **bruits respiratoires**, **hématome**, **ecchymose**, **rétrognathie**, **palais ogival**, observation du sommeil et du repas lacté (succion-déglutition)
	Enquête étiologique – PC	- Orientation vers une cause neurologique : **ammoniémie, GDS, EEG, imagerie cérébrale (échographie transfontanellaire, TDM), fond d'œil** - **Holter ECG :** - En cas d'anomalie ECG (trouble du rythme, trouble de conduction) - En cas de récidives de malaise sans étiologie retrouvée
	Mesures préventives	- Vérifier les **conditions de couchage** de l'enfant - Si l'affection causale n'est pas retrouvée : discuter un **monitoring cardiorespiratoire au domicile**, notamment en cas de malaise sévère sans cause, récidivant ou d'angoisse familiale liée à des antécédents de mort inattendue du nourrisson

MORT INATTENDUE DU NOURRISSON

Mort inattendue du nourrisson = mort subite du nourrisson : mort survenant brutalement sans contexte pathologique connu
- 0,5 à 1% des naissances, soit **200 décès/an** en France, typiquement nourrisson de **2 à 4 mois** retrouvé mort dans son berceau

Etiologie	FdR		- Antécédent : **prématurité, RCIU, pathologie neurologique** ou **respiratoire, maladie héréditaire** - **Age < 6 mois, sexe masculin** - Circonstances : **hiver, couchage en décubitus ventral, *co-sleeping*, lieu surchauffé, tabagisme parental** - Contexte social : **mère jeune, grossesse non suivie, milieu défavorisé**
	Cause		- Causes fréquentes : - **Infection respiratoire apnéisante** : bronchiolite, coqueluche… - **RGO** compliqué - **Hyper-réflectivité vagale** - **Hyperthermie** - **Accident de literie** - **Maltraitance** - Causes exceptionnelles : - **Trouble du rythme cardiaque** - **Malformation méconnue** (notamment cardiaque) - **Maladie métabolique héréditaire** - **Inexpliquée** en cas d'absence de cause identifiée au bilan clinique et paraclinique et à l'autopsie
Prévention			- Coucher l'enfant en décubitus dorsal - Utiliser un berceau rigide, avec matelas ferme, sans oreiller, ni couette, ni couverture - Ne pas sur-couvrir l'enfant, maintenir une température de la chambre à 19°C - Ne pas coucher l'enfant dans le lit parental avec les parents (co-sleeping) - Proscrire le tabagisme familial
PEC immédiate	Sur les lieux du décès		- **Gestes éventuels de réanimation** en cas d'arrêt cardiorespiratoire supposé récent, interrompue dans un délai raisonnable en l'absence de reprise de l'activité cardiaque - **Annonce du décès** de l'enfant par le médecin présent sur les lieux, avec tact et empathie, en personne
	Information à recueillir		- **Carnet de santé, ordonnances récentes** - **Fiche d'intervention** (remplie par le médecin présent sur place ou visite ultérieure) : examen clinique, environnement (configuration de la pièce, literie, tabagisme, température ambiante), médicaments, circonstances du décès (heure du dernier repas, rejet, sommeil, position de couchage) - **Examen clinique** (le plus précoce possible, sur l'enfant totalement déshabillé) : température intra-rectale, tension de la fontanelle, signe de déshydratation ou dénutrition sévère, aspect du siège, coloration des téguments, étendue de la rigidité, traces cutanées et/ou muqueuses → La demande d'autopsie aux parents se fait en centre de référence (sauf si question des parents)
	Transfert du corps		→ Tous les cas de mort inattendue du nourrisson doivent être explorés par **autopsie** pour recherche la cause du décès, préférentiellement dans **un centre de référence MIN** - **En cas de refus parental** : le médecin peut cocher la case **« obstacle médico-légal »** selon le contexte (systématique si décès alors que l'enfant est confié à un tiers), conduisant à une **enquête judiciaire**
Centre de référence MIN	**Accueil des parents**		- Dans une pièce calme, échange confidentiel - Déculpabiliser les parents et informer des investigations à venir - **Recueil du consentement** pour la réalisation d'une autopsie - Proposer un **suivi psychologique** si nécessaire
	Investigations médicales	Int	- Atcds personnels et familiaux, suivi de grossesse, contact avec le médecin traitant de l'enfant - Habitudes de sommeil, conditions de garde, contage infectieux, modalités d'alimentation
		C	**- Examen clinique répété** : **température rectale, morphologie** (poids, taille, PC), aspect des téguments (**hématome, rigidité, lividité**), **cavité buccale et ORL** (signes de rejet oral) - **Fond d'œil**
		Bio	- **NFS, CRP** - **Profil des acylcarnitines plasmatiques** - Microbiologie : - **2 hémocultures, examen du LCR** et **ECBU** par sondage - Bactériologie **:** **nasal, pharyngé, trachéal** (Bordet-Genou) et **selles** - Virologie : **nasal, pharyngé, trachéal** (VRS, influenza, entérovirus) et **selles** - **Recherche de toxiques : sang, urines, liquide gastrique, bile, cheveux avec racines** - Prélèvement d'**humeur vitrée** : **ionogramme, taux de glucose, peptide C ± toxique** - Conserver : **sang, sérum, LCR** et **urines congelées + sang sur papier buvard** → Analyses non interprétables en post-mortem : **ionogramme** (sauf **calcémie**), **glycémie, GDS**

Centre de référence	PC	- **Imagerie cérébrale :** indispensable en l'absence d'autopsie - **Rx standard : RP, crâne F/P, rachis F/P, bassin F, membres F** - **TDM** ou **IRM corps entier** (selon possibilités) - Si orientation particulière : **culture de peau, recherche génétique de QT long**
Centre de référence	**Autopsie**	= Réalisée dans les **48h** suivant le décès par un **anatomo-pathologiste spécialisé** - Protocole standardisé : examen externe, photographies scientifiques, prélèvements bactériologiques et toxicologiques, examens macroscopiques et histologiques - Systématiquement proposée, mais sans obligation légale : nécessite un **accord écrit des parents**, ou en cas de refus et selon le contexte une **autopsie médico-légale après signalement judiciaire** - Aucune religion ne s'oppose à l'examen
Centre de référence	→ Frais de transport de l'enfant et d'exploration médicale à la charge du centre de référence	
Démarches médico-légales	**Certificat de décès**	- **Certificat de décès initial** : cause du décès souvent non établie lors de la constatation du décès - En cas de suspicion de maltraitance : cocher la case « obstacle médico-légal » - **Certificat complémentaire anonyme** adressé secondairement au **CépiDc de l'Inserm**, tenant compte de l'investigation et statuant sur la cause du décès : **maladie, cause externe** ou **MIN inexpliquée**
Démarches médico-légales	**Signalement judiciaire**	- Lors de la PEC au domicile : - Signes évocateurs : **ecchymoses, brûlures, morsures, maigreur extrême** - Refus de transport du corps vers un centre de référence MIN - Lors de l'enquête : - Contexte évocateur lors des 1ères investigations - Refus de réalisation d'une autopsie médicale - Résultats de l'autopsie évocateurs → **Obligation de signalement** des cas de maltraitance ou de forte suspicion (avec dérogation légale au secret professionnel)
Suivi de la famille	**Synthèse diagnostique**	= Synthèse des éléments diagnostiques par une **confrontation pluridisciplinaire** - 3 cas : - **Cause précise identifiée** : concordance anatomoclinique - **Cause possible** : pathologie aiguë ou chronique jusqu'ici méconnue - **Aucune cause retenue : MIN inexpliquée** - Peut conduire à proposer des investigations complémentaires pour la famille (fratrie et parents) - En cas de MIN de jumeau : **évaluation simultanée du jumeau ± hospitalisation de courte durée**
Suivi de la famille	Suivi au long terme	- **Accompagnement régulier** avec un médecin du centre de référence MIN - **Soutien psychologique** proposé aux parents et à l'entourage - En cas de grossesse ultérieure : **réassurance, rappel des mesures préventives,** généralement sans suivi médical adapté (sauf en cas de pathologie familiale à risque identifiée)

ITEM 341 : CONVULSIONS CHEZ LE NOURRISSON ET L'ENFANT

Convulsions = manifestations motrices d'une crise épileptique
- **Occasionnelle** (le plus souvent) : **contexte fébrile** (crise fébrile = cause la plus fréquente), **pathologie neurologique aiguë**
- **Epilepsie** = maladie neurologique chronique caractérisée par la répétition de crises épileptiques non provoquées

Diagnostic	**Convulsions**		= Tout phénomène moteur paroxystique, avec ou sans perte de conscience - **Crise généralisée tonicoclonique** (rare < **1 an**) : **phase tonique** de contraction musculaire soutenue avec pause respiratoire, suivie d'une **phase clonique** de secousses rythmiques des membres, puis d'une **respiration bruyante**, une **hypotonie** et une **confusion post-critique** - **Crise clonique** = début d'emblée par des secousses rythmiques, avec ou sans perte de conscience - **Crise tonique** = contraction tonique des membres, avec révulsion oculaire et trismus - **Crise atonique** = résolution complète du tonus avec chute
		DD	- **Frissons** : à l'ascension thermique ou en cas de décharge bactérienne - **Trémulation** : fins tremblements des extrémités disparaissant à l'immobilisation forcée - **Myoclonies du sommeil** : survenant à l'endormissement, bénigne - **Spasmes du sanglot** : séquence pleurs/apnée/cyanose, en cas de colère ou peur - **Syncope vagale convulsivante** : au décours d'un traumatisme ou en cas de contrariété
	Situations d'urgence	Liée à la convulsion	- Durée de convulsions > 15 minutes - **Signes respiratoires :** bradypnée, irrégularités respiratoires, apnée, cyanose, encombrement bronchique - **Signes hémodynamiques** : tachycardie, allongement du TRC, marbrures, extrémités froides, pouls périphériques mal perçus - **Signes neurologiques** : signes de focalisation durables, troubles de conscience prolongés, crise prolongée ou récidivante à court terme (état de mal convulsif)
		Lié à la cause	- **Contexte infectieux** : sepsis, purpura fébrile, cris geignards, signes focaux - Autre contexte sévère : **pâleur, hématomes, coma, intoxication médicamenteuse**
	Int		- Atcds anténataux et périnataux de l'enfant, atcds neurologiques personnels et familiaux (crise fébrile, épilepsie) - Circonstances : contage infectieux, voyage, traumatisme crânien, médicament, FdR de maltraitance
	C		- Constantes : **température, PA** (recherche d'HTA) et **diurèse** (recherche d'hématurie → SHU) - Examen neurologique : **Glasgow pédiatrique**, **mesure du PC** (hématome sous-dural aigu), **bombement de la fontanelle antérieure** (hématome sous-dural aigu, méningite), état de conscience, signes focaux, signes méningés - Examen cutané complet : **purpura**, exanthème, ecchymose ou hématome (maltraitance), pâleur conjonctivale → Interrogatoire et examen clinique normal : élimine toutes les causes nécessitant un traitement urgent **> 1 an**
	PC		- **Glycémie capillaire** en urgence - En cas de fièvre : **ponction lombaire** au moindre doute clinique - **Scanner cérébral** en urgence : seulement en cas de signes neurologiques focaux durables ou de trouble de conscience persistant (même si crise focalisée) - Enfant < 1 an : - Recherche de **désordre ionique** ou **métabolique** - **Scanner cérébral** d'indication facile : processus expansif intracrânien (hématome sous-dural)... - **EEG** : systématique en cas de convulsions sans fièvre, non urgent (dans les 48h)

CONVULSIONS OCCASIONNELLES	Fébrile	**Crise fébrile**	= **Crise convulsive hyperthermique** : très fréquentes = 2 à 5% des enfants - Facteur de risque : antécédents familiaux - Survenant : - Chez un enfant de 3 mois à 5 ans (majorité entre 1 et 3 ans) - De développement psychomoteur normal - En dehors de toute atteinte du SNC - Causée par **toute pathologie fébrile**, généralement virale, le plus souvent à l'ascension ou dans les 1ère heures d'une fièvre élevée
			Crise fébrile simple - Age : **1 à 5 ans** - **Durée brève < 15 min, 1 épisode/24h** - **Crise généralisée** - Sans déficit post-critique - Sans antécédents neurologiques - Examen neurologique normal ➜ Aucun examen complémentaire ➜ Hospitalisation non systématique
			Crise fébrile complexe : si ≥ 1 critère - **Age < 1 an** - **Durée longue ≥ 15 min, ≥ 2 épisodes/24h** - **Crise à début localisé** - **Déficit post-critique** - **Antécédents neurologiques** - **Examen neurologique anormal** ➜ Exploration complémentaire ➜ Hospitalisation systématique
		Infection neuro-méningée	➜ Toute crise fébrile non reconnue comme simple doit faire évoquer une infection du SNC : **méningite** ou **méningo-encéphalite**, virale ou bactérienne - Méningo-encéphalite herpétique jusqu'à preuve du contraire : traitement probabiliste urgent par **aciclovir** 500 mg/m²/8h IV - Exploration : **ponction lombaire, EEG, imagerie cérébrale**
		Autres causes	- **Neuro-paludisme** : à évoquer systématiquement en cas de séjour en région d'endémie récent < 3 mois - **Syndrome hémolytique et urémique** : diarrhée ± sanglante, fièvre, syndrome anémique, HTA, insuffisance rénale aiguë, volontiers anurique - Exceptionnelle chez l'enfant : **abcès cérébral, thrombophlébite cérébrale**
	Non fébrile	**Hématome cérébral**	= **Hématome sous-dural** ou **extra-dural** compliquant un **traumatisme crânien** - Evoquer une maltraitance, notamment chez le jeune nourrisson < 1 an - Examen : signes d'HTIC, **scanner cérébral non injecté** en urgence
		Autres causes	- **Cause tumorale** : signes d'HTIC, ↗ du périmètre crânien - **Cause neuro-vasculaire** : cardiopathie emboligène, rupture d'anévrisme cérébral ou de malformation artério-veineuse - Cause toxique : **intoxication au CO, antidépresseur, alcool, anti-H2** - **Cause métabolique** : **hypoglycémie, hyperammoniémie** - **Trouble ionique** à rechercher systématiquement chez l'enfant < 1 an ou en cas de point d'appel > 1 an : **natrémie, calcémie**
EPILEPSIE DU NOURRISSON	**Syndrome de West**		= Epilepsie grave du nourrisson, débutant entre 2 et 12 mois - Triade : - **Spasmes en flexion** (surtout) et **en extensions** (parfois), survenant par salves - **Stagnation** ou **régression psychomotrice** - **Hypsarythmie** à **l'EEG** : ondes lentes et pointes multifocales diffuses et asynchrones de grande amplitude, disparition de l'activité de fond
		Cause	= Souvent symptomatique d'une affection neurologique acquise ou congénitale : - **Sclérose tubéreuse de Bourneville** - **Fœtopathie infectieuse** - **Séquelles d'infection neuro-méningée** - **Anomalie métabolique**... - **Malformation cérébrale** - **Séquelles d'anoxie périnatale** - **Anomalie chromosomique : trisomie 21**...
		TTT	- Antiépileptique spécifique : **vigabatrine**
	Epilepsie myoclonique du nourrisson		- **Epilepsie myoclonique bénigne** : myoclonies brèves généralisées, souvent à caractère réflexe (provoquées par un bruit ou une stimulation tactile) - **Syndrome de Dravet** = épilepsie myoclonique sévère : - Convulsions avec et sans fièvre - Hémi-corporelles ou généralisées - Précoces **< 1 an**, prolongées et fréquentes

TTT	Mesures immédiates	Régression spontanée	- **Antipyrétique** en cas de fièvre - **Traitement étiologique** si cause retrouvée
		Convulsions persistantes ou récidivantes	- Mise en condition : liberté des VAS, mise en PLS, monitoring cardiorespiratoire - Convulsions persistantes > 5 minutes : **benzodiazépine** = **diazépam** (Valium®) **0,5 mg/kg** (maximum 10 mg) en intra-rectal - Convulsions persistantes > 10 minutes : **2ème dose de benzodiazépine**, de préférence IV, en milieu hospitalier (**clonazépam** (Rivotril®) **0,05 mg/kg** IVL) - Convulsions persistantes > 15 minutes : **phénytoïne** (Dilantin®) ou **phénobarbital** (Gardénal®) par voie IV, au mieux en réanimation infantile
	Crises fébriles	Conseils aux parents	- **Récidive** = risque principal : 20 à 30% des cas → Aucune efficacité démontrée des antipyrétiques dans la prévention de la récurrence de crises fébriles au cours d'un épisode fébrile - En cas de survenue d'une crise fébrile à domicile persistante > 5 minutes : **diazépam** 0,5 mg/kg intra-rectal → appel des secours médicalisés si inefficace - **Consultation médicale** systématique au décours
		Pronostic	- FdR de récidive : - Age < 1 an - Antécédents familiaux de crises fébriles ou d'épilepsie au 1er degré - FdR de survenue d'une épilepsie ultérieure : - Crises fébriles complexes - Retard psychomoteur - Antécédents familiaux d'épilepsie

ITEM 144 : FIEVRE AIGUE DE L'ENFANT

Fièvre = température ≥ 38°C : symptôme le plus fréquent chez l'enfant, surtout chez le nourrisson
- **Aiguë** : **< 5 jours** chez le nourrisson ou **< 1 semaine** chez l'enfant plus âgé
- Mesure de référence = **thermomètre électronique par voie rectale**
- Autres méthodes de mesure : **voie buccale** (ajouter **+ 0,4°C**), **voie axillaire** (ajouter **+ 0,5°C**), **auriculaire par infra-rouge**

Situations d'urgence	Urgence liée à la fièvre	Signe de gravité	- **Faciès pâle/gris, cyanose péribuccale** - **Somnolence** - **Cris plaintifs, geignards** - **Téguments marbrés, froids** - **Temps de recoloration cutanée allongé ≥ 3 s** → Le niveau de la température ne témoigne pas à lui seul de la gravité d'une fièvre
		Complication liée à la fièvre	- **Crise fébrile** (**2 à 5%** des enfants) = **crise convulsive hyperthermique** : crise convulsive occasionnelle, survenant en climat fébrile, chez un enfant âgé de 1 à 3 ans habituellement, de développement psychomoteur normal, en dehors de toute atteinte du SNC - **Déshydratation aiguë** (très rare) : jeune nourrisson avec une fièvre élevée avec thermolyse entravée (surtout en cas de température extérieure élevée) par insuffisance d'apports hydriques adéquats et/ou augmentation des pertes cutanées - **Syndrome d'hyperthermie majeure** (exceptionnel) : température **> 40,5°C**, **collapsus** et **atteintes multi-viscérales**, à haut risque de décès ou de séquelles neurologiques, lié à une **fièvre**, souvent virale, et une **hyper-thermolyse entravée** (enfant sur-couvert)
	Urgence liée à la cause		- Signes de détresse respiratoire : **pneumonie, pleuro-pneumopathie** - Troubles hémodynamiques : **sepsis, choc septique** - Purpura fébrile : **infection à méningocoque** - Anomalie du tonus et troubles de la conscience : **méningite, méningo-encéphalite** - Douleurs à la mobilisation d'un membre : **ostéo-arthrite** - Selles glairo-sanglantes avec forte fièvre : **diarrhée bactérienne**
	Urgence liée au terrain		- **Nourrisson < 3 mois**, particulièrement le **nouveau-né < 6 semaines** - Existence d'une pathologie connue : **drépanocytose, immunosuppression, porteur de cathéter central, affection chronique pulmonaire ou rénale, maladie systémique** - Capacités de surveillance limitées de l'entourage
Orientation	C		- Constantes (selon les valeurs normales pour l'âge) : température, FC, PAS/PAD, FR, SpO_2, Glasgow, poids - **Signes généraux** : pâleur, purpura, ictère, syndrome tumoral (ADP, hépatosplénomégalie) - **Signes respiratoires** : polypnée, signes de lutte, geignement, cyanose, pâleur, sueur - **Signes cardiovasculaire** : TRC ≥ 3 sec, tachycardie, souffle cardiaque, extrémités froides, marbrures, ↘ pouls - **Signes neurologiques** : agitation ou somnolence, coma (Glasgow < 10-12), hypotonie axiale et bombement de la fontanelle chez le jeune nourrisson, raideur méningée chez l'enfant - **Signes abdominaux** : ballonnement, abolition des bruits hydro-aériques, sensibilité, défense ou contracture - **Signes cutanés** : purpura pétéchial (thrombopénie) ou ecchymotique et extensif (fulminans), exanthème, énanthème, chéilite, décollement - **Signes ostéoarticulaires** : limitation ou gonflement articulaire, signes inflammatoires locaux
	PC	Selon la clinique	→ Aucun bilan complémentaire n'est généralement nécessaire : fièvre d'origine virale, bénigne - Angine chez l'enfant > 3 ans : **TDR** - **BU** : - Nourrisson avec **fièvre > 39° pendant > 48h** ou avec frissons, sans point d'appel clinique - Chez l'enfant plus âgé avec SFU et/ou douleur abdominale - Enfant polypnéique, signes auscultatoires unilatéraux, matité à la percussion : **RP** - Fièvre < 3 mois après retour d'une zone endémique du paludisme : **frottis-goutte épaisse**
		Situation à risque	= Bilan systématique si : - Terrain à risque : **âge < 3 mois, drépanocytose, immunosuppression** - Signes cliniques évocateur d'**infection grave** - **Fièvre persistante > 3 jours** chez le nourrisson ou **> 5 jours** à tout âge - Bilan inflammatoire : **NFS, plaquettes, CRP, PCT** - Examen bactériologique : - **BU** (± **ECBU** d'emblée si < 1 mois) en cas de fièvre persistante isolée - **Hémoculture** en cas de signe de sepsis ou si nourrisson **< 3 mois** - **PL** en cas de signe de méningite ou si nourrisson **< 6 semaines** - **RP** : notamment en cas de signes respiratoires

Orientation	Hospitalisation systématique		- Nouveau-né **< 6 semaines** - Nourrisson de 6 semaines à 3 mois avec **signes d'infection grave** - **Patient neutropénique** dans le cadre d'une chimiothérapie
Orientation	Hospitalisation selon le contexte		- Enfant avec **terrain à risque** - Enfant avec **signes évocateurs d'une infection grave** - Pathologie nécessitant un **traitement hospitalier** (paludisme...)
Orientation	Conditions de prise en charge ambulatoire		- Evaluer la compréhension de la prescription par la famille - Signes de gravité devant amener à consulter : anomalie du teint, anomalie des cris, pleurs inconsolables, troubles de conscience, troubles hémodynamiques, signes de détresse respiratoire
TTT	TTT symptomatique		- Objectif = confort de l'enfant : récupération de la vigilance et du contact avec l'environnement, capacité aux jeux et aux activités, reprise de l'appétit
TTT	TTT symptomatique	**Méthode physique**	- Donner à boire aussi souvent que possible (notamment la nuit) - Ne pas sur-couvrir l'enfant ni surchauffer la pièce environnante → Autres méthodes abandonnées : bains tièdes, enveloppements humides...
TTT	TTT symptomatique	**Paracétamol**	- En 1ère intention, par voie orale, en monothérapie : **60 mg/kg/j** en 4 prises (max : **80 mg/kg/j**) - Forme galénique adaptée : posologie unitaire (pipette graduées/kg de poids) - **Voie intraveineuse** (IVL 20 min) : . Nourrissons < 1 an et/ou de poids < 10 kg : **7,5 mg/kg/6h** . Nourrissons > 1 an et de poids > 10 kg : 15 mg/kg/6h - EI (rare) : risque **toxicité hépatique** pour des **doses > 150 mg/kg/j**
TTT	TTT symptomatique	**Ibuprofène**	= Seul AINS ayant l'AMM pour les affections fébriles de l'enfant **> 3 mois** : en 2nd intention - Posologie : **20 à 30 mg/kg/jour** en **3 ou 4 prises**, maximum **30 mg/kg/jour** - EI : **infection des tissus mous** (fasciite nécrosante à streptocoque A, en particulier en cas de varicelle), **toxicité digestive** (hémorragie, ulcération), **toxicité rénale aiguë**
TTT	TTT symptomatique	**Aspirine**	= Rarement utilisé en France : posologie de **60 mg/kg/j** en 4-6 prises (max : 80 mg/kg/j) - EI : allergie, toxicité digestive, toxicité rénale, syndrome de Reye
TTT	TTT étiologique		- Indication : - Probabiliste : - Terrain à risque : nouveau-né, neutropénie, immunosuppression - Signes cliniques faisant suspecter une **infection sévère** - Curatif : - **Antibiothérapie** : angine à strepto A, OMA purulente, méningite, pneumonie... - **Antiparasitaire** : paludisme
Fièvre du nourrisson < 3 mois			→ Risque plus élevé **d'infection bactérienne invasive** (incidence élevée de bactériémie < 6 semaines), notamment à **strepto B** tardif (par contamination maternelle tardive), **pneumocoque** (vaccination à 2 mois) ou ***E. coli*** (pyélonéphrite)
Fièvre du nourrisson < 3 mois	Spécificité diagnostique	FdR d'infection néonatale	**- Prélèvement vaginal maternel positif à strepto B** **- Fièvre maternelle en périnatale** **- Prématurité** **- Rupture de la poche des eaux > 12 h** **- Liquide amniotique teinté**
Fièvre du nourrisson < 3 mois	Spécificité diagnostique	Signes cliniques d'infection potentiellement sévère	= Souvent non spécifique et paucisymptomatique - Vigilance et/ou tonus : **somnolence, hypotonie** - Comportement : **anomalie du cri, irritabilité, inconsolabilité** - Hémodynamique : **tachycardie, TRC ≥ 3s, pouls mal perçus** - Coloration : **teint gris, pâleur, cyanose, marbrures** - Signes de détresse respiratoire : **polypnée, signes de lutte** - **Déshydratation aiguë** - **Difficultés d'alimentation** - **Douleur à la mobilisation** - **Purpura** - **Distension abdominale**
Fièvre du nourrisson < 3 mois	Spécificité diagnostique	Enquête paraclinique	- Biologie standard : **NFS, plaquettes, CRP, PCT** - **BU ± ECBU** (ou **ECBU d'emblée** si **< 1 mois** : BU seule non fiable avant l'âge de 1 mois) - **Hémocultures + PL** si **< 6 semaines** ou en cas de signes d'infection potentiellement sévère → Une PL doit être réalisé même en cas de diagnostic de pyélonéphrite chez un enfant < 6 semaines afin de rechercher une méningite (barrière hémato-méningée perméable) - **TDR grippe, virologie nasale** (en milieu hospitalier) - Selon le contexte clinique : **RP, écho de parties molles ou osseuses...**

	Spécificité thérapeutique	→ **Hospitalisation** systématique chez le **nouveau-né < 28 jours** (voire **< 6 semaines**) ou en cas de **signe d'infection potentiellement sévère** → **Ambulatoire** exclusivement chez les nourrissons à bas risque : sans signe clinique d'infection potentiellement sévère, sans syndrome inflammatoire biologique, ECBU normale, surtout en cas de contage d'infection familial viral supposé (à l'anamnèse) ou prouvé (par virologie nasale) = **entérovirus** (été), **VRS, rhinovirus, grippe** (hiver) - **Réévaluation clinique indispensable à 24h** - **Antibiothérapie probabiliste** après prélèvements bactériologiques chez le nouveau-né < **28 jours** ou en cas de signes d'infection potentiellement sévère chez un nourrisson **< 3 mois**

MALADIE DE KAWASAKI

= Syndrome adéno-cutanéo-muqueux fébrile : vascularite aiguë multi-systémique des vaisseaux de moyen calibre
- Décrite dans le monde entier, mais plus fréquente dans les populations asiatiques, notamment au Japon
- Touche majoritairement les **enfants < 5 ans**, avec un **pic à 1 an**, légère prédominance masculine
- Physiopathologie mal connue : **terrain génétique prédisposant**, **agent infectieux** (*Yersinia enterocolitica*, staphylocoque ou streptocoque producteur de toxine super-antigénique, EBV, parvovirus B19…)

<table>
<tr>
<td rowspan="5">Diagnostic</td>
<td rowspan="4">C</td>
<td rowspan="3">Forme typique</td>
<td colspan="2">- Fièvre ≥ 5 jours : généralement élevée (> 39,5°), résistante au paracétamol → critère indispensable
- 4 critères/5 : - ADP cervicale ≥ 1,5 cm
« ABCEE » - Bucco-pharyngée : chéilite, stomatite, pharyngite
- Conjonctivite : bilatérale, non exsudative, indolore
- Extrémités : - Erythème des paumes/plantes
- Œdème ferme douloureux du dos des mains et des pieds
- Desquamation tardive > J10 à début péri-unguéal
- Eruption cutanée polymorphe : maculopapuleuse diffuse morbilliforme puis scarlatiniforme au niveau du tronc et des membres, évocatrice au niveau du siège, desquamation précoce dès J5</td>
</tr>
<tr>
<td>Autres signes évocateurs</td>
<td>- Hyper-irritabilité, enfant difficilement examinable
- Réactivation (induration) de la cicatrice de vaccination par BCG
- Desquamation périnéale précoce</td>
</tr>
<tr>
<td>Atteinte d'organe possible</td>
<td>- Cardiaque principalement : myocardite, péricardite, anévrisme coronarien
- Articulaire : arthralgie/arthrite de topographie diverse
- Oculaire : uvéite, rétinite
- Digestive : douleurs abdominales, vomissements
- Hépatobiliaires : hépatite cytolytique, hydrocholécyste, ictère
- Pulmonaire : nodules et infiltrats, atteinte pleurale
- Neurologique : agitation, troubles du comportement, méningite lymphocytaire, encéphalite avec convulsions, troubles de conscience, coma</td>
</tr>
<tr>
<td>Forme incomplète</td>
<td colspan="2">- Fièvre élevée isolée ou nombre limité de critères majeurs de la maladie
- Complication cardiaque révélatrice : myocardite, péricardite, anévrisme coronarien</td>
</tr>
<tr>
<td>PC</td>
<td colspan="3">→ Diagnostic essentiellement clinique : aucun marqueur spécifique
- Syndrome inflammatoire biologique (quasi-constant) : ↗ VS/CRP, hyperleucocytose, anémie inflammatoire, hyperplaquettose tardive (parfois suivant une phase rapide de thrombopénie)
- Leucocyturie aseptique : constante, évocatrice
- Echographie cardiaque systématique : recherche d'anévrisme coronarien ou de signe d'atteinte coronarienne débutante (dilatation sans perte de parallélisme des bords de la coronaire, irrégularité de la lumière vasculaire, hyperéchogénicité des parois du vaisseaux)</td>
</tr>
<tr>
<td rowspan="3">TTT</td>
<td colspan="4">→ Hospitalisation systématique en phase aiguë</td>
</tr>
<tr>
<td colspan="2">Traitement</td>
<td colspan="2">- Immunoglobulines polyvalentes IV : 2 g/kg en 1 injection
- Aspirine : - A dose anti-inflammatoire en phase aiguë = 80 à 100 mg/kg/j)
- Puis à dose antiagrégant = 3 à 5 mg/kg/j : pour une durée minimale de 6 à 8 semaines, surtout en cas d'hyperplaquettose ou de lésion coronarienne</td>
</tr>
<tr>
<td colspan="2">Surveillance</td>
<td colspan="2">- Surveillance échocardiographique : au diagnostic, puis répété à 2 semaines, à 6-8 semaines et à 6 mois
- En cas de complication cardiovasculaire : suivi spécialisé, scintigraphie myocardique, coronarographie</td>
</tr>
</table>

MALADIE DE STILL DE L'ENFANT

= Forme inaugurale de l'**arthrite chronique juvénile**

Diagnostic	C	- **Eruption roséoliforme fugace récurrente** - **Fièvre** avec **défervescence brutale** évocatrice - Classiquement en fin de journée, chez un jeune enfant asthénique - Atteintes associées : - **Sérite** : épanchement pleural, péricardique, péritonéal - **Splénomégalie** - **Arthrite** : d'apparition retardée
	Bio	- **Syndrome inflammatoire** franc et constant - **Hyperleucocytose à PNN** majeure (> 20 G/L) - **Ferritinémie très élevée** avec **diminution du % de ferritine glycosylée** (< 20%)

RECOMMANDATIONS LEGALES D'EVICTION	Aucune éviction légalement obligatoire	- Angine non streptococcique - Bronchiolite, rhinopharyngite - Gastroentérite virale, non documentée ou à salmonelle mineure - Grippe saisonnière - Gingivostomatite herpétique - Impétigo limité (protéger les lésions) - Méningite virale ou à pneumocoque - Mononucléose infectieuse - Oreillons - Otite - Pédiculose du cuir chevelu - Eruption fébrile : roséole (exanthème subit), rubéole, varicelle - Verrue vulgaire - VIH	
	Eviction obligatoire légalement	**Angine streptococcique**	- **2 jours** après début de l'antibiothérapie
		Coqueluche	- **5 jours** après le début de l'antibiothérapie
		Gale commune	- **3 jours** après le début du traitement → n'est plus recommandée
		Gastro-entérite à *E. coli* entérohémorragique ou à ***Shigella***	= Jusqu'à présentation d'un certificat médical attestant de : - **2 coprocultures négatives** à **> 24h** d'intervalle - Effectuées **> 48h** après arrêt de l'antibiothérapie
		Impétigo étendu	- **3 jours** après le début de l'antibiothérapie (si indiquée)
		Méningite à méningocoque	- Jusqu'à guérison clinique
		Rougeole	- **5 jours** après le **début de l'éruption**
		Scarlatine	- **2 jours** après le début de l'antibiothérapie
		Teigne du cuir chevelu	- Jusqu'à présentation d'un certificat médical de non-contagiosité
		Tuberculose	- Jusqu'à présentation d'un certificat médical de non-contagiosité (non bacillifère)
		→ La collectivité (école, crèche…) peut exiger une preuve que l'antibiotique a été prescrit (**copie d'ordonnance**) ou un **certificat de non-contagiosité** après examens particuliers	

INCUBATION ET CONTAGIOSITE DES PRINCIPALES INFECTIONS

Maladie	Incubation	Contagiosité
Scarlatine	3 à 5 jours	48h après antibiothérapie
Grippe	**1 à 3 jours**	**1 jours** avant → **6 jours** après
Exanthème subit	5 à 15 jours	
Coqueluche	10 jours 7 à 21 jours	Jusqu'à 3 semaines après
Rougeole	**10 jours**	**5 jours** avant → **5 jours** après
Varicelle	**14 jours**	**1 à 2 jours** avant → **7 jours** après
Parvovirus B19	14 jours	
Rubéole	**18 jours**	**1 semaine** avant → **2 semaines** après
Oreillons	19 jours 15 à 24 jours	2 jours avant → 4 jours après
Mononucléose infectieuse	30 à 50 jours	

ITEM 145 : INFECTION NASO-SINUSIENNE DE L'ENFANT

Rhinosinusite aiguë = sinusite aiguë :
- Chez l'enfant : **rhinosinusite maxillaire** (seulement > 3 ans), **ethmoïdite aiguë**
- Origine **virale** ou **bactérienne** : - **Pneumocoque, *Haemophilus, Moraxella catarrhalis*** dans les formes communes
  - ***S. aureus*, anaérobie** dans les formes compliquées

Physio			- Développement progressif au cours de l'enfance : - **Sinus ethmoïdal** : 1er mois de vie - **Sinus maxillaire** : 3 à 4 ans - **Sinus frontal** : 5 à 10 ans - **Sinus sphénoïdal** : 10 à 15 ans - Drainage sinusien : nécessite un ostium perméable et une muqueuse saine, avec un bon fonctionnement ciliaire et des sécrétions muqueuses d'élasticité et de viscosité normale → évacuation vers les cavités nasales et l'oropharynx
Diagnostic	C	**Rhino-sinusite maxillaire aiguë**	- **Rhinopharyngite aiguë** : rhinorrhée bilatérale séreuse puis mucopurulente, antérieure et postérieure, avec toux - **Rhinosinusite subaiguë** : permanence des signes cliniques de rhinopharyngites **> 10 jours**, sans tendance à la régression - **Rhinosinusite aiguë sévère** : - **Fièvre à 39°C, rhinorrhée purulente, céphalées** - Parfois **œdème périorbitaire** - **Examen des cavités nasales** (difficile) : **pus au niveau du méat moyen** (pathognomonique)
		Ethmoïdite aiguë	= Principale complication bactérienne sinusienne d'une rhinopharyngite aiguë du nourrisson ou jeune enfant : âge médian = **2 à 3 ans**
		Ethmoïdite aiguë – **Stade fluxionnaire**	- **Fièvre** modérée - **Œdème palpébral unilatéral douloureux**, limité à la paupière supérieure et à l'angle interne de l'œil, bonne ouverture spontanée des paupières
		Ethmoïdite aiguë – **Stade suppuré**	- **Fièvre élevée, douleur intense** - **Chémosis** majeur : ouverture palpébrale difficile, quasi-impossible - Complication : **abcès sous-périosté, phlegmon** ou **cellulite orbitaire**
		Ethmoïdite aiguë – Signe de gravité	- **Immobilité du globe oculaire, mydriase, anesthésie cornéenne**
	PC		- Rhinosinusite aiguë maxillaire non compliquée : aucune exploration complémentaire - **TDM des sinus** : - Forme atypique ou compliquée de rhinosinusite aiguë - Ethmoïdite aiguë extériorisée - Rhinosinusite persistante malgré traitement adapté - Sinusite récidivante ou chronique, après avis spécialisé - **Ponction sinusienne** (exceptionnelle chez le jeune enfant) - **Exploration allergologique** en cas de sinusite chronique avec symptomatologie allergique associée → Rx des sinus : non recommandé
TTT			→ **Hospitalisation** pour évaluation initiale indispensable en cas d'ethmoïdite aiguë - **Avis spécialisé ORL** : rhinosinusite aiguë compliquée, ethmoïdite aiguë, sinusite récidivante ou chronique - Traitement symptomatique : **paracétamol, désobstruction rhino-pharyngée**
	Antibiothérapie		Indication : - **Ethmoïdite aiguë, sinusite frontale, sinusite sphénoïdale** (rare) - **Rhinosinusite maxillaire :** - Forme aiguë sévère ou compliquée : systématique - Forme subaiguë : si asthme, drépanocytose ou cardiopathie - 1ère intention : **amoxicilline** 80-90 mg/kg/j en 3 prises, pendant **8 à 10 jours** - 2nd intention ou si sinusite frontale ou ethmoïdale : **Augmentin®** - Allergie à la pénicilline : **céfpodoxime-proxétil** - Allergie aux β-lactamines : **cotrimoxazole**
	Ethmoïdite aiguë		- Stade fluxionnaire : **Augmentin®** 80 mg/kg/j en 3 prises en ambulatoire, avec suivi à 24-48h - Stade suppuré : - **Hospitalisation** indispensable - Antibiothérapie : **Augmentin® IV à forte dose** (jusqu'à 150 mg/kg/j d'amoxicilline) ± **gentamicine** 5 mg/kg IVL si forme septicémique - Allergie à la pénicilline : **C3G injectable** - Durée : **8 à 10 jours**, parfois prolongé
	Suivi		- Rhinosinusite maxillaire aiguë : évolution favorable en 5 à 10 jours - Complication (surtout en cas d'ethmoïdite aiguë ou de sinusite frontale) : **cellulite orbitaire, atteinte méningo-encéphalique, abcès intracérébral** - **Sinusite chronique** : sinusite maxillaire ou frontale évoluant sur une durée > 4 mois, généralement indolore en dehors des poussées de surinfection

ITEM 146 : ANGINE ET RHINOPHARYNGITE DE L'ENFANT

<table>
<tr><th colspan="4">RHINOPHARYNGITE</th></tr>
<tr><td colspan="4">Rhinopharyngite = atteinte inflammatoire du pharynx (cavum) et des fosses nasales : infection bénigne, fréquente
→ 1ère pathologie infectieuse et 1ère cause de consultation en pédiatrie
- Exclusivement d'origine virale : rhinovirus, Coronavirus, VRS, virus influenzae et parainfluenzae...
- Contamination strictement interhumaine par voie aérienne, contagiosité importante, incubation brève en 48 à 72h</td></tr>
<tr><td>Physio</td><td colspan="3">Nouveau-né/nourrisson : cou court, abouchement céphalique du larynx au niveau de C4 à la naissance (C7 vers 7 ans)
- Ventilation exclusivement nasale jusqu'à 6 à 12 semaines, puis facilitation progressive de la respiration buccale
- Jusqu'à plusieurs épisodes de rhinopharyngite/an jusqu'à l'âge de 7 ans : reflet de l'adaptation immunitaire aux antigènes de l'environnement, avec maturation immunitaire</td></tr>
<tr><td rowspan="3">Diagnostic</td><td rowspan="2">C</td><td colspan="2">- Rhinite : écoulement nasal antérieur ou postérieur, susceptible d'entraîner des vomissements
± Toux : en cas d'atteinte bronchique virale associée
- Pharyngite : muqueuse rouge ± œdémateuse
- Signes associés (inconstant) : fièvre souvent modérée, ADP sous-angulo-maxillaire bilatérales, otite congestive
→ Le caractère puriforme de la rhinorrhée et la fièvre ne sont pas synonymes d'infection bactérienne</td></tr>
<tr><td>Complication bactérienne</td><td>- OMA purulente
- Conjonctivite purulente
- Sinusite aiguë</td></tr>
<tr><td>PC</td><td colspan="2">→ Diagnostic exclusivement clinique</td></tr>
<tr><td rowspan="3">TTT</td><td colspan="3">- Pathologie bénigne, de prise en charge ambulatoire : évolution spontanément favorable en 7 à 10 jours
- Eviction de collectivité non obligatoire, mais recommandée à la phase aiguë de l'infection
- Antipyrétique si fièvre mal tolérée
- Vasoconstricteur par voie nasale ou générale : contre-indiqués < 12 ans
→ Antibiothérapie seulement en cas de complication bactérienne</td></tr>
<tr><td colspan="2">Désobstruction rhino-pharyngée</td><td>- Lavage des fosses nasales au sérum physiologique : enfant allongé sur le dos, tête penchée d'un côté puis de l'autre, on instille le sérum dans la narine supérieure en une seule pression, bouche fermée par la main, et les mucosités sont expulsées par l'autre narine ou dégluties</td></tr>
<tr><td colspan="2">Signes devant amener à reconsulter</td><td>- Persistance de la fièvre ou apparition secondaire après 3 à 5 jours
- Absence d'amélioration des symptômes après 10 jours
- Apparition de nouveaux signes : otorrhée, otalgie, conjonctivite purulente, œdème palpébral, gêne respiratoire, anorexie, vomissements, diarrhée, changement de comportement (irritabilité, réveils nocturnes)</td></tr>
<tr><td rowspan="2">Prévention</td><td colspan="2">Adénoïdectomie</td><td>= Ablation à l'aide d'une curette : intervention chirurgicale rapide, sous AG
- Indication : obstruction chronique des voies aériennes supérieures, responsable de troubles fonctionnels persistants en rapport avec l'hypertrophie adénoïdienne</td></tr>
<tr><td colspan="2">Mesures environnementales</td><td>- Arrêt du tabagisme passif
- Reconsidérer le mode de garde de l'enfant si rhinopharyngites trop fréquentes</td></tr>
</table>

ANGINE ERYTHEMATEUSE OU ERYTHEMATO-PULTACEE

Angine = amygdalite = infection douloureuse et fébrile des amygdales
- Infection ORL les plus fréquentes de l'enfant avec les otites, pic d'incidence entre **5 et 15 ans**
- **Angine virale** (plus fréquente) : **adénovirus, influenzae, parainfluenzae, VRS, EBV…**
- **Angine bactérienne** (habituellement seulement **> 3 ans**) : principalement à **streptocoque β-hémolytique du groupe A**
- **Bactérie commensale** : ***Haemophilus, Moraxella catarrhalis*, pneumocoque, staphylocoque, anaérobie**…

Diagnostic

C

- **Fièvre**, de niveau variable
- **Odynophagie**, avec éventuelle diminution de la prise alimentaire
- Modification de l'aspect de l'oropharynx : **amygdales congestives ± enduit blanchâtre** détachable
- Signes associés : **ADP cervicales sensibles** (inconstantes)

Angine virale	Angine à strepto A
- Environnement : épidémie - A tout âge - Début progressif, fièvre variable, odynophagie modérée - Aspect **érythémateux ± vésicules** - Toux, rhinorrhée, myalgie, conjonctivite, éruption cutanée	- En **hiver/début de printemps** - De 3 à 15 ans, avec un pic de fréquence à 5 ans - Début brutal, fièvre élevée, odynophagie intense - **Erythème pharyngé intense, purpura du voile** - ADP cervicale sensibles

PC

Test de diagnostic rapide
= Ecouvillonnage sur la face interne des amygdales : mise en évidence des Ag de paroi (polysaccharides C) de streptocoque A → résultat en 5 minutes, **Se = 90%** et **Sp > 95%**
- Indication : tous enfant > 3 ans avec diagnostic clinique d'angine
→ Inutile chez l'enfant < 3 ans : diagnostic d'angine rare, le plus souvent virale

Culture du prélèvement pharyngé
- Indication : - Echec thérapeutique à **72h** d'évolution
  - TDR négatif avec **FdR de RAA** : - Séjour en zone endémique : Afrique subtropicale, Maghreb, DOM-TOM
    - Conditions sociales ou sanitaires défavorables
    - Atcds d'épisodes multiples d'angine à strepto A

TTT

- Pathologie généralement bénigne, de prise en charge ambulatoire : guérison en quelques jours
- **Eviction de collectivité** : obligatoire jusqu'à **48h** d'antibiothérapie en cas d'angine à streptocoque A

Antibiothérapie
= Accélère la régression des symptômes, éradication et diminution de la dissémination du streptocoque A, réduction des complication infectieuses locorégionales et du RAA
- Indication : angine bactérienne avec confirmation microbiologique (TDR ou culture positif)
- 1ère intention : **amoxicilline** à **50 mg/kg/jour** en 2 prises orale pendant **6 jours**
- Allergie à la pénicilline : **C3G** = **céfpodoxime-proxétil** x 5 jours ou **céfuroxime-axétil** x 4 jours
- Allergie aux β-lactamines : **macrolide** = **azithromycine** x 3 jours ou **clarythromycine** x 4 jours

Traitement symptomatique
- **Antipyrétique-antalgique : paracétamol**
- Traitement symptomatique si rhinopharyngite associée : **désobstruction rhino-pharyngée**…
→ **AINS** et **corticoïdes** non recommandés : ↗ le risque de complication infectieuse

Complication

Echec d'antibiothérapie initiale
- Mauvaise observance
- Complication infectieuse loco-régionale
- Résistance bactérienne → culture du prélèvement pharyngé avec antibiogramme

Complication locorégionale
- **Phlegmon péri-amygdalien** : **trismus, otalgie, tuméfaction unilatérale du voile du palais** refoulant la luette œdématiée → prise en charge hospitalière pour **ponction bactériologique, antibiothérapie IV ± chirurgie**
- **Abcès rétro-pharyngé** ou **rétro-stylien** : **torticolis**

Complication générale
- Contamination d'un sujet à risque (varicelle…) : fasciite, choc streptococcique
- **Syndrome post-streptococcique** : **RAA, glomérulonéphrite aiguë**

A long terme
- **Amygdalite chronique** = persistance **> 3 mois** de signes inflammatoires locaux (douleur pharyngé, halitose, aspect inflammatoire) et régionaux (ADP cervicales) malgré traitement
- **Angine récidivante** : **≥ 3 épisodes/an** pendant **3 ans** ou **≥ 5 épisodes/an** pendant **2 ans**

Prévention

Amygda-lectomie
= Ablation des amygdales par dissection ou diathermie, coblation, laser ou ultracision, sous AG
- Indication : - Infection récidivante : **angine récidivante** ou **chronique**, **abcès péri-amygdaliens récidivants**
  - **Syndrome post-streptococcique** (sauf GNA)
  - En urgence associée à un **drainage d'abcès para-pharyngé**
- Complication précoce : **complication respiratoire, nausées/vomissements, hémorragie**
- Complication tardive : **hémorragie retardée, dysphagie douloureuse prolongée, persistance d'une obstruction respiratoire**

ITEM 147 : OTITES DE L'ENFANT

Otalgie = douleur localisée à l'oreille : liée à une atteinte de l'oreille (50% : otodynie) ou à une autre affection ORL (pharyngite, angine : otalgie réflexe)
Otite = inflammatoire aiguë ou chronique de l'oreille
- **Otite externe** = **dermo-épidermite du revêtement cutané** du méat acoustique externe, d'origine infectieuse
- **Otite congestive** = congestion (rougeur, hypervascularisation) bénigne des tympans, le plus souvent d'origine virale, souvent associée à une rhinopharyngite
- **Otite moyenne aiguë purulente** = surinfection bactérienne de l'oreille moyenne, avec épanchement purulent collecté ou extériorisé dans la caisse du tympan : pic **entre 6 et 24 mois**, généralement à **pneumocoque** ou à ***Haemophilus influenzae***
- **Otite séromuqueuse** = épanchement rétro-tympanique sans signe d'inflammation, évoluant depuis > 2 mois

Diagnostic	SF	Otite congestive, OMA purulente	- Début brutal - **Otalgie** (exprimée à partir de **3 ans**) ou équivalent = **pleurs, irritabilité, insomnie** - **Fièvre, réduction de l'appétit** - Signes digestifs : **vomissements alimentaires, selles liquides, douleurs abdominales**
		Otite séromuqueuse	- **Hypoacousie** : non-réponse à l'appel, pauvreté du langage, volume sonore de la télévision, difficultés scolaires
		Otite externe	- **Otalgie provoquée** à l'effleurement de l'auricule
	SC	**Otoscopie**	- Technique : débuter par l'oreille saine, traction de l'auricule vers le haut et vers l'arrière - Tympan normal : - Membrane tympanique quasi-transparente, grisée - Manche du marteau visualisé, oblique en bas et en arrière - Triangle lumineux en bas et en avant - **Otite congestive** : hypervascularisation, sans épanchement rétro-tympanique - **Otite purulente** : aspect inflammatoire du tympan avec épanchement rétro-tympanique, extériorisé (otorrhée) ou non (opacité, effacement des reliefs ou bombement, disparition du triangle lumineux) - **Otite séromuqueuse** : épanchement rétro-tympanique sans inflammation franche, donnant un aspect de tympans marbrés, mats et rétractés, associés à un niveau liquidien - **Otite externe** : tympans normaux, CAE inflammatoire et œdématié, parfois recouvert de sécrétions purulentes peu abondantes
		Signe étiologique	- Otite **hyperalgique** et **hyperthermique (> 39°C)** : en faveur d'un **pneumocoque** - **Syndrome otite-conjonctivite purulente** : en faveur d'un ***Haemophilus influenzae***
	PC	→ Diagnostic clinique à l'otoscopie : aucun examen complémentaire en cas de forme simple	
		Paracentèse	= **Myringotomie** : évacuation d'un épanchement rétro-tympanique et analyse microbiologique Indication dans l'OMA purulente collectée : - Terrain : **âge < 3 mois**, immunodéprimé - 2nd échec d'antibiothérapie - Complication : mastoïdite, paralysie faciale… - Hyperalgie résistante au TTT chez l'enfant > 2 ans
		Exploration fonctionnelle auditive	→ Indiqué dans l'**otite séromuqueuse** - **Audiométrie tonale liminaire** (non réalisable en pratique chez l'enfant) : **surdité de transmission bilatérale**, ne dépassant pas 30 dB - **Tympanogramme** : plat (épanchement rétro-tympanique)
TTT de l'OMA purulente	- **Avis spécialisé ORL** : si 2nd échec de traitement, complication loco-régionale ou otite séromuqueuse - TTT symptomatique : **paracétamol, ibuprofène** si douleur intense, **DRP** si rhinopharyngite associée		
	Antibio-thérapie	= Si OMA purulente : - **< 2 ans** : systématique - **> 2 ans** : - Si symptomatologie bruyante : otalgie intense, fièvre élevée - Si symptômes persistant à 48-72h sous traitement symptomatique - 1ère intention : - **Amoxicilline** : **80-90 mg/kg/jour** en 3 prises - **Augmentin®** : en 3 prises si syndrome otite-conjonctivite - Allergie à la pénicilline : **C3G orale = cefpodoxime-proxétil** ou **céfuroxime-axétil** - Allergie aux β-lactamines : **érythromycine-sulfafurazole, cotrimoxazole** - **Ceftriaxone IV ou IM** : seulement si < 3 mois, immunodéprimé ou intolérance digestive totale - Durée : - **Enfant < 2 ans** : **8 à 10 jours** - **Enfant > 2 ans** : **5 jours**	

Surveillance	Suivi	- Réévaluation à 48-72h chez l'enfant > 2 ans sous traitement symptomatique - Contrôle systématique des tympans non recommandé en cas d'évolution favorable
	Echec d'antibiothérapie initiale	= Persistance ou aggravation des symptômes à 48h d'antibiothérapie - Rechercher une **complication** - Vérifier **l'observance thérapeutique** - Résistance : - Si prescription initiale d'amoxicilline : **Augmentin®** ou **cefpodoxime-proxétil** - Si 2nd échec : **avis ORL** + **paracentèse** (si possible après fenêtre thérapeutique)
Complication	Complication loco-régionale	- **Mastoïdite extériorisée** : décollement du pavillon de l'oreille vers le dehors et l'avant, tuméfaction rétro-auriculaire douloureuse, rénitente - **Paralysie faciale périphérique** (rare) - **Labyrinthite, abcès cérébral, thrombophlébite cérébrale** (exceptionnelle) - **Bactériémie, méningite purulente** (surtout chez le nourrisson)
	Complication au long cours	- **Otite moyenne chronique** : persistance **> 3 mois** - **OMA récidivante** : **≥ 3 épisodes** d'OMA en **6 mois**, séparés par un intervalle libre de **3 semaines**
	Adénoïdectomie	Indication : - **OMA récidivante** mal tolérée après échec des antibiothérapies répétées - **Otite séromuqueuse** chronique d'emblée compliquée (troubles du comportement, difficultés d'apprentissage, surinfections fréquentes, rétraction tympanique) après échec de traitement médical
	Aérateurs trans-tympaniques	= **ATT** : intervention chirurgicale rapide, par mise en place d'un tube creux en plastique au travers de la membrane tympanique

AINS et infection ORL de l'enfant		= Recommandé à visée antalgique uniquement (et non antipyrétique) - **Ibuprofène** : en sirop à partir de > 3 mois - **Kétoprofène** : en sirop à partir de > 6 mois
	Indication	- Dans les infections ORL bénignes non compliquées de l'enfant : - **OMA** - **Angine** - **Rhinopharyngite** - **Sinusite maxillaire** - Seulement : - En 2ème intention si paracétamol seul insuffisant en cas de douleur modérée **EVA > 3** - D'emblée en cas de douleur sévère **EVA > 5**
	Durée	- Durée la plus courte possible - Arrêt dès sédation de la douleur - Sans dépasser **< 72h** : arrêt et recherche d'une complication si douleur persistante
	Contre-indication	- Varicelle - Infection ORL compliquée : mastoïdite, sinusite non maxillaire, cellulite… - Contre-indication aux AINS

ITEM 148 : MENINGITE ET MENINGO-ENCEPHALITE CHEZ L'ENFANT

MENINGITE PURULENTE

Méningite bactérienne : beaucoup plus fréquente chez l'enfant, 2,2/100 habitants/an en France
- Mortalité et séquelles élevées dans les pays en voie de développement et dans les pays industrialisés

<table>
<tr><td>Microbiologie</td><td colspan="3">- Pneumocoque = germe de portage des VAS du jeune enfant : méningite à pneumocoque fréquente entre 2 et 12 mois de vie ↘ incidence par la vaccination = 55% % des méningites de l'adulte
- Méningocoque = germe de portage du rhinopharynx : 12 sérotypes, surtout B (2/3 des cas), C (1/3), W135 et Y, méningite fréquente > 12 mois (60% des méningites bactériennes), ↘ incidence du sérotype C par la vaccination = 25% des méningites de l'adulte
- Listeria : 10% des méningites de l'adulte, surtout chez > 65 ans
- Autres germes : - Streptocoque B : 1ère cause de méningite chez le nouveau-né < 2 mois
- E. coli : 2ème cause de méningite chez le nouveau-né < 2 mois
- Haemophilus influenzae b : exceptionnellement responsable de méningites depuis la vaccination
- Autres : salmonelle (drépanocytaire), staphylocoque coagulase négatif et BGN (infection nosocomiale), germe opportuniste (immunodéprimé)</td></tr>
<tr><td rowspan="2">Physiopath</td><td colspan="3">- Envahissement méningé : quasi-exclusivement par voie hématogène, exceptionnellement par contiguïté (brèche méningée : méningite à pneumocoque ou Haemophilus influenzae)</td></tr>
<tr><td>Etapes</td><td colspan="2">- Colonisation bactérienne : nasopharyngée (pneumocoque, méningocoque) ou digestive (strepto B, E. coli)
- Survenue d'une bactériémie élevée ou prolongée → franchissement de la barrière hémato-méningée (plus perméable chez le jeune nourrisson)
- Multiplication bactérienne lente dans le LCR → inflammation méningée, œdème cérébral et réduction des flux vasculaires cérébraux (ischémies, séquelles)</td></tr>
<tr><td rowspan="5">Diagnostic</td><td rowspan="3">C</td><td>Chez le nourrisson</td><td>- Syndrome infectieux sévère : fièvre élevée, teint pâle ou gris, caractère geignard, somnolence, cris et pleurs inhabituels à la mobilisation, hyper-irritabilité, inconsolable
- Refus du biberon, vomissements
- Convulsions (même brèves et apparemment isolées)
- Signes neurologiques : - Bombement de la fontanelle antérieure (en position assise, hors pleurs)
- Modification du tonus : hypotonie de la nuque ou raideur anormale à la mobilisation du rachis, avec rejet de la tête en arrière
- Signes neurologiques de focalisation
- Autres : - Signes de gravité, notamment hémodynamique
- Coexistence d'autres infections : OMA purulente (35% des méningites à pneumocoque), foyer pulmonaire</td></tr>
<tr><td>Chez le grand enfant</td><td>- Syndrome infectieux : fièvre à début souvent brutal, parfois au décours d'une infection des VAS ou un syndrome grippal
- Syndrome méningé : céphalées, cervicalgie, photophobie, vomissements, refus alimentaire
- Signes neurologiques : - Raideur nucale : flexion de nuque douloureuse ou limitée, avec mouvements latéraux possibles
- Signe de Kernig : la flexion sur le tronc des MI maintenus en extension entraîne une flexion invincible des jambes sur la cuisse
- Signes neurologiques de focalisation</td></tr>
<tr><td>Situations d'urgence</td><td>- Sepsis sévère : tachycardie, TRC ≥ 3s, marbrures, extrémités froides, anurie
→ Remplissage vasculaire, contre-indication à la ponction lombaire
- Purpura fulminans : purpura rapidement extensif et nécrotique ou ecchymotique > 3 mm
→ Antibiothérapie par C3G IV (Ceftriaxone ++) ou IM avant transfert en réanimation
- Complication cérébrale = HTIC, abcès, empyème sous-dural : troubles de conscience, coma, convulsions → 20% de décès malgré ttt
→ Transfert en neurochirurgie, imagerie cérébrale avant toute PL</td></tr>
<tr><td rowspan="2">PC</td><td colspan="2">→ Ponction lombaire en urgence : contre-indiquée ou différée si
- Purpura fulminans ou instabilité hémodynamique : remplissage vasculaire et injection de C3G
- Signes d'engagement cérébral : hémoculture (si possible), puis antibiothérapie, puis TDM cérébrale avant PL
- Signes évocateurs d'un processus expansif intra-cranien : HLH, déficit sensitivo-moteur, sd cérébelleux
→ Bilan systématique : NFS iono, BHC, Hémostase, PCT</td></tr>
<tr><td>Ponction lombaire</td><td>- Examen macroscopique : liquide hypertendu, purulent, trouble</td></tr>
</table>

Diagnostic	PC		- Analyse cytologique : **hypercellularité** > 10/mm³ (liquide **trouble** si > 200/mm³), ou réaction panachée (PNN et lymphocytes) si examen précoce ou antibiothérapie préalable insuffisante - Analyse biochimique : **protéinorachie** > 0,40 g/L, **glycorachie** < 40% de la glycémie, **lactate** > 3,2 mmol/L - Examen direct (résultats en 30 min) : bactérie visible si inoculum **> 10⁵/mL → CGP en diplocoque** (pneumocoque), **CGN en diplocoque** (méningocoque), **BGN polymorphe** (*Haemophilus*) - Culture microbienne systématique : confirmation, antibiogramme
		Autres examens biologiques	- **Hémoculture** systématique : fréquemment positive, ne se substitue pas à la PL (sauf purpura fulminans) - Orientation vers une cause bactérienne : **hyperleucocytose à PNN, CRP élevée, PCT > 0,5** - Bactério : - Si PL négative (cellularité sans germe) : **test immuno-chromatographique Binax®** (pneumocoque), **PCR pneumocoque** ou **méningocoque** dans le LC - **Biopsie cutanée de lésion nécrotique** (surtout si PL impossible - purpura fulminans ++)
		Imagerie cérébrale	= **Scanner** ou **IRM** : recherche **d'engagement** ou de **complication (abcès, empyème cérébral)** - Indication : - **Signes d'engagement cérébral** : mydriase unilatéral, hoquet, mouvements d'enroulement, troubles ventilatoire, instabilité hémodynamique - **Trouble de vigilance sévère** : **Glasgow < 11** - **Crise épileptique récente** ou **en cours** : - **Signe de localisation neurologique** : paralysie oculomotrice, paralysie faciale ou des membres, ataxie, troubles sensitifs... → Aucune indication à l'échographie transfontanellaire

TTT	→ **Urgence thérapeutique** : hospitalisation **en USI** pendant les premières 24h ou d'emblée en réanimation - **Critères d'admission en réanimation médicale** : purpura extensif, instabilité hémodynamique, Glasgow ≤ 8, signes neurologiques focaux, signes de souffrance du tronc cérébral, état de mal convulsif		
	Antibio-thérapie		→ Le pronostic dépend de la précocité de mise en route de l'antibiothérapie : début dès la réalisation de la PL ou avant si la PL est contre-indiquée ou différée
		Indication	Dès suspicion diagnostique : si signe de détresse vitale (instabilité hémodynamique, signe d'engagement), avant la réalisation de la PL et après les hémocultures (si possible) Dès la réalisation de la PL ou dès ses 1ers résultats : - LCR purulent avec cellularité > 10/mm³ et germe à l'examen direct : probable méningite bactérienne → **antibiothérapie probabiliste** selon l'âge et le germe - LCR clair avec cellularité > 10/mm³ sans germe à l'examen direct : possiblement méningite de cause virale → aucune antibiothérapie en l'absence de signe de gravité
		Modalité	**- C3G injectable = ceftriaxone** ou **céfotaxime** : référence

Modalité (suite) :

Pneumocoque	Suspecté : âge < 1 an, OMA purulente Confirmé : CGP, Binax now® positif	**Céfotaxime IV** : en 4 injections/j - Dose renforcée = **300 mg/kg/j** - Durée : **10 à 15 jours**
Méningocoque	Suspecté : âge > 1 an, contage, purpura Confirmé : diplocoque Gram négatif	**Céfotaxime IV** : en 4 injections/j - Dose classique = **200 mg/kg/j** - Durée : **4 à 7 jours** **Ceftriaxone IV: 100 mg/kg/j**
Haemophilus influenzae	Suspecté : BGN à l'examen direct	**Céfotaxime** ou **ceftriaxone IV** - A dose méningée classique - Durée : **7 jours**

TTT	**Cortico-thérapie systémique**		**Dexaméthasone IV** à **0,15 mg/kg/6h** : simultanée ou au plus tard 12h après le début d'antibiothérapie - Indication : méningite à **pneumocoque** (suspecté ou confirmé) ou méningocoque de l'adulte
	TTT symptomatique		- **Antalgique** - **Antiépileptique** en cas de crise épileptique (aucune indication en prévention primaire) - **Monitoring de la pression intracrânienne** et **traitement de l'œdème cérébral** (discutés)
	Surveillance		- Clinique, biologique : hémodynamique, apyrexie en 48h, examen neurologique, bilan inflammatoire
		Imagerie cérébrale	- Indiquée à 48-72h en cas d'évolution clinique défavorable - Recommandée en cas de méningite à germe inhabituel

		PL de contrôle	- Inutile en cas d'évolution clinique rapidement favorable - Indiquée à 48-72h en cas d'évolution clinique défavorable, après imagerie cérébrale - Recommandée à 48h d'antibiothérapie : - En cas de méningite à pneumocoque avec CMI aux **C3G > 0,5 mg/L** - En cas de méningite à germe inhabituel
Evolution	- Facteurs de mauvais pronostic : retard à la mise en route de l'antibiothérapie, nourrisson, pneumocoque, gravité du tableau neurologique initial (coma, signes de focalisation), choc septique, faible réaction cellulaire, hypoglycorachie, hyperprotéinorachie à l'examen du LCR → Mise en jeu du **pronostic vital** (**20%** de mortalité) et **fonctionnel** (**30%** de séquelles)		
	Risques à la phase initiale	Echec d'antibiothérapie	= Fièvre > 38,5°, troubles de conscience ou céphalées importantes persistante à 48-72h d'antibiothérapie - Contrôle des marqueurs infectieux et inflammatoires : **NFS, CRP, PCT** - Recherche de complication : **imagerie cérébrale** - **Contrôle du LCR** avec **dosage de C3G**
		Complication	A suspecter si : - **Coma, convulsion, état de mal convulsif** - **Paralysie, atteinte des paires crâniennes** (III et VI surtout) - **Troubles neurovégétatifs** : vasomoteurs, hypo/hypertension, tachycardie, irrégularité du rythme respiratoire - **Empyème, abcès** - **Hématome sous-dural, AVC, hydrocéphalie** - Risque **d'engagement cérébral** - **Syndrome de sécrétion inappropriée d'ADH** : prise de poids, hyponatrémie, convulsions
	Risques à long terme		- **Surdité acquise** (pneumocoque ++) : dépistage **à J15** puis tous les **3 mois** pendant 1 an par **audiométrie comportementale** et **potentiels évoqués auditifs** ou **audiogramme conventionnel** selon l'âge → Si hypoacousie précoce : **consultation ORL** avec **TDM des rochers** et **IRM labyrinthique** → La méningite à pneumocoque est la 1ère cause de surdité acquise chez l'enfant - **Retard de développement psychomoteur** - **Séquelles motrices** - **Hydrocéphalie** : mesure du périmètre crânien - **Comitialité** (survenue ou récidive)
	Facteur causal		- Infection sévère et invasive (sepsis, méningite) à bactérie encapsulée (pneumocoque, méningocoque, *Haemophilus*) : rechercher un **déficit immunitaire** dès le 1er épisode - Méningite bactérienne récidivante à pneumocoque : rechercher une **brèche ostéoméningée**
Prévention	Méningocoque	- **Isolement type « gouttelettes »** jusqu'à guérison clinique - **Déclaration obligatoire** : signalement à l'ARS sans délai puis notification	
		Antibio-prophylaxie des sujets contacts	- Contact à risque : **proximité** (< 1 mètre pendant > 1h dans les 10 jours), **bouche-à-bouche, intubation, aspiration endotrachéale** - Administrée dans les **24 à 48h** après le diagnostic (inutile si contact **> 10 jours**) - **Rifampicine** orale, pendant **2 jours** : → Adaptation de la contraception si prise de pilule oestroprogestative
		Vaccination ciblée	= Concomitante à l'antibioprophylaxie : même sujets contacts, même durée - **Méningocoque C :** vaccin conjugué monovalent - **Autre sérogroupe** : vaccin conjugué tétravalent ACYW135 possible dès 6 semaines (Nimenrix)- **Méningocoque B** : seulement si cas multiples ou épidémie
	Pneumocoque	→ Les méningites à pneumocoques ne sont pas épidémiques : ø isolement, ø antibioprophylaxie, ø vaccination particulière (compléter le calendrier vaccinal), ø déclaration obligatoire → Recherche facteur favorisant : bilan ORL, VIH, EPP, imagerie (brèche), Corps de Jolly (frottis)	
	Listeria	- Pas d'isolement, pas d'ATBprophylaxie - Précautions alimentaires chez la femme enceinte et immunodéprimé - Contrôle sanitaire	

MENINGITE NON PURULENTE

Méningite non purulente = méningite à liquide clair → Diffusion par voie hématogène ou neuronale
- Principalement d'origine **virale** : **entérovirus (échovirus…)**, **virus coxsackie, HHV6, VZV, EBV, virus ourlien** ou **HSV**
- Plus rarement d'origine **bactérienne** : **méningite tuberculeuse, *Listeria*** (exceptionnelle)

Diagnostic	C		- Identique aux méningites bactériennes : **syndrome méningé fébrile, souvent moins marqué** - Evocatrice de méningite à **entérovirus** : - Contexte épidémique : plusieurs cas en collectivité - Caractère saisonnier : été/début automne - Age : le plus souvent entre 5 et 14 ans - Manifestations associées : **éruption**, **diarrhée**, **algies diffuses**
		Situation d'urgence	- Recherche d'atteinte encéphalique → **Méningite herpétique** ou **méningo-encéphalite herpétique** : pronostic redoutable
	PC	**Ponction lombaire**	- Macroscopie : **liquide clair,** parfois **opalescent** (en cas de forte cellularité : virus ourlien) - Cytologie : **cellularité** habituellement entre 50-1500/mm^3, **formule lymphocytaire** ou **panachée** (50 à 100% de lymphocytes), parfois trompeuse avec **prédominance de PNN si PL précoce** - Biochimie : - **Protéinorachie** normale ou légèrement augmentée (0,40-0,60 g/L) - **Normoglycorrachie** le plus souvent (hypoglycorrachie : origine bactérienne) - Examen microbiologique direct : aucune mise en évidence de bactérie - **Culture microbienne** systématique : stérile
		Autres examens	- Orientation vers une cause virale : - NFS-CRP : **hyperleucocytose**, **CRP normale** ou ↗ **modérée** - **PCT < 0,5 ng/ml** (meilleur marqueur distinctif) - **Dosage des lactates dans le LCR < 3,2 mmol/L** - **Hémoculture négative** - **PCR ARN 16S** sur LCR : peut être utile pour éliminer une origine bactérienne en cas de suspicion de méningite décapitée par une antibiothérapie
		Imagerie cérébrale	= **systématique** : à la recherche d'une complication souvent normal en cas d'encéphalite associée - Pratiquée avant tout PL si indiquée
		→ En cas de suspicion de méningo-encéphalite herpétique : **aciclovir IV** débuté avant l'imagerie et la PL	
TTT	Méningite virale commune		→ **Prise en charge ambulatoire** possible si diagnostic certain - TTT symptomatique : **repos, antipyrétique, antalgie, antiémétique, hydratation** - **Surveillance clinique étroite**
	Orientation vers une forme sévère		- Méningite bactérienne : **antibiothérapie probabiliste IV (amoxicilline si Listeria)** - Méningo-encéphalite herpétique : **aciclovir IV** → Seul l'examen du LCR permet d'exclure le diagnostic de méningite bactérienne
	Surveillance		- Suivi immédiat : apyrexie en < 7 jours (souvent < 48h pour les méningites à entérovirus) - Contrôle du LCR inutile en cas de régression clinique - Pronostic habituellement bon : aucun dépistage de séquelles - Létalité 2% enfant 10% adulte

MENINGO-ENCEPHALITE INFECTIEUSE

Méningo-encéphalite infectieuse = encéphalite associée à une réaction inflammatoire modérée du LCR
- Origine principalement virale : **HSV** principalement, **VZV, VIH, CMV, EBV, HHV6, entérovirus, grippe, adénovirus**
- Plus rarement autre agent infectieux : **neuro-paludisme, mycoplasme, maladie de Lyme, *Bartonella*, chikungunya, tuberculose, *Listeria*...**

<table>
<tr><td rowspan="5">Diagnostic</td><td>C</td><td colspan="2">- Troubles de conscience prolongés, variables
- Crise convulsive, voire état de mal épileptique
- Signes de localisation neurologique focaux : syndrome pyramidal, trouble de l'équilibre, atteinte de paire crânienne
- Modification durable du comportement, trouble mnésique ou du langage
- Troubles hémodynamiques
→ Des signes encéphalitiques associée à une fièvre ± un syndrome méningé doivent faire suspecter une méningo-encéphalite : évoquer en 1er lieu une encéphalite herpétique, à traiter par aciclovir IV en urgence absolue</td></tr>
<tr><td rowspan="4">PC</td><td>Imagerie cérébrale</td><td>→ Indispensable en cas de signe évocateur d'encéphalite, avant toute PL
- IRM : hypersignaux des lobes temporaux en T2 et FLAIR, souvent bilatéraux et asymétriques</td></tr>
<tr><td>Ponction lombaire</td><td>- Méningo-encéphalite : liquide clair avec pléiocytose modérée, à prédominance lymphocytaire, avec hyperprotéinorachie modérée
- Encéphalite : liquide clair avec cellularité généralement normale
- Analyses spécifiques : - Dosage de l'interféron α
- PCR HSV : indispensable
- Selon le contexte : PCR VZV, VIH, CMV, EBV, HHV6, Lyme...
→ PL de contrôle à 48h si PCR HSV négative avec forte suspicion</td></tr>
<tr><td>EEG</td><td>- Méningo-encéphalite herpétique : aspect ralenti avec ondes lentes périodiques et pointes-ondes fronto-temporales (évocateur)</td></tr>
<tr><td colspan="2">→ Le bilan paraclinique ne doit pas retarder l'administration d'aciclovir IV</td></tr>
<tr><td rowspan="4">TTT</td><td colspan="3">→ Hospitalisation indispensable
- Mise en condition : monitoring cardio-respiratoire, pose d'une VVP</td></tr>
<tr><td colspan="2">Traitement antiviral probabiliste</td><td>- Aciclovir IV à 500 mg/m²/8h
- Durée (si PCR positive) : 15 à 21 jours
→ Arrêté au mieux en cas de négativité de ≥ 2 PCR sur le LCR à 48h d'intervalle
→Association à l'amoxicilline si argument pour Listeria</td></tr>
<tr><td colspan="2">Formes graves en réanimation</td><td>- Enfant comateux (Glasgow < 8) : ventilation mécanique
- Traitement de l'HTIC : posture, ventilation, mannitol</td></tr>
<tr><td colspan="3">- Méningo-encéphalite herpétique : - Mortalité élevée à la phase aiguë
- Risque de séquelles cognitives important
→ Facteur pronostique principal : précocité du traitement par aciclovir IV</td></tr>
</table>

ITEM 151 : INFECTION BRONCHOPULMONAIRE DE L'ENFANT

BRONCHIOLITE AIGUË DU NOURRISSON

Bronchiolite aiguë = bronchopathie obstructive, essentiellement d'origine infectieuse chez le **nourrisson < 12 mois**
= premier épisode aigu de gêne respiratoire, à toute période de l'année, < 12 mois
- Concerne **30%** des nourrissons **= 460 000**/an : plus fréquent de 2 à 8 mois, pic épidémique hivernal, hautement contagieux
- Agent infectieux : **VRS** ++ (60-70%), **rhinovirus** (20%), ***parainfluenzae*, grippe, métapneumovirus, coronavirus**, **adénovirus**

→ La répétition d'épisodes de dyspnée sifflante est un **asthme du nourrisson** (≥ 3 épisodes ou atopie + ≥ 2 épisodes)
→ 1 épisode de dyspnée sifflante > 12 mois est un **asthme du nourrisson**

Physio

- **Contamination interhumaine** par **sécrétions contaminées** (indirectement par les mains ou le matériel souillé), favorisée par la mise en collectivité
- **Incubation** = **2 à 8 jours**
- Multiplication virale dans les cellules des VAS, puis dans les cellules épithéliales des bronchioles
- **Obstruction des voies aériennes, endoluminale** (bouchon muqueux) et **murale** (inflammation pariétale), entraînant un **piégeage de l'air,** avec participation mineure possible d'un **spasme bronchique** par contraction musculaire lisse
- **Elimination du virus** en **3 à 7 jours**, parfois jusqu'à 4 semaines

Diagnostic

C

- Début par une **rhinopharyngite**
- Signes respiratoires : **toux, tachypnée (> 40/min** chez le nourrisson), signes de lutte respiratoire = **tirage intercostal, balancement thoraco-abdo, battement des ailes du nez, entonnoir xiphoïdien**
- Température normale ou peu élevée
- Retentissement alimentaire : **prises alimentaires diminuées, vomissements** faciles
- Auscultation :
  - **Atteinte bronchiolaire** : **râles bronchiques/sibilants** et **freinage expiratoire**
  - **Atteinte alvéolaire** (= broncho-alvéolite) : **râles crépitants** et/ou **sous-crépitants**

Evaluation de la gravité (check list HAS 2019)

Critères de vulnérabilité

Terrain :
- Age **< 2 mois** d'âge corrigé ou prématurité (< **36** SA)
- Comorbidités (cardiopathies ou pathologie pulmonaire chronique grave dont dysplasie bronchopulmonaire, pathologie neuromusculaire, déficit immunitaire, polyhandicap)

Environnement :
- **Contexte socioéconomique défavorable**
- Incapacité de surveillance, de compréhension, d'accès aux soins

Critères de gravité clinique

- **Etat général :** aspect toxique (AEG), troubles du comportement, hypotonie, malaises
- **Signes respiratoires** :
  - Fréquence respiratoire **> 60**/min ou < **30**/min
  - Fréquence cardiaque (> **180**/min ou < **80**/min)
  - **Pauses** respiratoires
  - Respiration superficielle
  - Cyanose (hypoxie), sueurs (hypercapnie)
  - **Intensité** des signes de lutte
- **SpO_2< 92%** sous air et au repos ou lors de la prise de biberons
- **Alimentation** : Difficultés à la prise des biberons (< 50% sur 3 prises consécutives ou refus alimentaire)

Synthèse - Evaluation de la gravité

Forme clinique	Légère	Modérée	Grave
Etat général altéré (dont comportement)	Non	Non	Oui
FR	< 60 /min	60-69/min	≥ 70/min ou < 30/min Ou respiration superficielle Ou bradypnée < 30 ou apnée
FC > 180/min ou < 80/min	Non	Non	Oui
Utilisation des muscles accessoires	Absente ou légère	Modérée	Intense
SpO2 à l'éveil en air ambiant	> 92%	90% < SpO2 ≤ 92%	≤ 90% ou cyanose

Diagnostic

Alimentation	> 50%	< 50% sur 3 prises consécutives	Réduction importante ou refus
Interprétation	*Tous les critères*	*Au moins 1 critère* *Aucun des formes graves*	*Au moins 1 critère*
Orientation	**Suivi ambulatoire** **Suivi rapproché 48-72h si :** < 2 mois, prématurité, comorbidité, tabac, difficultés sociales	**Hospitalisation si :** - SpO2 ≤ 92% (indication O2) - Alimentation < 50% (support nutritionnel) - < 2 mois âge corrigé **A discuter** si critères de vulnérabilité ou d'environnement **Pour les autres :** - Suivi rapproché - Consultation médicale à 24h	**Hospitalisation systématique**
Transfert en USI / Réanimation si :		- Apnée(s) - Épuisement respiratoire, capnie (**> 46-50 mmHg**), pH (< **7,34**) - Augmentation rapide des besoins en oxygène	

DD

- **Pathologie respiratoire chronique** (trachéobronchomalacie, mucoviscidose…) : manifestations respiratoires préalables (toux, encombrement)
- **Pathologie obstructive congénitale** (laryngomalacie, trachéobronchomalacie…) : **stridor**
- **Insuffisance cardiaque** : **souffle cardiaque, tachycardie, hépatomégalie, œdèmes**
- **Pathologie cardiaque ou respiratoire chronique** : mauvaise prise pondérale

→ Evoquer une **myocardite aiguë** en cas de dyspnée avec **tachycardie** et **hépatomégalie**

PC

→ Diagnostic exclusivement clinique : **aucun examen complémentaire n'est systématique**
Se discutent dans les formes graves : radiographie thoracique, mesure de la capnie, ionogramme sanguin, NFS

RP

→ Indication :
- Sévérité clinique
- Suspicion de diagnostic différentiel
- Persistance des symptômes après **5 à 7 jours**

- **Distension thoracique** : hyperclarté des 2 champs pulmonaires, élargissement des espaces intercostaux, horizontalisation des côtes, abaissement des coupoles diaphragmatiques, cœur de petit volume
- Complication :
  - **Atélectasie**
  - **Foyer de surinfection pulmonaire**

- **Virologie respiratoire** : recherche de VRS seulement à but épidémiologique ou dans certains cas difficiles
- Bio :
  - **NFS, CRP, hémoculture** : si fièvre mal tolérée ou âge < 3 mois
  - **Gaz du sang** (généralement suffisante sur sang veineux pour mesurer l'hypercapnie) : si détresse respiratoire aiguë sévère avec épuisement respiratoire
  - **Ionogramme sanguin** : si vomissements ou perte de poids > 5%

TTT

→ **Hospitalisation** seulement en cas de critère de gravité (terrain, clinique ou environnement) : minorité des cas

Mesures associées

- **Isolement respiratoire « gouttelette »** de l'enfant malade
- **Eviction de collectivité** non obligatoire, mais souhaitable à la phase aiguë de l'infection

TTT symptomatique

- **Désobstruction rhinopharyngée** (essentielle) : lavage des fosses nasales au sérum physiologique, enfant sur le dos, tête penchée d'un côté puis de l'autre, instillation dans la narine supérieure 1 seule pression, bouche fermée par la main → expulsion des mucosités par l'autre narine ou déglutie
- **Hydratation suffisante** (fluidifie les sécrétions)
- **Antipyrétique** en cas de fièvre élevée ou mal tolérée

TTT Médicamenteux

β2-mimétiques ou adrénaline	Pas d'indication (HAS 11/2019)
Antibiotique	= Aucune indication en 1ère intention : **amoxicilline** ou **Augmentin** - En cas de **suspicion de surinfection** (fièvre > 38,5° persistante, surtout si mal tolérée, d'apparition secondaire ou associée à un foyer radiologique), le plus souvent à ***Haemophilus influenzae* non b, pneumocoque**, rarement ***Moraxella*** - En cas d'**OMA purulente** associée

→ Ne pas prescrire : **mucolytique** (CI chez le nourrisson), **corticoïdes oraux ou inhalés** (non efficace), fluidifiants bronchiques,

	Kinési-thérapie respiratoire	En l'absence de bénéfice prouvé sur la guérison ni la durée d'hospitalisation : - **Non recommandée** de façon systématique en ambulatoire et en hospitalisation - **Contre-indiquée** : formes graves, épuisement respiratoire - **A discuter** chez l'enfant avec comorbidités
Indications	Formes légères à modérées ambulatoires	- **Désobstruction rhinopharyngée** avant chaque repas et dès que besoin - **Fractionnement des repas**, avec éventuellement **épaississement du lait artificiel** - **Antipyrétique** si température > 38,5° - Mesures associées : pièce aérée, température < 19°C, éviter le tabagisme passif, position proclive - Examens complémentaires : aucun systématique
Indications	Formes hospitalisées	**Mesures communes :** - Mise en condition : . **Scope cardiorespiratoire**, **VVP** selon l'état cardiorespiratoire . **Isolement type « gouttelettes »** (masque, surblouse, stéthoscope spécifique) **- Désobstruction rhinopharyngée** - Hydratation et apports caloriques suffisants : **fractionnement des repas**, **nutrition entérale** si asthénie ou persistance de vomissements, voire arrêt d'alimentation entérale et **hydratation parentérale sur VVP** si épuisement respiratoire (rarement) - **Antipyrétique** si température > 38,5° - Mesures spécifiques : . **Oxygénothérapie** pour **SaO2 > 90% sommeil et >92-94% éveil** . **Antibiothérapie orale** si surinfection pulmonaire ou OMA purulente
Suivi	Suivi immédiat	- En hospitalier : scope cardiorespiratoire, T°, FR, saturation, FC, signes respiratoires, poids, hydratation - En ambulatoire = **consignes de surveillance** (notées) : température, état général, aptitude à la prise alimentaire, surveillance parentale, évaluation de la réponse à la kinésithérapie
Suivi	Suivi à long terme	- **Guérison**, avec possible **toux résiduelle prolongée** pendant 3 à 4 semaines - Complication à court terme **: majoration de l'encombrement bronchique, syndrome brady-apnéique**, complication infectieuse **(surinfection pulmonaire, OMA)** - **Récidive** : . FdR **à court terme** : sexe masculin, tabagisme maternel durant la grossesse, tabagisme passif à domicile, fratrie ou fréquentation de collectivités . FdR **à long terme** : terrain atopique familial ou personnel → 2ème épisode distinct de dyspnée sifflante + atopie personnelle ou familiale < 12 mois OU tout épisode de dyspnée sifflante >12 mois = **asthme du nourrisson**
Prévention	Mesures préventives	- Mesures générales : éviction des facteurs favorisants, éducation aux désobstructions rhinopharyngées, apprentissage de règles d'hygiène simple, port d'un masque et lavage des mains au SHA de l'entourage en cas d'infection ORL, décontamination quotidienne des objets et surfaces en collectivités - En milieu hospitalier : « **plan bronchiolite** » dans les services de pédiatrie
Prévention	**Palivi-zumab** Synagis®	= **Ac monoclonal humanisé anti-VRS** : initiée au début de saison épidémique, puis 1 injection IM/mois pendant la période à risque = octobre à mars → réservé aux enfants les plus à risque (coût élevé) - **Prématuré < 32 SA avec dysplasie bronchopulmonaire** au moins légère : au début de la période épidémique si âge < 6 mois, ou si traitement à visée respiratoire dans les 6 mois précédant si âge < 2 ans - Enfant atteint d'une **cardiopathie congénitale hémodynamiquement significative**

PNEUMONIE AIGUE COMMUNAUTAIRE DE L'ENFANT

- Cause majeure de mortalité chez l'enfant < 5 ans dans les pays en voie de développement (4 millions de décès/an)
- Particularités :
  . Tableaux cliniques atypiques avec signes extrathoraciques parfois au 1er plan : **douleurs abdominales, syndrome pseudo-méningé (toujours chiffrer la FR)**
  . Agent infectieux : **virus** ++, **pneumocoque** à tout âge, ***Mycoplasma pneumoniae*** > 3 ans, **légionelle** exceptionnelle
  . Aucune indication habituelle de fluoroquinolone

Agent infectieux

- Chez le nouveau-né : **streptocoque B, entérobactérie, CMV, *Ureaplasma urealyticum, Chlamydia trachomatis***
- **Virus** à tropisme respiratoire (**1/3** des cas) : **VRS, parainfluenzae**
- **Bactéries** : - Principalement **pneumocoque** (à tout âge) et ***Mycoplasma pneumoniae*** (> 3 ans)
  - Plus rarement : - ***S. aureus*** : pleuropneumopathie bulleuse et pneumonie nécrosante à PLV
    - **Streptocoque B-hémolytique du groupe A** : tableau clinique volontiers sévère
    - ***Haemophilus influenzae* b** : exceptionnel depuis la vaccination
- Parfois **co-infection** : virus + bactérie, pneumocoque + mycoplasme

Vaccination anti-pneumococcique

- Cas général < 2 ans : **vaccin conjugué 13-valents** à 2 mois et 4 mois avec rappel à 11 mois
- **Enfant à risque** :
  - < 2 ans : ajout d'une injection de **VC13** à 3 mois
  - De 2 à 5 ans : **vaccin 23-valent** à 24 mois

→ Aucun vaccin ne protège contre tous les sérotypes de pneumocoque

Physiopath

- Voies respiratoires basses (sous-glottiques) : physiologiquement stérile
- **Contamination interhumaine** : principalement par pénétration à partir des VAS par les gouttelettes de Pflügge, plus rarement par bactériémie
- Facteur de vulnérabilité : nourrisson, promiscuité (logement, transport en commun, garde en crèche), environnement (tabagisme passif, pollution)

→ Aucun isolement n'est recommandé en cas de pneumonie bactérienne communautaire

Diagnostic

C

- Suspicion : **toux fébrile**
+ ≥ 1 critère :
- **Augmentation de fréquence respiratoire** (parfois reliée à l'hyperthermie)
- **Signes de lutte respiratoire**
- **Anomalie auscultatoire** : **diminution du murmure vésiculaire, crépitants en foyer, souffle tubaire**

RxT

= Affirmation diagnostique : **RP de face en inspiration** en 1ère intention ± **cliché de profil**
- **Opacité** : systématisée ou non, avec bronchogramme aérien (nature alvéolaire), possiblement rétractile ou expansif, recherche de complication (épanchement, abcès), parfois **opacité arrondie** (particularité pédiatrique)
- Localisation : - Lobe moyen/lingula : opacité en base, effaçant le bord du cœur mais pas la ligne diaphragmatique
  - Lobe inférieur : opacité en base, effaçant la ligne diaphragmatique mais pas le bord du cœur

Gravité

Terrain	- Age **< 6 mois** - **Cardiopathie** ou **pathologie pulmonaire chronique** sous-jacente - **Drépanocytose, immunosuppression**
Sévérité clinique	- **Fièvre élevée, AEG, troubles hémodynamiques** - **FR** très élevée pour l'âge : **> 60/min** chez un nourrisson, **> 40/min** > 2 ans, **> 30/min** > 5 ans - **Intensité des signes de lutte** - Signes d'hypoxie : **cyanose, SaO2 < 95%** sous air - Signes d'hypercapnie : **sueurs, troubles de conscience** - **Difficulté à s'alimenter** (dyspnée à la prise des biberons) - **Pneumonie très étendue** (≥ 2 lobes) ou **ADP intertrachéobronchiques** - **Epanchement pleural** (sauf simple comblement du cul-de-sac)
Environ-nement	- Difficultés de conditions de vie et de ressources sanitaires locales - Incapacité de surveillance, de compréhension ou d'accès aux soins

PC

→ Aucune indication systématique de bilan paraclinique (hors RP) dans les cas sans gravité de PEC ambulatoire

Bio

- Bilan inflammatoire **: NFS, CRP, PCT**
  . évoquent pyogène : CRP élevée (> 100 mg/l), PCT élevée (> 5 µg/l), HyperPNN (> 10 000/mm3)
- **NFS** : - Possible **anémie hémolytique** (AHAI à Ac froids) accompagnant une infection à mycoplasme
  - Exceptionnel **syndrome hémolytique et urémique** post-pneumococcique
- **Ionogramme** : - **Trouble ionique** secondaire à des troubles digestifs
  - Possible **SIADH** associé au pneumocoque (hyponatrémie)

Micro-biologie	En cas de pneumonie aiguë sévère	- **Hémoculture** systématique - **Antigénurie pneumococcique urinaire** (test Binax®) : de faible intérêt chez l'enfant < 5 ans (faux positifs fréquents par portage pharyngé), utile > **5 ans** - Recherche de **mycoplasme** selon le contexte : . **PCR sur sécrétions nasopharyngées** . et/ou **sérologie** (à distance de l'infection) - Recherche **virale :** . Par **immunofluorescence** ou **PCR sur sécrétions nasopharyngées** . Surtout chez le nourrisson

Orientation étiologique

	Virus	**Pneumocoque**	**Mycoplasme**
Age	Tout âge	Tout âge	**> 3 ans**
Contexte	Epidémique	Sporadique	Epidémique
Début	Progressif	Brutal	Progressif
Fièvre	++	+++	+
Signes respiratoires	**Rhino-pharyngite, toux** **Ronchi ± sibilants** Sans foyer auscultatoire	**Toux** parfois différée **Douleur thoracique** **Foyer auscultatoire**	**Toux sèche durable** ± Foyer auscultatoire
Signes associés	Etat général conservé **Diarrhée, éruption, myalgie**	**AEG** **Tableau pseudo-appendiculaire** **Signes pseudo-méningés**	Etat général conservé **Eruption, érythème polymorphe, myalgie, conjonctivite**
RP	**Opacités mal limitées, bilatérales**	**Opacité systématisée**, habituellement unilobaire, avec bronchogramme aérien	**Opacités mal limitées et bilatérales**
Bio	Syndrome inflammatoire absent/modéré	Syndrome inflammatoire franc	Syndrome inflammatoire modéré

Pleuro-pneumopathie à *S. aureus*	- Porte d'entrée : **respiratoire** principalement, parfois **hématogène à point de départ cutané** → Rechercher un **abcès mammaire** en cas d'allaitement au sein - Tableau clinique non spécifique, volontiers sévère : signe de **détresse respiratoire** fréquent, signes de **sepsis sévère** (tachycardie, allongement du TRC), parfois **signes digestifs** au 1er plan (météorisme abdominal pseudo-occlusif, notamment chez le jeune nourrisson) - RP : à suspecter devant des **images bulleuses**

Complication

Epanchement pleural		= Généralement unilatéral : - Soit **inflammation pleurale réactionnelle** avec exsudat stérile (le plus souvent) - Soit **infection pleurale** avec épanchement purulent riche en bactéries
	C	- **Fièvre persistante** malgré antibiothérapie initiale - **Douleur thoracique** - SC : **immobilité d'un hémithorax, diminution/abolition du murmure vésiculaire, matité**
	RxT	- **Opacité** effaçant l'ensemble des lignes de voisinage, avec **ligne de Damoiseau** (si épanchement non cloisonné), parfois limitée à un **comblement du cul-de-sac pleural** - **Ligne pleurale surnuméraire** (épaississement pleural)
	PC	**Echographie pleurale** : évaluation quantitative (épaisseur), recherche de cloisons (parfois précoce en cas de pneumocoque), repérage avant ponction **Scanner thoracique injecté** : indication limitée - Evaluation de la part de l'atteinte pleurale et des lésions parenchymateuses - Elimination d'un diagnostic différentiel - Guide pour la mise en place d'un éventuel drain
	Ponction pleurale	= **Indispensable** devant **tout épanchement pleural fébrile** - Analyse : biochimie (protides, glucose, LDH, pH), cytologie, anatomopathologie (cellules anormales) et bactériologie (examen direct, culture, Ag pneumococcique, PCR)

		PC	**Ponction pleurale**	→ **Recherche d'Ag pneumococcique** : excellentes VPN et VPP, confirmation possible par PCR si culture négative → **PCR d'ADNr 16s** : identification bactérienne (si culture négative) - **Origine réactionnelle** : aspect citrin, stérile - **Origine infectieuse** : exsudat (protides > 30 g/L, LDH > 200 U/L) - **Caractère purulent :** aspect macroscopique, glucose < 0,4 g/L, LDH > 1000 U/L, présence de bactéries - **Lymphocytose pleurale** : évoquer une tuberculose ou un lymphome
	Abcès pulmonaire			= Nécrose tissulaire induite par l'infection - Suspicion : **persistance de la fièvre** malgré antibiothérapie initiale - Confirmé à la RP : **image aérique à paroi épaisse et irrégulière ± niveau horizontal liquidien** → Evaluation spécialisée indispensable
	Pneumatocèle			= **Nécrose tissulaire** induite par l'infection, suivie d'un effet de « soufflage » aboutissant à un aspect de **bulle à paroi fine**, parfois multiples : disparition spontanée quasi-constante en plusieurs semaines
D. différentiel				Evoquer devant opacités pulmonaires radiologiques en climat fébrile : - Opacité expansive, refoulant les organes de voisinage, sans bronchogramme aérien : processus tumoral ou malformatif - images aériques multiples au sein de l'opacité : processus malformatif - antécédent récent de pneumopathie au même site, ou absence de guérison de l'épisode actuel : processus malformatif ou obstruction endobronchique (corps étranger)
TTT				→ Hospitalisation si présence de critères de gravité (terrain, clinique et/ou environnement)
	Antibio-thérapie			- **Systématique** : 1/3 de cause virale, 1/3 de cause bactérienne, 1/3 de cause mixte - **Urgente**, surtout en cas de signes de gravité - **Probabiliste** selon l'âge de l'enfant et le tableau clinique Résistance : - Pneumocoque : sensibilité à l'amoxicilline, 30% de PSDP, 30% de résistance aux macrolides - Mycoplasme : résistance naturelle aux β-lactamines, sensibilité constante aux macrolides
		Sans signe de gravité	**< 3 ans**	→ Pneumocoque le plus souvent en cause - **Amoxicilline** : orale **80 à 100 mg/kg/j** (max 3 g/j) en 3 prises/j pendant **7 jours** - Allergie aux pénicillines : **C3G injectable** (céfotaxime, ceftriaxone) - Allergie aux β-lactamines : hospitalisation pour antibiothérapie adaptée IV
			Souche supposée de PSDP	= Antécédent de pneumonie < 1 an, traitement antérieur par β-lactamines, hospitalisation récente < 3 mois - Inutile de prescrire des posologies élevées d'amoxicilline
			Suspicion d'*H. influenzae* b	= Rares cas : - Aucune vaccination ou vaccination incomplète - Syndrome otite-conjonctivite - **Augmentin®** : 80 mg/kg/j
			> 3 ans	→ Cibler le pneumocoque et le mycoplasme, selon le tableau initial → En cas de doute, privilégier une antibiothérapie antipneumococcique
			Evocateur de pneumocoque	- **Amoxicilline** : 80-100 mg/kg/j pendant **7 jours** - CI aux β-lactamines : **pristinamycine** (Pyostacine®) **> 6 ans**
			Evocateur de mycoplasme	**- Macrolide** : - **Azithromycine** (Zithromax®) pendant **3 jours** - **Clarithromycine** (Zéclar®) pendant **5 à 10 jours** - **Josamycine** (Josacine®) pendant **14 jours**
		Avec signes de gravité		→ Cibler un pneumocoque en 1er lieu : **amoxicilline** - En cas de vomissements ou AEG : antibiothérapie par voie IV - En cas de forme sévère : **C3G injectable** - Chez l'enfant drépanocytaire : bithérapie par **amoxicilline + macrolide** - En cas de pleurésie purulente : **antibiothérapie IV forte dose** couvrant le pneumocoque, *S. aureus* et streptocoque A = **C3G** + **vancomycine** ou **rifampicine**

	TTT symptomatique	- **PEC d'une détresse respiratoire** : libération VAS, mise en position proclive ou demi-assise, oxygénation - **Drainage pleural** non systématique en cas d'épanchement : indiqué en cas de pleurésie volumineuse ou cloisonnée, responsable d'une mauvaise tolérance clinique immédiate (gêne respiratoire importante, hypoxémie) ou d'une déviation médiastinale radiologique - **Kinésithérapie respiratoire** : aucune indication habituelle - Antipyrétique et antalgique : **paracétamol** 15 mg/kg/6h - Pas d'AINS (CI) : favorisent les épanchements pleuraux
	Surveillance	- Enfant hospitalisé : scope cardiorespiratoire, T°, FR, sat, signes respiratoires, poids, hydratation - Consignes de surveillance en ambulatoire (notées) : T°, état général, aptitude à la prise alimentaire → En cas de PEC ambulatoire : **réévaluation systématique à 48-72h**
	Evolution habituelle	- **Apyrexie** (principal critère d'efficacité) : - En **24-48h** pour pneumonie à pneumocoque - En **3 à 5 jours** pour une pneumonie virale - Parfois **plus long** pour une pneumonie à mycoplasme - **Toux, FR, signes de lutte** : disparition en quelques jours, plus durable en cas de pneumonie à mycoplasme (**hyperréactivité bronchique résiduelle**) - **RP** (fréquemment prescrite à 1 mois) : normalisation complète en 4 à 6 semaines - **Epanchement pleural** associé : évolution beaucoup plus longue (fièvre pendant 7-10 jours)
	Echec d'antibio-thérapie initiale	= **Permanence** ou **réascension de la fièvre** à 48-72h : antibiothérapie inadaptée, mauvaise compliance, complication (pleuropneumopathie, abcès), diagnostic différentiel - Bilan complémentaire : **RP, hémoculture, bilan inflammatoire (NFS, CRP, PCT)** - Si RP inchangée : **switch amoxicilline ⇔ macrolide**
Récidive		- **Equivalent d'asthme** (fréquent) : signes évocateurs d'hyperréactivité bronchique, normalisation radiologique entre 2 épisodes, atteinte fréquente du lobe moyen - **Malformation pulmonaire congénitale** : même localisation des récidives, sans normalisation radiologique entre 2 épisodes, images kystiques - **Bronchectasie, pathologie mucociliaire, mucoviscidose** : toux grasse chronique, bronchorrhée - **Cause obstructive** (CE inhalé, compression extrinsèque (ADP tuberculeuse...)) : récidive de même localisation - **Déficit immunitaire** : à évoquer si ≥ 2 pneumonies/an → Exploration : **TDM thoracique, endoscopie bronchique, EFR, bilan immunitaire**

ITEM 157 : INFECTION URINAIRE DE L'ENFANT

Infection urinaire : infection bactérienne la plus fréquente en pédiatrie
- 1% des enfants < 2 ans, avec prédominance masculine durant les 1ers mois de vie, puis prédominance féminine
- Chez le **nourrisson < 1 an** : **pyélonéphrite** dans 95% des cas, 10% des fièvres isolées
- Particularité pédiatrique :
  . Fréquence des **reflux vésico-urétéraux** primitifs ou secondaires
  . Risque de **bactériémie** ou **septicémie < 3 mois**
  . Aucun traitement minute ou par fluoroquinolone chez l'enfant

<table>
<tr><td rowspan="4">Physiopathologie</td><td colspan="3">Agents infectieux</td><td>= E. coli (80%), Proteus mirabilis (BGN, 10%), entérocoque, Klebsiella...
- Résistance d'E. coli : 50% résistant/intermédiaire à l'amoxicilline, 20-30% au cotrimoxazole, < 10% BLSE
- Rarement : pyélonéphrite fongique chez le nouveau-né/nourrisson, cystite virale chez le jeune enfant, cystite interstitielle chez l'enfant plus âgé</td></tr>
<tr><td colspan="3">Mécanisme</td><td>→ Urine et arbre urinaire normalement stérile
- Mécanisme ascendant (colonisation par le périnée → vessie → rein) : favorisé par l'adhésivité de certains E. coli (uro-pathogènes) du fait de pili ou fimbriae (excroissances) et d'adhésine bactérienne
- Mécanisme hématogène (rare) : infection parenchymateuse sans atteinte pyélique</td></tr>
<tr><td colspan="3">Facteurs favorisants</td><td>- Nourrisson (propreté non acquise) : port de couches, immaturité vésicale, prépuce étroit
- Enfant (propreté acquise) : troubles mictionnels, vulvite, rétention stercorale, oxyurose, hygiène
- Anomalie fonctionnelle (dysfonctionnement vésico-sphinctérien) ou lésion anatomique</td></tr>
<tr><td colspan="3">Reflux vésico-urétéral</td><td>- RVU primitif = malformatif : anomalie congénitale de la jonction urétéro-vésicale
- RVU secondaire = fonctionnel (généralement de faible grade) : ↗ de la pression vésicale, habituellement par hyperactivité vésicale (fuites urinaires, urgences mictionnelles, dysurie, miction en 2 temps), favorisée par la rétention stercorale et/ou des mauvaises habitudes mictionnelles
→ Le reflux en lui-même n'est pas responsable de la colonisation vésicale, mais véhicule l'infection vers le haut appareil urinaire : toute pyélonéphrite de l'enfant est a priori reliée à un RVU, intermittent ou permanent (ou en l'absence de RVU : E. coli uro-pathogène très adhésif)
→ La maturation du fonctionnement vésico-sphinctérien ou l'allongement du trajet intramural de l'uretère avec la croissance fait régresser, voire disparaître, la plupart des RVU</td></tr>
<tr><td rowspan="4">Diagnostic</td><td rowspan="3">C</td><td colspan="2">Cystite aiguë</td><td>= Le plus souvent évoqué chez la petite fille > 3 ans
- Fébricule < 38,5° possible, mais sans signes généraux ni douleurs lombaires
- SFU, parfois intenses : dysurie, brûlure mictionnelle (pleurs à la miction), pollakiurie, envies impérieuses d'uriner, douleurs hypogastriques, fuites urinaires, parfois hématurie</td></tr>
<tr><td rowspan="2">Pyélonéphrite aiguë</td><td colspan="2">- Nouveau-né : syndrome infectieux, avec troubles digestifs et parfois ictère, déshydratation aiguë, perturbations ioniques, voire insuffisance rénale aiguë
→ Tout tableau d'infection néonatale doit faire évoquer une PNA
- Nourrisson/jeune enfant : fièvre inexpliquée, volontiers accompagnée de troubles hémodynamiques et de douleurs abdominales. A évoquer devant toute fièvre persistante > 72 heures sans point d'appel.
- Grand enfant : fièvre élevée, frissons, douleurs abdominales ou lombaires, parfois avec SFU</td></tr>
<tr><td>Critères de gravité</td><td>- Age < 3 mois : tableau trompeur, germes particuliers, risque de septicémie et essaimage méningé, négativité fréquente de la BU
- Facteurs de risque : uropathie sous-jacente, immunodépression, lithiase (cause ou conséquence de l'infection)
- Facteurs de sévérité : sepsis (fièvre mal tolérée, troubles hémodynamiques), signes de déshydratation, altération de l'état général</td></tr>
<tr><td>Bio</td><td colspan="2">Analyse urinaire</td><td>Prélèvement urinaire :
- Cathétérisme urétral « aller-retour » par sonde souple : surtout < 2 ans
- Urines en milieu de jet dès que possible (technique de référence parfois difficile, notamment chez la petite fille)
- Collecteur adhésif chez le garçon < 2 ans (↘ qualité) : désinfection soigneuse, temps de pose ≤ 30 min
→ recueil médiocre (jusqu'à 50% de faux positifs) : à éviter
- Ponction sus-pubienne échoguidée : indication limitée</td></tr>
</table>

Diagnostic	Bio	*Analyse urinaire*	**Bandelette urinaire**	= Examen de dépistage chez l'enfant **> 1 mois** - Détection : **leucocyturie** ≥ 10^4/mL ± **nitrites** (*E. coli, Proteus mirabilis, Klebsiella*) - VPN ≈ 100% si leuco et nitrites négatifs, VPP plus faible (70%) si leuco et nitrites positifs Mise en défaut : - Leucocytes : **leucopénie** - Nitrite : - Bactérie sans nitrate réductase : **entérocoque** - Alimentation pauvre en nitrate : **allaitement maternel exclusif** - Passage trop rapide de l'urine dans la vessie : **pollakiurie, SAD**
Diagnostic	Bio	*Analyse urinaire*	**ECBU**	= Confirmation diagnostique : indispensable si BU positive, ou d'emblée < 1 mois Examen direct au microscope (délai < 1h) : - **Leucocyturie** : significative si ≥ 10^4/mL - **Bactériurie** : morphologie, Gram Culture : identification bactérienne et, antibiogramme - **Bactériurie significative** : - **≥ 10^5 UFC/mL** si recueil par **collecteur** ou **au milieu de jet** - **≥ 10^4 UFC/mL** si recueil par **cathétérisme vésical** Bactériurie sans leucocyturie : **prélèvement souillé, infection urinaire débutante** Leucocyturie sans bactériurie : **infection décapitée, vulvite, maladie inflammatoire** (maladie de Kawasaki…), **infection non bactérienne**
Diagnostic	Bio	En cas de PNA		- Bilan inflammatoire : **CRP, PCT** → remettre en cause le diagnostic si normal > 24-48h d'évolution - **Hémoculture** chez le nourrisson < 3 mois ou sepsis sévère : positive dans 30% des cas chez l'enfant < 1 mois, 15% des cas chez l'enfant de 1 à 2 mois et 5% des cas entre 2 et 3 mois - **Ponction lombaire** chez le nourrisson < 6 semaines, voire < 3 mois
Diagnostic	PC			→ L'échographie obstétricale permet le plus souvent d'éliminer une uropathie grave
Diagnostic	PC	**Echographie de l'appareil urinaire**		= Recommandé en 1ère intention en cas d'infection urinaire
Diagnostic	PC	**Echographie de l'appareil urinaire**	PNA	= Indiquée à chaque épisode de pyélonéphrite, dans les 1ers jours : - Diagnostic : - **Augmentation globale du volume rénal** - **Aspect de néphrite focale** - **Epaississement des parois pyéliques** → Signes inconstants : une échographie normale n'élimine pas le diagnostic - Etiologie : **RVU** de haut grade, **uropathie obstructive**, ou exceptionnellement **abcès, lithiase** (notamment en cas d'infection à *Proteus*) ou **tumeur**
Diagnostic	PC	**Echographie de l'appareil urinaire**	Cystite	= Indiqué seulement en cas de cystite récidivante (≥ 3 épisodes) : - **Epaississement de la paroi vésicale** - Recherche de **pathologie sous-jacente**
Diagnostic	PC	**Cystographie rétrograde**		= **Diagnostic de RVU** : examen invasif, non systématique - Indication : - Anomalies échographiques - Episodes répétés de pyélonéphrite sans contexte typique d'instabilité vésicale
Diagnostic	PC			→ Aucune indication en pratique courante de **scintigraphie rénale**, d'**uroscanner** et d'**uro-IRM** chez l'enfant
TTT				→ Hospitalisation en cas de pyélonéphrite avec critère de gravité ou risque de non-observance ou isolement médical - Prise en charge ambulatoire : pyélonéphrite non grave (avec réévaluation systématique à 48-72h), cystite aiguë
TTT	**Antibio-thérapie**	Cystite aiguë		- **Cotrimoxazole** orale (sulfaméthoxazole 30 mg/kg/j + triméthoprime 6 mg/kg/j) - **Céfixime** (8 mg/kg/j en 2 prises) en cas de souche résistance au cotrimoxazole - **Augmentin®** possible - Durée = **3 à 5 jours**
TTT	**Antibio-thérapie**	PNA	ATB initiale parentérale	= Probabiliste, pour une durée de **2 à 4 jours** - **C3G injectable** : - **Ceftriaxone** IV ou IM (50 mg/kg/j, max 1 g/j) - **Céfotaxime** IV (100 mg/kg en 3-4 injections/j, max 4 g/j) - Si FdR ou sévérité : ajout **aminoside** (gentamicine 5 mg/kg IV ou IM)
TTT	**Antibio-thérapie**	PNA	ATB orale en relai	= Adaptée à l'antibiogramme, pour une durée totale (IV compris) = **10 jours** - **Cotrimoxazole** (contre-indiqué < 1 mois) - **Céfixime** dès l'âge de 3 mois en cas de souche résistante au cotrimoxazole
TTT	**Antibio-thérapie**	PNA		- En cas d'infection à entérocoque : **amoxicilline ± aminoside** - Durée totale = **10 à 14 jours** **Nouveaux schémas :** - Céfixime per os d'emblée si PNA > 3 mois sans signes de sepsis - Amikacine IV en monothérapie : intérêt sur la prévention des E. coli BLSE

	TTT symptomatique	- Antipyrétique-antalgique si besoin : **paracétamol** - **Hydratation** suffisante, encourager les mictions régulières et fréquentes - **RHD** : - Hygiène périnéale (laver d'avant en arrière) - Hydratation correcte - Prise en charge d'une constipation, d'une instabilité vésicale ou d'un phimosis
	Surveillance	→ PEC ambulatoire de pyélonéphrite : réévaluation à 48-72h, aucun ECBU de contrôle systématique - **ECBU** seulement en cas d'évolution défavorable (persistance de la fièvre) - **Echographie rénale** à la recherche d'une complication (abcès rénal…) en cas de persistance de fièvre sans argument pour un échec thérapeutique
Pyélonéphrite aiguë récidivante		= **≥ 3 épisodes** de pyélonéphrite aiguë
	PC	- **Echographie de l'appareil urinaire** : dès le 1er épisode de pyélonéphrite - **Cystographie rétrograde** : en cas de pyélonéphrite récidivante, même sans anomalie objectivée à l'échographie (ne montre alors généralement qu'un RVU secondaire de bas grade)
	TTT	- **Antibioprophylaxie** (efficacité non prouvée) : **cotrimoxazole** en 1 prise/jour, à 1/3 de la dose curative, pendant quelques mois (ou jusqu'à la suppression des couches si propreté non acquise)
Cystite récidivante		= **≥ 3 épisodes** de cystite aiguë - **Echographie de l'appareil urinaire** : n'objective souvent qu'un épaississement de la paroi vésicale
	TTT	- Instabilité vésicale : **anticholinergique** - Rétention stercorale : RHD alimentaires, aller au toilette ≥ 1 fois/jour ± **laxatif osmotique** - **Antibioprophylaxie** (identique à la PNA récidivante)

REFLUX VESICO-URETERAL		RVU fonctionnel	RVU malformatif
	Fréquence	+++	+
	Age	Enfant	Nouveau-né et nourrisson
	Prédominance	Féminine	Masculine
	Révélation	Pyélonéphrite (souvent répétée)	Pyélonéphrite ou diagnostic anténatal
	Troubles mictionnels	+++	+
	Reflux	Intermittent	Permanent
	Echographie	Souvent normale	**Anormale**
	Cystographie	Faible grade (0 à 2) Jonction urétéro-vésicale normale	Haut grade (3 à 5) Jonction urétéro-vésicale anormale
	Risque rénal	Faible	**Important ++**
	Antibioprophylaxie	+++	+
	TTT	RHD seulement : PEC de l'instabilité vésicale et de la rétention stercorale	**Chirurgical** (méthode de Cohen) ou **endoscopique** (Non systématique)

Prise en charge étiologique		
	Le plus souvent lié à une anomalie de l'écoulement sans anomalie congénitale	
	Syndrome de jonction pyélo-urétérale	Echographie : dilatation isolée du bassinet ou des calices > 10 mm →Drainage en urgence si > 30-40 mm
	Méga-uretère primitif	Dilatation urétéro-pyélocalicielle Echographie : dilatation urétérale > 10 mm → Cystographie à la recherche d'un RVU
	Urétérocèle	Dilatation pseudokystique de la partie terminale de l'uretère → Le plus souvent vu en anténatal
	Valves de l'urètre postérieur	Uniquement le garçon Echographie : dilatation urétéro-pyélocalicielle + urètre postérieur Confirmation diagnostique par cystographie → Urgence médico-chirurgicale
	RVU	Cf. ci-dessus

ITEM 159 : COQUELUCHE

Coqueluche = infection bactérienne à ***Bordetella pertussis*** ou **bacille de Bordet-Gengou (rarement *Bordetella parapertussis*)**
- Très contagieuse, taux d'attaque élevé (75%), potentiellement sévère chez le nourrisson (400 000 décès/an chez l'enfant dans le monde)
- Majoritairement liée à une contamination par un adulte de l'entourage proche (parent, fratrie)
- Sujets concernés : - Jeune nourrisson avant l'âge de protection vaccinale : protection passive mère-enfant limitée et très brève, 1ère injection à 2 mois (possible dès 6 semaines), immunité acquise à la 2ème injection à 4 mois
  - Adolescent/adulte ayant perdu la protection vaccinale (durée de protection ≈ **5 ans**)
- Recrudescence au cours des 20 dernières années, malgré la couverture vaccinale : ↘ de circulation chez le nourrisson par la vaccination, entraînant une baisse de protection naturelle chez l'adolescent/adulte vacciné dans l'enfance

<table>
<tr><td>Bactériologie</td><td colspan="4">Bordetella pertussis ou parapertussis (< 5%, de gravité moindre) : BGN très fragile, de culture difficile
- Contamination strictement interhumaine, par les voies respiratoires lors de la toux
- Contagiosité : jusqu'à 3 semaines après le début des signes cliniques en l'absence de traitement
- Adhésion à l'épithélium cilié respiratoire via l'adhésine et libération de toxines pertussiques à tropisme respiratoire et neurologique (seulement par Bordetella pertussis), entrainant une nécrose de la muqueuse respiratoire
- Immunisation : protection limitée (10-15 ans si maladie, 5-10 ans si vaccin), sans immunité maternofœtale < 6 mois</td></tr>
<tr><td>Vaccin</td><td colspan="4">= Vaccination obligatoire en France < 2 ans : vaccin acellulaire
- Recommandations générales : primo-vaccination à 2 et 4 mois, rappels à 11 mois, à 6 ans, à 11-13 ans et à 25 ans
- Recommandations particulières (cocooning) : rattrapage chez l'adulte jeune (25 ans), n'ayant pas reçu de vaccination dans les 5 dernières années, vaccination des membres du foyer à l'occasion d'une grossesse
- Recommandations professionnelles : adulte en contact avec les nouveau-nés et nourrissons < 6 mois
- Contre-indication : encéphalopathie < 7 jours après dose de vaccin coquelucheux, hypersensibilité à un constituant</td></tr>
<tr><td rowspan="8">Diagnostic</td><td rowspan="8">C</td><td rowspan="4">Forme typique du grand enfant non vacciné</td><td>Incubation</td><td>= 10 jours en moyenne, de 7 à 21 jours</td></tr>
<tr><td>Phase catarrhale</td><td>= Durée moyenne de 10 jours → contagiosité maximale
- Fièvre absente
- Toux banale avec rhinorrhée, devenant tenace, insistante et par quintes</td></tr>
<tr><td>Phase d'état</td><td>= Durée moyenne de 3 à 4 semaines → diminution progressive de la contagiosité
- Quintes : accès répétitifs et violents de toux sans inspiration efficace, entraînant une congestion du visage ou une cyanose, avec reprise inspiratoire bruyante (chant du coq), déclenchées par la déglutition, l'effort, ou l'examen du pharynx, émétisante, épuisantes, à prédominance nocturne, jusqu'à 50/jour</td></tr>
<tr><td>Phase de convalescence</td><td>= Durée moyenne de plusieurs mois, non contagieuse
- Asthénie, toux non quinteuse, spontanée ou provoquée (effort, froid, cri, virose)</td></tr>
<tr><td rowspan="3">Forme du nourrisson</td><td colspan="2">→ A évoquer devant une toux quinteuse chez tout nourrisson non complétement immunisé (< 3 injections), rare mais possible sous forme atténuée > 3 injections
- Quinte atypique : sans chant du coq chez le nourrisson
- Mal tolérée < 3 mois : accès de cyanose, apnée, bradycardie, malaise/trouble de conscience, vomissements, avec risque de déshydratation et dénutrition
- Généralement asymptomatique entre les quintes de toux</td></tr>
<tr><td>Signes de gravité</td><td>- Respiratoire : quinte asphyxiante, cyanosante, apnée (au cours des quintes ou isolées) ± cyanose (risque d'arrêt cardiorespiratoire)
- Cardiovasculaire : bradycardie, tachycardie
- Neurologique : malaise grave, trouble de conscience, convulsions
- Déshydratation, dénutrition, météorisme abdominal
- Biologique : hyperlymphocytose majeure, hyponatrémie par SIADH</td></tr>
<tr><td>Complication</td><td>- Broncho-pneumopathie : surinfection bactérienne
- Trouble de ventilation : atélectasie, rarement pneumothorax</td></tr>
</table>

Diagnostic	C	Forme compliquée chez le nourrisson < 3 mois – **Coqueluche maligne**	= Responsable de la majorité de la mortalité - **Insuffisance respiratoire décompensée** : **tachycardie** (souvent > 200 bpm), **hypoxie réfractaire** - **Défaillance multiviscérale** : **rénale**, **cardiaque**, **neurologique** - Bio : **hyponatrémie, hyperlymphocytose majeure** (> 50 G/L), **hyperplaquettose** (> 600 G/L), pouvant précéder l'aggravation
		Forme compliquée chez le nourrisson < 3 mois – **Encéphalopathie**	= Exceptionnelle mais très sévère : 1/3 de décès, 1/3 de séquelles, 1/3 guérison - **Etat de mal convulsif** - **Troubles moteurs** : **hémiplégie**, **paraplégie**, **ataxie** - **Troubles sensoriels** : **cécité**, **surdité**
		Forme de l'adolescent et de l'adulte	= Expression variable, de la toux banale à la toux quinteuse typique - A évoquer devant une **toux** : - Sans cause évidente, persistant ou s'aggravant > 1 semaine - Notion de contage avec incubation longue (10 jours) - Caractéristique : quinte, recrudescence nocturne, insomniante
		Complication	- Mécanique : **fracture de côte, douleur intercostale et abdominale, emphysème médiastinal, pneumothorax, otite barotraumatique, hémorragie sous-conjonctivale, hernie, incontinence urinaire transitoire, prolapsus** - Infectieuse : **otite, sinusite, pneumonie** - Neurologique : **convulsions, encéphalopathie** (très rare)
	PC		- **NFS** : **hyperlymphocytose** évocatrice (inconstante dans les formes non graves), **sans syndrome inflammatoire** - **RP** : habituellement **normale**, ou **syndrome bronchique,** parfois **syndrome interstitiel**
		PCR	= Examen clé pour la confirmation diagnostique : Se = 90%, Sp = 99%, résultat en 24h - Sur **écouvillonnage** ou **liquide d'aspiration nasopharyngée** ou **recueil du mucus de quinte** - Pratiquée en cas de toux évoluant depuis **< 3 semaines** (non contributif après)
		Culture	= Surveillance épidémiologique et étude de l'antibiogramme : - Culture d'une **aspiration nasopharyngée** sur **milieu spécifique de Bordet-Gengou** - Sensibilité variable (maximale **60%** lors de la 1ère semaine de toux, 10% après 15 jours, nulle après 3 à 4 semaines de toux ou 5 jours de macrolide), résultat en 3 à 7 jours
		Sérologie	Non recommandée quelle que soit la technique
			- En pratique : - Nouveau-né/nourrisson : **PCR coqueluche** si < 3 semaines + **culture** si possible < 15 jours - Grand enfant/adulte : **PCR coqueluche** si < 3 semaines + culture si possible → En l'absence d'examen réalisable chez le sujet malade (évolution depuis > 21 jours), un **contage** ou un **cas secondaire confirmé** dans l'entourage à une grande valeur diagnostique
TTT			→ **Hospitalisation** si : âge < 3 mois, signes cliniques de gravité ou forme clinique compliquée → En **unité de surveillance continue** si **apnée**, **bradycardie** ou **quinte asphyxiante**
	Mesures associées		- **Isolement respiratoire « gouttelette »** (durée identique à l'éviction) - **Eviction de collectivité** obligatoire jusqu'à **5 jours** après début d'antibiothérapie (clarithromycine, ou **3 jours** si azithromycine) ou **21 jours** si non traité par antibiotiques
	Antibiothérapie orale		= Objectif : ↘ contagiosité ± écourter la maladie si administration précoce (avant la phase de quinte) → Justifiée seulement au cours des 3 premières semaines de maladie - **Macrolide** : - **Clarithromycine** (Zeclar®) pendant **7 jours** - **Azithromycine** (Zithromax®) pendant **3 jours** - Allergie aux macrolides : **cotrimoxazole** pendant **14 jours**
	Chez l'enfant hospitalisé		- **Monitoring** par scope cardiorespiratoire - **Masque à O_2 et ballon pour ventilation** disponible et opérationnels dans la chambre - Surveillance régulière des paramètres vitaux et clinique (quinte, apnée, cyanose, bradycardie) - Maintien de l'état d'hydratation et nutritionnel : **alimentation fractionnée** ou **nutrition entérale à débit constant (NEDC)** → Antitussifs contre-indiqués chez le nourrisson, kinésithérapie respiratoire non recommandée
	Suivi		- Surveillance : FC, FR, PA, température, nombre de quintes et tolérance, prise alimentaire

<table>
<tr><td rowspan="5">Prévention</td><td colspan="4">- Déclaration non obligatoire en France
- En cas de survenue de cas groupés (≥ 2 cas ayant un lien épidémiologique, contemporains ou successifs, survenant dans une même unité géographique) : informer le médecin-inspecteur de santé publique de l'ARS</td></tr>
<tr><td rowspan="3">Antibio-prophylaxie des sujets contacts asympto-matiques</td><td colspan="3">= Antibioprophylaxie par macrolide (identique au traitement curatif) pour sujet non protégé:
→ Inutile > 21 jours après contage (la maladie serait symptomatique)</td></tr>
<tr><td>Contact proche</td><td>Famille
Proximité
Crèche</td><td>- Non/mal vacciné : < 2 doses chez le nourrisson < 11 mois, < 3 doses après 11 mois dont rappel > 5 ans
- Dernière vaccination > 5 ans chez l'adolescent/ adulte</td></tr>
<tr><td>Contact occasionnel</td><td>Milieu scolaire ou professionnel</td><td>- Sujet à risque non/mal vacciné : nourrisson, immunodéprimé, insuffisant respiratoire, grossesse, travail au contact de nourrissons</td></tr>
<tr><td>Vaccination</td><td colspan="3">- Nourrisson : poursuite du calendrier vaccinal après guérison clinique (non immunisante à cet âge)
- Rattrapage vaccinal à proposer chez les enfants en contact non ou mal vacciné (mise à jour du calendrier vaccinal selon l'âge) et chez l'adulte si la dernière vaccination remonte à > 5 ans
→ Seuls les vaccins combinés dTca sont disponibles chez l'adulte (ø vaccin monovalent coqueluche)</td></tr>
</table>

ITEM 160 : EXANTHEME FEBRILE DE L'ENFANT

Exanthème fébrile de l'enfant : cause fréquente de consultation, majoritairement de cause infectieuse, surtout virale
Ne pas oublier les maladies inflammatoires et toxidermies médicamenteuses
- **Exanthème érythémateux : scarlatine, syndromes toxiniques streptococcique/staphylococcique, Kawasaki, toxidermie**
- **Exanthème maculo-papuleux : rougeole, rubéole, exanthème subit, mégalérythème épidémique, Kawasaki, entérovirus, urticaire, toxidermie**
- **Exanthème vésiculo-pustuleux : varicelle** surtout, **HSV**, **zona**, **entérovirus (coxsackie** : syndrome pieds-mains-bouche**)**
- **Eruptions non spécifiques : exanthèmes viraux, toxidermies médicamenteuses, maladies systémiques**

Démarche diagnostique		
	Urgence	- **Purpura fébrile + troubles hémodynamiques ± signes neurologiques** : **méningocoque** - **Fièvre > 5 jours** : **maladie de Kawasaki** - **Erythème fébrile + troubles hémodynamiques : syndrome toxinique** - **Lésions cutanées érythémateuses circonscrites infiltrées douloureuses** : **DHBA, fasciite** - **Lésions muqueuses ulcérées** et/ou **décollement épidermique extensif** : **Stevens-Johnson, Lyell, SSS** - **AEG** avec **ADP, atteinte multiviscérale, hyperéosinophilie, hyperlymphocytose, prise médicamenteuse prolongée** : **DRESS syndrome** - **Sepsis, choc septique** - Terrain : enfant immunodéprimé, nouveau-né, contage avec une femme enceinte
	Enquête diagnostique	- Contexte épidémiologique : âge, terrain, antécédents de maladie éruptive, vaccination, contage, voyage récent, prise médicamenteuse (notamment AINS, antibiotique, antiépileptique) - **Phase pré-éruptive** : durée d'incubation, symptômes - **Phase éruptive** : mode de début, topographie, lésions dermatologiques élémentaires, prurit - Signes associés : caractéristiques de la fièvre, hépatomégalie, splénomégalie, ADP... → **Diagnostic avant tout clinique**, examens complémentaires selon le contexte (immunodéprimé, contact avec une femme enceinte, maladie à déclaration obligatoire...)

ROUGEOLE

Infection virale à ***Morbillivirus*** (paramyxovirus) : maladie infectieuse endémo-épidémique malgré la vaccination
- Encore 20 000 cas en France entre 2009 et 2011, facteur majeur de morbimortalité infantile dans les PEVD
- Plus sévère avant 1 an, chez l'adulte, la femme enceinte, les sujets immunodéprimés
- Transmission directe aérienne, incubation = **10-12 jours**, contagiosité importante de **5 jours** avant à **5 jours** après l'éruption

Préventif	- **Nourrissons** : protégés jusqu'à l'âge de 6 mois par les Ac maternels - **Vaccination antirougeoleuse** (recommandée, combinée avec rubéole et oreillons) : 1ère dose à 12 mois (90% de protection), 2e dose à 16-18 mois (95-98% de protection) → couverture vaccinale insuffisante en France (< 90%) - **Immunité durable** conférée par la maladie		
Diagnostic	C		- Absence d'antécédent de rougeole ou de vaccination
	C	**Phase d'invasion** (catarrhale ou pré-éruptive) = 2 à 4 jours	- **Fièvre élevée** - **Catarrhe oculorespiratoire** : **larmoiement, conjonctivite, rhinorrhée, toux, pharyngite** - **Signe de Köplik** (inconstant) = énanthème pathognomonique en fin de phase catarrhale : tache punctiforme blanc-bleuté sur une muqueuse jugale inflammatoire, peu visible
	C	**Phase éruptive** (2 semaines après contage) = 5 à 6 jours	- **Exanthème maculo-papuleux**, non prurigineux, avec intervalles de peau saine, siégeant au début derrière les oreilles, puis extension descendante en 24 à 48h en une seule poussée vers la face, le tronc et les membres - **Fièvre décroissante** lors de la généralisation de l'éruption - Persistance d'une catarrhe : **conjonctivite, rhinorrhée, toux**
	Complication		- Atteinte viscérale : **bronchite** ou **pneumopathie virale ++, hépatite, pancréatite** - **Surinfection : pulmonaire** (pneumocoque, *S. aureus*), **OMA purulente** (pneumocoque, *H. influenzae*) - Neurologique (rare) : - **Encéphalite aiguë morbilleuse** : précoce post-éruptive (1/1000) - **Panencéphalite sclérosante subaiguë (PESS) de Van Bogaert** : survenue retardée 5-10 ans après (1/100 000, mais 1/6000 si nourrisson < 1 an)
	PC		→ **Maladie à déclaration obligatoire** : confirmation paraclinique systématique - **PCR** ARN viral : sang, salive, nez, gorge et urine de -J5 à +J12 (détection optimale de l'apparition de l'éruption à +J5) - **Sérologie** sur **prélèvement salivaire** ou **sanguin** : présence d'IgM de l'apparition de l'éruption à 60J environ, le plus souvent positif entre +J3 et +J28
TTT	→ **Hospitalisation** seulement en cas de signe de sévérité - Traitement essentiellement symptomatique : paracétamol, Augmentin® si surinfection bactérienne - **Déclaration obligatoire** : signalement sans délai à l'ARS pour enquête, notification à visée épidémiologique - **Eviction scolaire** obligatoire jusqu'à **5 jours** après le début de l'éruption		

	Mesures préventives des sujets contacts	**Sujet contact** = contact proche (famille, crèche) entre 5 jours avant et 5 jours après début de l'éruption - **Nourrisson < 6 mois** : - Mère immunisé (antécédent de rougeole ou vaccin x 2 ± sérologie) : protégé - Mère non immunisée : **Ig polyvalentes IV** si contage **< 6 jours** - **Nourrisson de 6 à 11 mois** (non vacciné) : **1 dose de vaccin monovalent** anti-rougeole dans les **72h** après contage puis 2 doses de vaccin ROR selon le calendrier habituel. Possible Ig IV entre 3 et 6 jours - **Sujet > 1 an nés depuis 1980** : - Non vacciné : **2 doses de ROR** à ≥ 1 mois d'intervalle - Vacciné avec une seule dose : rattrapage de la 2nde dose - Vacciné avec deux doses : protégé - Immunodéprimé ou femme enceinte non immunisée : **Ig polyvalentes IV**

RUBEOLE

Infection virale à ***Rubivirus***, virus à ARN, touchant généralement le jeune enfant, bénigne, en augmentation chez les 15-25 ans
- Transmission directe par **voie aérienne** (rubéole acquise) ou **transplacentaire** (rubéole congénitale < 18 SA)
- **Incubation = 2 à 3 semaines, contagiosité** = 1 semaine avant et jusqu'à 2 semaines après le début de l'éruption

Prévention			- **Nourrissons** : protégés jusqu'à l'âge de 6 mois par les Ac maternels - **Vaccination antirubéoleuse** (recommandée, combinée ROR) : 1ère dose à 12 mois, 2nd dose à 16-18 mois - **Ne pas oublier la vaccination en post-partum** des femmes enceintes séronégatives (vaccin vivant atténué contre-indiqué pendant la grossesse) - **Immunité durable** conférée par la maladie ou la vaccination
Diagnostic	C		- Absence d'antécédent de rubéole ou de vaccination
		Phase d'invasion = 1 semaine	- **Fièvre modérée, état général conservé** - Absence de catarrhe (notamment absence de toux) - Signes associés possibles : **céphalées, courbatures, pharyngite**
		Phase éruptive (15-20 jours après contage)	- **Exanthème maculo-papuleux** : souvent pâle, petit, atteinte de la face puis extension au thorax, évolution en une poussée sur 72h puis disparition (fugace) - **Fièvre modérée**, possible **splénomégalie** et/ou **ADP occipitales** associées
	Complication		- **Conjonctivite** - Hématologique : **purpura thrombopénique post-éruptif** (1/3000) - Articulaire : **arthralgie**, **arthrite** (surtout chez l'adulte) - Neurologique : **encéphalite**, **méningo-encéphalite** (rare)
	PC		→ **Diagnostic clinique** : bilan complémentaire seulement en cas de forme atypique ou compliquée, et surtout en cas de contact avec une femme enceinte non immunisée - **Sérologie** : IgM spécifique (phase aiguë < 2 mois), élévation significative (x 4) du taux d'IgG à 15-21j d'intervalle - **NFS** : absence d'hyperleucocytose, **plasmocytose** évocatrice mais inconstante
TTT			- Traitement essentiellement symptomatique en ambulatoire : antipyrétique - Eviction scolaire non obligatoire - Eviter tout contact entre un enfant infecté et une femme enceinte séronégative (risque de fœtopathie)

MEGALERYTHEME EPIDEMIQUE

= Infection à **parvovirus B19** : touche l'enfant de 5 à 14 ans, par **épidémies familiales ou scolaires**, entre **fin hiver et début été**
- Contamination respiratoire, limitée à la période pré-éruptive, incubation = **6 à 14 jours**
- La maladie confère une immunité durable

Diagnostic	C	**Phase d'invasion** = 2 jours	- **Fièvre modérée** voire **absente, état général conservé** - Signes associés : **céphalées, myalgies**
		Phase éruptive (2 semaines après contage)	- **Exanthème maculo-papuleux**, puis **maculeux**, légèrement **œdémateux** (en guirlande), début aux joues (**rouges, d'aspect souffleté**), s'atténuant en quelques jours, puis extension au tronc et aux extrémités (**aspect réticulé en carte de géographie**) avec fluctuations pendant **1 à 3 semaines**, aggravé ou révélé par l'exposition à la chaleur - Autres éruptions possibles: . **Erythème polymorphe** . **Eruption en « gants et chaussettes »** purpurique, prurigineuse - **Fièvre** modérée - **Arthralgie** possible, rarement **arthrite**, le plus souvent chez le grand enfant ou l'adulte
		Complication	- Enfant atteint d'hémolyse chronique (drépanocytose, sphérocytose, thalassémie) : **anémie aiguë érythroblastopénique** - Femme enceinte (2nd trimestre ++) : **non tératogène,** risque d'**anasarque fœto-placentaire, myocardite, insuffisance cardiaque, anémie fœtale** ou d'**avortement précoce spontané (T1)**

	PC	→ Diagnostic clinique : bilan complémentaire en cas de contact avec une femme enceinte ou chez l'enfant atteint d'anémie hémolytique chronique - **PCR sanguine** à parvovirus B19 en phase aiguë - **Sérologie** : IgM spécifique en phase aiguë, élévation significative du taux d'IgG à 15 jours d'intervalle
TTT		- Traitement essentiellement symptomatique, en ambulatoire : antipyrétique - Chez l'enfant atteint d'hémolyse chronique : **transfusion sanguine** le plus souvent nécessaire - Eviction scolaire non obligatoire - Eviter tout contact entre un enfant infecté et une femme enceinte non immunisée ou un enfant atteint d'anémie hémolytique chronique

EXANTHEME SUBIT

= **6e maladie** ou **roséole infantile** : **infection virale** à **HHV6**, plus rarement **HHV7**
- Touche principalement le nourrisson de 6 mois à 2 ans, quasi-ubiquitaire (60 à 90% des adultes ont des Ac)
- La maladie confère une immunité durable, nourrisson < 6 mois protégés par les Ac maternels
- Transmission directe par voie respiratoire, incubation = **5 à 15 jours**
- **Récurrences périodiques asymptomatiques**, avec excrétion du virus dans la salive

Diagnostic	C	Phase d'invasion = 3 à 4 jours	- **Fièvre isolée** d'apparition **brutale**, jusqu'à **39-40°**, bien tolérée - **Chute thermique brutale** contemporaine de l'éruption cutanée
		Phase éruptive (1 à 7 jours après phase d'invasion)	- En moyenne 3 jours après le début de la fièvre - **Exanthème maculo-papuleux roséoliforme** : pâle, siégeant au visage et au tronc, en une poussée, disparaissant en 12-24h (fugace), avec apyrexie contemporaine caractéristique - Signes associés : **ADP cervicales** (rare)
		Complication	- **Crise fébrile simple** (très fréquente) - Atteinte viscérale : **méningite**, **méningo-encéphalite**
	PC	→ Diagnostic clinique : bilan complémentaire en cas de forme atypique ou compliquée - **PCR HHV6** sur **prélèvement sanguin** - NFS : **leuconeutropénie** à J3-J4 (non spécifique, à valeur d'orientation)	
TTT		- Traitement essentiellement symptomatique, en ambulatoire : antipyrétique - Eviction scolaire non obligatoire, mais éviter la fréquentation de collectivité à la phase aiguë - Aucune mesure prophylactique de l'entourage	

MONONUCLEOSE INFECTIEUSE

= **Primo-infection symptomatique** à **EBV** (herpès virus de type 5) : touche classiquement l'adolescent, mais peut être observé à tout en âge, notamment chez le nourrisson (fièvre prolongée fréquente)
- **Infection fréquente** (80% des adultes séropositifs), le plus souvent **asymptomatique**, à l'origine d'une **immunité durable**
- **Récurrence symptomatique** clinique seulement chez l'immunodéprimé
- **Transmission interhumaine salivaire** (contact rapproché, jouet sucé)**, contagiosité faible** plusieurs mois
- **Incubation longue** = **30 à 50 jours**

Diagnostic	C	Symptomatologie habituelle	- **Fièvre** d'intensité variable, **asthénie profonde durable** - **Angine** : **érythématopultacée** ou **pseudo-membraneuse** (avec respect de la luette) ± **purpura du voile du palais**, **œdème de luette** - **ADP cervicales bilatérales volumineuses**, **splénomégalie** (50%)
		Signes cutanés (variables)	- **Exanthème polymorphe maculo-papuleux** ou **papulo-vésiculeux** : inconstant, discret - **Eruption déclenchée par la prise d'ampicilline**, moins fréquemment par l'amoxicilline
		Complication	- Hépatique : **hépatite cytolytique** (fréquente, le plus souvent uniquement biologique) - Hématologique (rare) : **anémie hémolytique** et **thrombopénie auto-immune** - Neuro (rare) : **méningite lymphocytaire**, **méningo-encéphalite**, **polyradiculonévrite aiguë** - ORL : obstruction des VAS par **hypertrophie amygdalienne** - Autres : **rupture splénique...**
	PC	→ Confirmation diagnostique indispensable - Valeur d'orientation : - **Syndrome mononucléosique** à la NFS (souvent absent chez le jeune enfant) - **Elévation modérée des transaminases** (quasi-constante) au bilan hépatique - Hausse de CRP - **MNI-test** (test rapide d'agglutination) : risque de faux négatif, surtout chez le jeune enfant - **Sérologie EBV** (si MNI-test négatif) : **IgM anti-VCA +** et **IgG anti-EBNA –** en cas de primo-infection	

TTT	→ Hospitalisation seulement en cas de forme compliquée - **Traitement essentiellement symptomatique** : repos au lit, reprise progressive des activités, antipyrétique - **Corticothérapie** discutée dans les formes compliquées (purpura thrombopénique, obstruction des VAS) - Prévention : éviction scolaire non obligatoire, aucune mesure prophylactique des sujets contacts, aucune vaccin

SYNDROME DE GIANOTTI-CROSTI

= Eruption commune à de nombreux virus, le plus souvent chez l'enfant < 5 ans : **EBV ++**, **entérovirus**, **hépatite B**...
- **Eruption papuleuse des membres et des joues**, parfaitement symétrique, rarement fébrile
- Evolution favorable, après persistance pendant quelques jours/semaines

SCARLATINE

= **Infection toxinique bénigne** par ***S. pyogenes*, streptocoque β-hémolytique de groupe A**, sécrétant une **toxine érythrogène**
- Généralement suite à une **angine bactérienne** ou une **infection cutanée**, plus rarement **respiratoire** ou **ostéoarticulaire**
- Forme sévère de l'infection toxinique **: *Toxic Shock Syndrom* (TSS)**
- Transmission directe en cas d'angine, par voie aérienne; contagiosité en phase d'invasion et jusqu'à 48h d'antibiothérapie
- Incubation **3-5 jours**
- La maladie confère une immunité durable pour le même type toxinique

Diagnostic	C	Phase d'invasion = 24h	- **Fièvre élevée** à 39-40° avec **frissons** - **Angine érythémateuse**, avec **dysphagie**, **tuméfaction amygdalienne** importante - **Douleurs abdominales, vomissements** - **ADP sous-angulo-maxillaires**
		Phase éruptive (24h après invasion)	**Enanthème** : - **Amygdales tuméfiées et inflammatoires** pendant 4 à 6 jours - **Glossite** : langue saburrale (enduit épais blanc), puis dépapillée de la périphérie vers le centre réalisant un aspect de « V lingual », puis laissant un aspect rugueux « framboisé » à J6 (glossite exfoliatrice), régression en 1 semaine **Exanthème** : - **Vastes nappes rouge vif uniformes congestives** sans intervalles de peau saine - **Sensation de granité** à la palpation - Prédominante aux plis de flexion, puis extension en 24h à la partie inférieure de l'abdomen, aux extrémités et au visage - Respect des **paumes/plantes** et de la **région péribuccale** - Régression à J6, **desquamation post-éruptive** en « doigt de gant » des extrémités Complications rares identiques à celles de l'angine
		TSS	**Erythème fébrile + troubles hémodynamiques + atteinte de ≥ 3 organes :** - **Digestive** : vomissements, diarrhée - **Musculaire** : algies, hausse des CPK - **Neurologique** : désorientation, troubles de conscience - **Muqueuse** : énanthème pharyngé, conjonctival, vaginal - **Rénale :** insuffisance rénale, leucocyturie - **Hépatique** : hausse de bilirubine, des transaminases - **Hématologique** : thrombopénie
	PC	→ Diagnostic clinique - **Test de diagnostic rapide du streptocoque A** - **Elévation des ASLO** (**antistreptolysine**) : tardive (10-15 jours), inconstant, peu spécifique, inutile à la phase aiguë	
TTT	→ Hospitalisation en cas de forme compliquée - **Antibiothérapie** : **amoxicilline** 50 mg/kg/j po en 2 prises, pendant **6 jours** - Sans suivi nécessaire : pas de BU à distance - **Eviction scolaire obligatoire** jusqu'à 48h après le début du traitement antibiotique - **Antibioprophylaxie orale de l'entourage** seulement en cas **de FdR d'infection invasive** : âge > 65 ans, varicelle évolutive, lésions cutanées étendues dont les brûlures, toxicomanie IV, pathologie évolutive (diabète, cancer, hémopathie, VIH, insuffisance cardiaque), corticothérapie prolongée forte dose		

MALADIE DE KAWASAKI

= **Syndrome adéno-cutanéo-muqueux fébrile**
- **Vascularite aiguë multisystémique ubiquitaire** mais plus fréquente chez les populations asiatiques (Japon surtout)
- Majorité des enfants **< 5 ans** avec pic d'incidence vers 1 an
- Aucune explication physiopathologique unique : interaction entre terrain génétique, environnement probablement infectieux, mécanisme immunitaire impliquant l'activation du système immunitaire et de l'endothélium vasculaire

Diagnostic	C	Forme typique	**Fièvre ≥ 5 jours (critère constant indispensable) et ≥ 4/5 autres critères majeurs :** - **Fièvre** ≥ 5 jours, non sensible aux antipyrétiques ni antibiotiques, souvent élevée > 39.5°C - **Conjonctivite** bilatérale, non exsudative, indolore - **Atteinte buccopharyngée** : chéilite, stomatite, pharyngite - **Eruption cutanée d'aspect variable** : maculopapuleuse diffuse au niveau du tronc et des membres, évocatrice au niveau du siège avec desquamation précoce dès J5 - **Atteinte des extrémités** : érythème palmoplantaire, œdème ferme et douloureux du dos des mains et des pieds, desquamation tardive après le 10e jour d'abord péri-unguéale - **Adénopathies cervicales** de diamètre ≥ 1,5 cm
		Formes atypiques et incomplètes	<u>Autres signes évocateurs :</u> - **Hyper-irritabilité** chez un enfant difficilement examinable : signe quasi constant - **Réactivation (induration)** de cicatrice de vaccination par le BCG chez le nourrisson : signe très précoce et spécifique au Japon <u>Autres atteintes d'organes possibles :</u> - **Articulaires** : arthralgies, arthrites de topographie diverse - **Oculaires** : uvéite, rétinite - **Digestives** : vomissements, douleurs abdominales - **Hépatobiliaires** : hépatite cytolytique, hydrocholécyste (caractéristique), ictère - **Pulmonaires** (rares) : nodules et infiltrats, atteintes pleurales - **Neurologiques** : agitation, troubles du comportement, méningite lymphocytaire, encéphalite avec convulsions, troubles de conscience, voire coma <u>Formes incomplètes :</u> - Fièvre isolée élevée - Nombre limité de critères majeurs - Existence éventuelle de complication cardiaque
		Complications	Avant tout cardiovasculaires, faisant la gravité de la maladie : - Initialement : **myocardite, péricardite** - Secondairement : **anévrismes coronariens**
	PC		→ Diagnostic essentiellement clinique : aucun marqueur spécifique du diagnostic - Syndrome inflammatoire : hausse de VS-CRP quasi constante, hyperleucocytose initiale, anémie inflammatoire et hyperplaquettose (tardive) fréquemment associées - **Leucocyturie aseptique quasi constante évocatrice** - **Echographie cardiaque transthoracique précoce systématique** : spécificité élevée pour la détection des anévrismes au niveau des troncs coronaires proximaux. Suspecter une atteinte coronaire débutante devant une perte de parallélisme des bords de la coronaire, une irrégularité de la lumière vasculaire, une hyperéchogénicité des parois du vaisseau
TTT			**→ Hospitalisation systématique en phase aiguë** - **Immunoglobulines polyvalentes IV :** seul traitement consensuel, pour stopper le processus inflammatoire et prévenir les atteintes cardiaques - **Aspirine** : à dose anti-inflammatoire en phase aiguë, puis poursuivie à faible dose anti-plaquettaire (en particulier pendant la phase d'hyperplaquettose) pour ≥ 6-8 semaines, et en cas de lésions coronariennes - **Surveillance** : avant tout échocardiographique - **Avis spécialisé** en cas de complications cardiovasculaires avec suivi adapté : scintigraphie myocardique, angiographie coronarienne (en cas d'ischémie)...
	Mesures préventives		- Aucune mesure prophylactique pour d'éventuels sujets contacts - Prévention générale : reconnaissance précoce de la maladie (fièvre > 5J)

VARICELLE

= **Primo-infection VZV** (herpès virus 3) : fréquente (600 000 cas/an en France), 90% des cas < 10 ans, âge moyen = **4 ans**
- Transmission directe par les **lésions cutanéo-muqueuses** ou par **voie respiratoire**
- **Incubation** = **2 semaines** en moyenne, **contagiosité** de **1 à 2 jours avant l'éruption jusqu'à 7 jours après** (croûtes)
- Terrain à risque de forme sévère : nourrisson < 1 an, adulte, femme enceinte, immunodéprimé
- La maladie confère une immunité durable (2e varicelle exceptionnelle), nourrisson < 6 mois protégé par Ac maternels

Diagnostic	C	Phase d'invasion = 2 jours		- **Fébricule** modéré - **Rash scarlatiniforme fugace pré-éruptif** (rare)
Diagnostic	C	Phase éruptive (2 semaines après contage)		- **Exanthème** : - **Vésicules** molles, bordées d'une auréole rouge (« goutte de rosée sur peau saine »), puis **croûteuse** et **prurigineuse** de J4 à J10 - Localisation diffuse, y compris dans le cuir chevelu - 2 à 3 poussées successives, avec coexistence d'éléments d'âge différent - **Chute des croûtes à J10** - **Fièvre** généralement modéré, **micro-poly-ADP** - **Enanthème buccal érosif** inconstant
Diagnostic	C	Complication (3-5% des cas)		FdR de varicelle sévère : - Age : nourrisson < 1 an, adolescent, adulte - Prise d'AINS - **Contamination intrafamiliale (inoculum massif et répété)**
Diagnostic	C	Complication (3-5% des cas)	**Surinfection bactérienne surtout**	= Principalement à ***S. aureus*** (60%) et **streptocoque A** (35%) - Cutanée : **impétigo, dermohypodermite, fasciite nécrosante, abcès, lésion nécrotique, syndrome de la peau ébouillantée** (toxine exfoliante) - Autre : **pleuropulmonaire, suppuration ostéoarticulaire, syndrome toxinique (TSS) staphylococcique ou streptococcique**
Diagnostic	C	Complication (3-5% des cas)		- Neurologique : **crise fébrile, cérébellite** (la plus fréquente), **encéphalite, névrite, thrombose cérébrale** - **Syndrome de Reye** en cas de prise d'aspirine - Respiratoire : **pneumonie varicelleuse** - Hématologique : **purpura thrombopénique post-éruptif** - **Hépatite aiguë**
Diagnostic	C	Chez l'immunodéprimé		- **Lésions cutanées profuses**, volontiers **hémorragiques** - **Lésions viscérales** dans 30 à 50% des cas : **pulmonaire, hépatique, neurologique, CIVD**
Diagnostic	PC			→ Diagnostic essentiellement clinique : bilan complémentaire seulement dans les formes sévères ou compliquées - **PCR** spécifique VZV - **Sérologie** : IgM spécifique en phase aiguë, élévation significative des IgG à 15 jours d'intervalle
TTT	Forme typique non sévère			→ PEC ambulatoire, traitement essentiellement symptomatique - Lésions cutanées prurigineuses : - **Ongles coupés courts, solution antiseptique** - **Antihistaminique** si prurit important - **Antipyrétique** : mesures physiques, paracétamol → AINS contre-indiqués - **Antibiothérapie probabiliste** en cas de surinfection bactérienne : **Augmentin®**
TTT	Forme sévère ou compliquée			→ **Hospitalisation** - TTT antiviral : **aciclovir** (Zovirax®) IV - Si **surinfection bactérienne sévère toxinique** : **Augmentin® + clindamycine IV** (action antitoxinique) les premiers jours
TTT	**Aciclovir IV**			- **Nouveau-né** : **varicelle néonatale,** ou **maternelle entre J-5 et J+2 de l'accouchement** - **Formes graves < 1 an** - **Varicelle compliquée**, notamment **pneumopathie varicelleuse** - **Immunodéprimé**
TTT	Mesures préventives			- **Eviction scolaire non obligatoire** (limite la diffusion : risque de varicelle de l'adulte) - **Isolement contact + respiratoire « air »** si hospitalisation - Eviter tout contact avec les sujets à risque (femme enceinte, immunodéprimé, prématuré)
TTT	Mesures préventives	**Vaccin**		= **Vaccin vivant atténué anti-VZV** : 2 doses, espacées d'1 mois - Autorisé > 1 an, contre-indiqué chez la femme enceinte ou l'immunodéprimé - Indication si **contage** : sujet > 12 ans immunocompétent, non enceinte, sans ATCD de varicelle (sérologie facultative) si **contact < 3J** (efficacité réduite 3-5J)
TTT	Mesures préventives	**Ig anti-VZV**		= **Varitect®** protection transitoire partielle en ATU - En cas de **contage** chez le sujet immunodéprimé ou enceinte si contact **< 6J**

GINGIVOSTOMATITE HERPETIQUE

= **Infection virale à HSV1** (ou plus rarement **HSV2**), virus à ADN
- **Primo-infection** = 1er contact infectant muqueux ou cutané, symptomatique ou non : généralement entre 1 et 4 ans (> 80% des enfants ≥ 5 ans sont séropositifs), le plus souvent asymptomatique
- Transmission par **contact direct** avec sujet excrétant (voie cutanée ou génitale, salive)
- **Contagiosité** possible dans les formes d'excrétion virale, maximale lors de la constitution des vésicules, durant 8 à 20 jours
- **Incubation = 5 à 7 jours**
- La maladie confère une immunité partielle, n'empêchant pas la réactivation (récurrence clinique ou asymptomatique) : possibles récurrences dans le même territoire = herpès labial récidivant (bouquet vésiculeux à la jonction cutanéo-muqueuse)

<table>
<tr><td rowspan="3">Diagnostic</td><td rowspan="2">C</td><td colspan="2">- Prodromes : fièvre élevée, dysphagie (avec risque de déshydratation)
- Eruption ulcéreuse et douloureuse bucco-gingivale diffuse : vésicules rapidement rompues, laissant place à des érosions muqueuses ou croûtes cutanées, siégeant à la langue, au palais, aux gencives, à la muqueuse buccale et aux lèvres, d'évolution confluente en plaques érosives muqueuses recouvertes d'une membrane grisâtre
- Signes associés : ADP sous-maxillaire, hypersialorrhée, haleine fétide</td></tr>
<tr><td>Complication (rare)</td><td>- Terrain : - Immunodéprimé
- Dermatite atopique : syndrome de Kaposi-Juliusberg
- Atteinte viscérale : méningite, encéphalite, hépatite
- La surinfection cutanée locale est rare</td></tr>
<tr><td>PC</td><td colspan="2">→ Diagnostic essentiellement clinique : bilan complémentaire seulement en cas de forme sévère ou compliquée
- Identification par PCR sur prélèvement de lésion
- Sérologie : inutile au diagnostic si les lésions cliniques sont évocatrices</td></tr>
<tr><td rowspan="2">TTT</td><td colspan="3">- TTT essentiellement symptomatique, ambulatoire : antalgique, surveillance de la bonne hydratation et alimentation
- L'adjonction d'un traitement local (muqueuses) est difficile et sans intérêt démontré
- Eviction scolaire non obligatoire mais la fréquentation de collectivité en phase aiguë n'est pas souhaitable
- Eviter le contact avec les sujets immunodéprimés ou les enfants ayant une dermatite atopique</td></tr>
<tr><td colspan="2">Forme sévère ou compliquée</td><td>→ Hospitalisation requise
- TTT antiviral par aciclovir : si instauration précoce < 24-48h, durée de 5 à 10 jours
- Par voie IV si voie orale impossible
- Nutrition entérale ou hydratation IV parfois nécessaires si alimentation impossible</td></tr>
</table>

ITEM 184 : ASTHME DE L'ENFANT

Asthme chez l'enfant : **8%** des enfants d'âge scolaire = 1ère maladie chronique de l'enfant

- Particularité pédiatrique :
  - **Réalisation d'EFR** (VEMS ou DEP) possible > 6 ans, **tests cutanés allergiques** > 3 ans
  - Nécessité d'une **chambre d'inhalation** pour tout aérosol-doseur jusqu'à 6 ans
  - Traitement de fond de 1ère intention : **corticothérapie inhalée** à faible dose
  - Aucune AMM pour les **bronchodilatateurs de longue durée d'action** chez **l'enfant < 4 ans**
- Pour **l'enfant < 36 mois** :
  - Définition consensuelle : répétition de ≥ 3 épisodes dyspnéiques avec sifflements < 3 ans
  - Rôle majeur des **infections virales** dans le déclenchement des exacerbations
  - EFR non réalisable en routine, indication ciblée **d'exploration allergologique**
  - Ajout d'un **masque facial** à la chambre d'inhalation, voire recours à des **nébulisations** à domicile

Physiopathologie

Maladie inflammatoire chronique des voies aériennes, chez un sujet prédisposé : obstruction diffuse, variable, des voies aériennes, réversible spontanément ou après inhalation de β2-mimétique

- Asthme allergique :
  - Maladie polygénique et poly-factorielle, survenant souvent sur un terrain atopique
  - **Pneumallergène :** acariens, pollen, phanères d'animaux domestiques
- Facteurs non allergiques :
  - **Infection**, surtout **virale** : facteur déclenchant et d'hyperréactivité bronchique durable
  - **Exercice** (chez 85% des enfants asthmatiques)
  - **Inhalation buccale d'air froid et sec**
  - **Polluants atmosphériques** : **tabagisme parental** principalement

Diagnostic

- Signes évocateurs : **dyspnée expiratoire, wheezing, sibilants, toux, gêne respiratoire**

Asthme du nourrisson < 3 ans

= Défini par **≥ 3 épisodes dyspnéiques** avec **sibilants**
- Quels que soient l'âge de début, l'existence de signes d'atopie ou la cause déclenchant des épisodes
- Bon pronostic (asthme transitoire) :
  - Sexe féminin
  - Tabagisme maternel durant la grossesse
  - Absence d'atopie familiale ou de sensibilisation allergénique

Asthme du jeune enfant et de l'adolescent

- A évoquer si :
  - Episodes récidivants de **dyspnée expiratoire** avec **sibilants**
  - Episodes de **toux nocturnes**, surtout en 2nd partie de nuit, réveillant l'enfant
  - Episodes de **toux** ou **sibilants** après l'effort ou équivalent (rire, pleurs)
  - Episodes de **toux**, **sibilants** ou **gêne respiratoire** après exposition à des allergènes
- **Terrain atopique personnel** (dermatite et/ou rhinoconjonctivite atopique) ou **familial**
- Disparition des symptômes **spontanée** ou **avec bronchodilatateur**

Retentissement clinique

- Fréquence des **exacerbations**
- Fréquence des **symptômes inter-critiques** : toux ou sifflement diurne, nocturne, à l'effort ou équivalent (rire, pleurs), retentissement sur les activités, gêne à la pratique sportive, absentéisme scolaire, consommation de β2-mimétique

DD

Signes d'alarme

- Terrain particulier : prématuré, déformation thoracique, cardiopathie connue
- Début très précoce, dès le 1er mois de vie
- Absence d'intervalles libres asymptomatiques
- Signes inter-critiques : **stridor, cornage, dyspnée aux 2 temps, wheezing, bronchorrhée**
- Signes extra-respiratoires : **souffle cardiaque, dyspnée d'effort, cassure staturo-pondérale, diarrhée chronique, fausses routes, infections ORL bactériennes récidivantes**
- Echec de traitement bien conduit

Obstruction des voies aériennes proximales

- **Trachéomalacie, bronchomalacie**
- **Corps étranger inhalé**
- **Anomalie des arcs aortiques**
- **Kyste bronchogénique**
- **Sténose trachéale, sténose bronchique**
- Compression : **tumeur, ADP, granulome**

Obstruction des voies aériennes distales

- **Mucoviscidose**
- **Dysplasie bronchopulmonaire**
- **Dyskinésie ciliaire primitive**
- **Bronchiolite oblitérante** (séquelle grave de virose)

Autres

- **Pathologie d'inhalation** : **RGO, fistule oeso-trachéale, trouble de déglutition**
- **Cardiopathie congénitale** : shunt gauche-droite, cardiomégalie
- **Pneumopathie** en contexte d'immunosuppression

PC

- **RP de face** (± cliché en expiration si doute sur asymétrie) : systématique, en période inter-critique
- **EFR** contributif chez l'enfant > 3 ans en cas de doute diagnostique : **syndrome obstructif réversible**, ou mise en évidence d'une **hyperréactivité bronchique**
- Diagnostic différentiel : **endoscopie bronchique, scanner thoracique, pH-métrie des 24h, test de la sueur, examen ORL spécialisé, bilan immunitaire…**

Diagnostic

PC

Explorations fonctionnelles respiratoires

- Non recommandé chez l'enfant < 3 ans (sauf cas rare)
- **Enfant de 3 à 6 ans** = incapable de réaliser des manœuvres respiratoires forcées : mesure des résistances des voies aériennes au cours de la ventilation spontanée = techniques spécifiques de **pléthysmographie corporelle**, **interruption du débit aérien** ou **oscillations forcées**
- **Enfant > 6 ans** = capable de réaliser des manœuvres respiratoires forcées : **courbe débit/volume** classique avec mesure de CVF et VEMS

→ Le débit expiratoire de pointe (DEP) au *peak flow* n'est réalisable que chez l'enfant **> 6 ans**

Indication
- **Asthme intermittent** : au diagnostic en cas de doute
- **Asthme persistant léger** : suivi 1 fois/an
- **Asthme persistant sévère** : suivi tous les 6 mois

Résultat
- **Trouble ventilatoire obstructif** : VEMS < 80%, Tiffeneau (VEMS/CV) **< 0,8**
- **Réversible après bronchodilatateur de courte durée d'action** : ↗ VEMS > 12%

± **Hyperréactivité bronchique** lors d'un test de provocation à la métacholine

Enquête allergologique

- **Anamnèse** : lien entre l'exposition allergénique et la survenue des symptômes
- **Prick-tests** en 1ère intention
- **Dosage des IgE spécifiques** : seulement en cas de discordance entre la clinique et les prick-tests ou en cas de prick-tests de réalisation ou d'interprétation impossible
- **Tests multi-allergéniques *in vitro*** (Phadiatop® pour les allergènes respiratoires, Trophatop® pour les allergènes alimentaires) : en cas de réalisation difficile des tests cutanés

Indication
- **Tout asthmatique > 3 ans**
- Asthmatique **< 3 ans** si :
  - Signes respiratoires persistants, récidivants ou sévères
  - Nécessité de traitement continu
  - Signes extra-respiratoires atopiques

CRISE D'ASTHME

- **Crise d'asthme** = accès paroxystique de durée brève, cédant rapidement, spontanément ou après inhalation de BDCA
- **Exacerbation asthmatique** = persistance de symptômes respiratoires **> 24h**, de début progressif ou brutal
- **Asthme aigu grave** = crise d'asthme ne répondant pas au traitement ou d'intensité inhabituelle

C

FdR d'asthme aigu grave

- Jeune enfant **< 4 ans** ou adolescent
- Syndrome d'allergie multiple, allergie alimentaire, allergie médicamenteuse (aspirine)
- Mauvaise perception de l'obstruction
- Déni de l'asthme, mauvaise observance, troubles socio-pathologiques
- Antécédent d'hospitalisation en réanimation
- Asthme instable, consommation anormalement élevée de BDCA, augmentation des crises
- Moindre sensibilité aux thérapeutiques usuelles
- Facteur déclenchant spécifique : aliment, anesthésie, stress

Gravité	SF	SC	Comportement	Constantes	DEP (**> 6 ans**)
Légère	**Sibilants** **± Toux**	Fréquence respiratoire normale	Activité normale Parole normale	SpO_2 **≥ 95%** PA normale	DEP **≥ 75%** Réponse aux β2
Modérée	**Sibilants** **± Toux**	**Polypnée** Mise en jeu des muscles respiratoires accessoires	Marche difficile Chuchote 3-5 mots	SpO_2 = **90-95%** PA normale	DEP **= 50-75%** Réponse aux β2
Sévère	**Sibilants** rares **MV ↘** ou absent	FR > 30/min (> 5 ans) FR > 40/min (2 à 5 ans) **Détresse respiratoire** **Cyanose**	Activité impossible Troubles de l'élocution	SpO_2 ≤ **90%** ↘ PA	DEP **≤ 50%** Faible réponses aux β2

PC

→ Indication de bilan complémentaire non systématique
- **RP** si : 1er épisode, fièvre, anomalie auscultatoire (crépitants localisés, asymétrie auscultatoire) ou crise sévère justifiant une hospitalisation
- **Biologie** selon le contexte : **NFS, CRP** (sepsis), **ionogramme** (hydratation, **hypokaliémie** en cas d'administration importante de β2-mimétiques), **GDS** (recherche d'hypercapnie en réanimation)

TTT

→ **Hospitalisation** selon :
- Le terrain et les antécédents (facteurs de risque d'asthme aigu grave)
- La gravité clinique, l'évolution, la réponse aux traitements
- L'impossibilité de recours aux soins ou l'environnement social

Mesures générales

- Mise en condition : **libération des VAS, position demi-assise, monitoring cardio-respiratoire**
- **Oxygénothérapie** adaptée à la saturation en O_2
- En cas de signes de gravité extrême : **pose d'un abord veineux, contact du réanimateur**

CRISE D'ASTHME	TTT	**β2-mimétiques de courte durée d'action**	= Traitement de 1ère intention, quel que soit la gravité, préférentiellement par voie inhalée - Molécule : **salbutamol** (Ventoline®) ou **sulfate de terbutaline** (Bricanyl®) - Modalités : - **Aérosols-doseurs avec chambre d'inhalation** : - **1 bouffée à 100 µg/2 kg** - Au maximum 10 bouffées - **Nébulisation** (avec O_2 à **6-8L/min**) : **150 µg/kg** d'équivalent salbutamol - Répété **toutes les 20 minutes** pendant **1h**, puis réévaluation clinique
		Anti-cholinergique de synthèse	= Indiqué en cas de crise d'intensité sévère, associé aux BDCA - **Bromure d'ipratropium** (Atrovent®) dans la 1ère heure de traitement : 3 nébulisations de 0,25 mg pour les enfants < 6 ans ou 0,5 mg pour les enfants > 6 ans
		Cortico-thérapie orale	= Indication systématique en cas de crise d'asthme sévère, et souvent en cas de crise modérée - Préférentiellement par voie orale, ou voie IV si vomissements ou troubles de conscience - Molécule : **bétaméthasone** (Célestène®), **prednisone** (Cortancyl®), **prednisolone** (Solupred®) - Posologie : **1 à 2 mg/kg/j** d'équivalent prednisone, maximum **60 mg**, en 1 prise - Durée : sur **3 à 5 jours** avec décroissance progressive
		Autres	- Réservé aux crises sévères en USI/réa : **salbutamol IV, sulfate de magnésium IV** - Antibiothérapie rarement indiquée, même en cas de crise sévère ou fébrile (généralement virale) → Non indiqué : **kinésithérapie respiratoire, mucolytique, sédatif**
		Suites	- **Retour à domicile** possible si - FR ≤ 30/min (si âge > 2 ans) et absence de signe de lutte respiratoire - DEP ≥ 70% de la théorique de l'enfant - Compréhension du traitement, proximité d'un hôpital - **Ordonnance de sortie** (si non hospitalisé) : **poursuite des inhalations de BDCA** pendant **5 à 7 jours** (jusqu'à disparition des symptômes) et des **corticoïdes oraux** si prescrits - **Consultation** avec le médecin traitant dans les 48h : réévaluation clinique, indication de TTT de fond - 1er épisode : **techniques d'inhalation, conseils de prévention** (éviction des facteurs déclenchant), CAT en cas de réapparition des symptômes (**plan d'action**)

TTT de fond

Sévérité	**Intermittent**	**Persistant léger**	**Persistant modéré**	**Persistant sévère**
Symptômes	< 1/semaine Asymptomatique	≥ 1 fois/semaine ± Activité gênée	≥ 1 fois/jour Activités gênées	Permanent Activité physique limitée
Signes nocturnes	≤ 2 fois/mois	> 2 fois/mois	> 1 fois/semaine	Fréquent
DEP ou VEMS Variation du DEP	**≥ 80%** < 20%	**≥ 80%** 20 à 30%	**60 à 80%** > 30%	**< 60%** > 30%

Moyens thérapeutiques	**Corticoïdes inhalés**	= Base du traitement de fond : indiqué en cas d'asthme persistant - Molécule : **fluticasone** (Flixotide®), **budésonide** (Pulmicort®), **béclométasone** (Bécotide®) - **Dose minimale efficace** : - Stade léger/modéré : - **≤ 200 µg/j** de fluticasone - **≤ 500 µg/j** de béclométhasone - **≤ 400 µg/j** de budésonide - Stade sévère : **≥ 500 µg/j** d'équivalent béclométhasone - EI locaux : **candidose** (prévenue par rinçage de la bouche après inhalation), **dermite péri-orale** - EI systémique (rare) : **ralentissement transitoire de la vitesse de croissance**, possible freinage de l'axe corticotrope
	Autres	= En cas de contrôle non optimal à faible dose de corticoïdes inhalés - **BDLA = salmétérol, formotérol** : AMM **> 4 ans**, privilégier une association médicamenteuse - **Anti-leucotriène = montélukast** (Singulair®) : 4 mg > 6 mois, 5 mg de 6 à 12 ans, 10 mg > 12 ans, associé aux corticoïdes inhalés en cas d'asthme persistant, ou monothérapie en cas d'asthme d'effort ou d'échec de corticoïdes inhalés pour un asthme léger chez l'enfant **> 2 ans** - **Ac monoclonaux humanisés anti-IgE = omalizumab** (Xolair®) : en cas d'asthme allergique persistant sévère non contrôlé chez l'enfant **> 6 ans**
Méthode d'inhalation		- **< 3 ans** : - **Aérosols-doseurs** avec **chambre d'inhalation** et **masque facial** - **Nébulisation avec générateur pneumatique** dans les formes sévères - **3 à 6 ans** : **aérosols-doseurs** avec **chambre d'inhalation** sans masque facial (respiration buccale) - **> 6 ans** : **aérosols-doseurs auto-déclenchés, inhalateurs de poudre**

TTT de fond	Mesures associées	- Arrêt du tabagisme passif, mesures d'hygiène en période d'infection virale saisonnière, bonne aération du domicile, éviction des animaux domestiques - En cas d'asthme allergique : **éviction des allergènes** (animal domestique, housse anti-acarien...), possible **immunothérapie spécifique sublinguale** si l'asthme est contrôlé - **Vaccination antigrippale annuelle** chez l'enfant asthmatique > 6 mois
Suivi	- Consultation tous les 3 à 6 mois (selon la sévérité et le contrôle de l'asthme) - EFR au moins 1 fois/an si enfant en âge	
	Stratégie en cas de non-contrôle	- **Vérifier l'observance** : oublis de prise des corticoïdes inhalés, corticophobie, mauvaise utilisation des dispositifs d'inhalation - **Evaluer l'éducation thérapeutique** : méconnaissance des facteurs déclenchant, défaut de contrôle de l'environnement - Reconsidérer le diagnostic d'asthme : signes d'alarmes, examens complémentaires orientés - Rechercher un facteur aggravant associé : **pathologie ORL, RGO, obésité** - Renforcer le traitement : association de **BDLA** ou **anti-leucotriène**, ↗ posologie corticoïdes inhalés → **Avis spécialisé** fortement recommandé
	Mesures associées	- **Education thérapeutique indispensable** (école de l'asthme) - **Projet d'accueil individualisé (PAI)** en école ou collectivité (pour gérer une crise d'asthme) - **PEC à 100%** dans les formes d'asthme les plus sévères

ITEM 200 : TOUX CHEZ L'ENFANT

Toux = symptôme banal, très fréquent : **aiguë** si < **3 semaines** ou **chronique** si > **3-8 semaines**
- Phénomène réflexe et physiologique nécessaire à l'épuration et la protection des voies aériennes
- Possiblement jusqu'à **30 fois/jour** chez un enfant sain
- Toux persistante quasi-physiologique au décours d'une **infection des voies aériennes**

Toux aiguë

= Le plus souvent liée à une **infection virale des voies aériennes supérieures**
- **RP** non systématique : indication selon l'orientation clinique

Diagnostic	Caractéristique	Facteur déclenchant	Signes associés	Examens complémentaires
Rhino-pharyngite	Grasse **↗ au décubitus**	Infection virale	Rhinite Fébricule	Aucun
Laryngite	Rauque	Infection virale	Rhinite Dyspnée inspiratoire Fébricule	Aucun
Inhalation de corps étranger	Sèche	Syndrome d'inhalation	Dyspnée	**RP inspiration + expiration** **± Fibroscopie bronchique**
Asthme Bronchiolite	Sèche	Infection virale Effort ou équivalent Exposition allergénique	*Wheezing* Dyspnée	± **RP** si signe de sévérité
Pneumonie	Sèche	Aucun	Fièvre Polypnée	**RP**
Coqueluche	Sèche, quinteuse, majorée la nuit	Contage (entourage)	Vaccination incomplète	**PCR coqueluche**

Toux chronique

= Nombreuses possibilités de pathologie, parfois intriquées
- **RP** systématique en cas de toux chronique : recherche de dilatation des bronches, *situs inversus*, atélectasie…
- En l'absence de signes d'alertes et avec RP normale : généralement **d'origine ORL** ou **asthmatique**

Signes d'alerte
- Début néonatal
- Persistance estivale
- Fausses routes alimentaires
- Malaise, cyanose
- Souffle cardiaque
- Diarrhée chronique
- Encombrement bronchique permanent
- Wheezing ou stridor inter-critique, dyspnée aux 2 temps
- Episodes infectieux répétés, hépatosplénomégalie
- Retentissement général : croissance, sommeil, activité
- Déformation thoracique
- Hippocratisme digital

Diagnostic	Caractéristique	Antécédents	Signes associés	Examens complémentaires
Hyperréactivité bronchique post-virale	Sèche Accès durant 3 à 4 semaines	Aucun	Saisonnalité nette Rythmée par viroses	± EFR
Asthme	Sèche Accès de 3-4 semaines Prédomine en 2nd partie de nuit	Atopie personnelle ou familiale	Wheezing Saisonnalité nette Rythmée par viroses Bonne réponse aux BDCA	EFR Exploration allergologique
Toux psychogène	Rauque Disparaît la nuit Déclenchable à la demande	Terrain anxieux	Aucun	Psychologique ± Orthophoniste
Coqueluche	Sèche Quinteuse Majoration nocturne	Contage (entourage)	Vaccination incomplète Durée : 3-6 semaines	PCR coqueluche
RGO	Variable **↗ au décubitus**	Aucun	± Douleurs abdominales ± Pyrosis ± Infection ORL	pH-métrie Traitement d'épreuve

<table>
<tr><td rowspan="5">Toux chronique</td><td>Mucoviscidose</td><td rowspan="2">Grasse
Avec expectoration</td><td rowspan="2">Début précoce</td><td>Cassure pondérale
Selles graisseuses
Hippocratisme digital</td><td>Test à la sueur</td></tr>
<tr><td>Bronchectasie
Séquelles de CE
BPCO de l'enfant</td><td>Souvent peu marqués</td><td>Exploration en milieu spécialisé</td></tr>
<tr><td>Infection ORL chronique</td><td>Grasse</td><td>Aucun</td><td>Jetage postérieur
Obstruction nasale</td><td>Exploration ORL</td></tr>
<tr><td>Pathologie laryngée</td><td rowspan="2">Variable</td><td>Début précoce</td><td rowspan="2">Fausses routes alimentaires
± Cyanose
± Malaise</td><td rowspan="2">Exploration en milieu spécialisé</td></tr>
<tr><td>Fistule oeso-trachéale</td><td>Rythmée par l'alimentation</td></tr>
<tr><td rowspan="3">TTT</td><td colspan="5">- Traitement étiologique :
. Traitement spécifique indispensable après confirmation diagnostique
. En l'absence de cause identifiée : possible traitement probabiliste d'épreuve</td></tr>
<tr><td>Antitussifs
A limiter
+++</td><td colspan="4">- Mucolytique : acétylcystéine, carbocistéine
- Muco-fluidifiant : benzoate de méglumine
- Hélicidine
- Antihistaminique H1 : oxomémazine, prométhazine, alimémazine, fenspiride
→ Aucune efficacité démontrée dans la diminution de la durée et de l'intensité de la toux
→ Contre-indiqués chez le nourrisson < 2 ans : risque d'encombrement bronchique</td></tr>
<tr><td>Mesures associées</td><td colspan="4">- Désobstruction rhinopharyngée en cas d'encombrement nasal : évite un écoulement nasal postérieur responsable de toux
- Hydratation régulière : fluidification des sécrétions
- Contrôle des facteurs environnementaux : allergènes, exposition au tabac, pollution atmosphérique, humidité, stress
- Prise en charge de l'anxiété parentale et du retentissement familial</td></tr>
</table>

ITEM 205 : MUCOVISCIDOSE - BPCO

MUCOVISCIDOSE

Mucoviscidose = plus fréquente des maladies génétiques récessives létales dans la population caucasienne : **1/4700** naissances, **1/34** hétérozygotes sains
Transmission autosomique récessive
- Maladie chronique sévère, d'aggravation progressive, nécessitant une prise en charge multidisciplinaire en **CRCM** (Centre de ressources et de compétences pour la mucoviscidose) : médiane de survie = **50 ans**

Physiopathologie			= Mutation du **gène CFTR** (*Cystic Fibrosis Transmembrane Conductance Regulator*) du bras long du chromosome 7 : code une protéine transmembranaire de régulation du transport épithélial d'ions chlorures Cl- - > 2000 mutations identifiées, le plus souvent **F508del** (dans 70% des cas) - Défaut de transport du chlore : augmente la réabsorption de sel et d'eau - **Exocrinopathie généralisée**, touchant les **glandes séreuses** et les **glandes à sécrétions muqueuses**, avec accumulation de sécrétions visqueuses déshydratées, obstruant le site d'excrétion (appareil respiratoire, tube digestif, pancréas, voies biliaires, foie), les **glandes sudoripares** (inversé : perte cutanée de chlore et de sel) et le **tractus génital**
Diagnostic anténatal ciblé	Suspicion échographique sans contexte familial		= Sur échographie de surveillance systématique - Anomalies évocatrices : **Calcifications intestinales, hyperéchogénicité intestinale, dilatation digestive,** images d'**atrésie du grêle** ou de **péritonite méconiale ; non visualisation de la vésicule biliaire**
		Recherche de mutation chez les parents	= **Etude génétique des 2 parents** avec **arbre généalogique**, à la recherche de la mutation F508del et des autres mutations les plus fréquentes - 2 parents non porteurs : diagnostic quasiment éliminé - 2 parents hétérozygotes = risque élevé d'atteinte fœtale (**1/4**) : **étude en biologie moléculaire chez le fœtus** - 1 parent hétérozygote : risque élevé d'environ 20%, **étude en biologie moléculaire chez le fœtus** discuté selon le rapport bénéfice/risque et selon la fréquence de la mutation
		Recherche de mutation chez le fœtus	= Par **amniocentèse** ou **biopsie trophoblastique** - Non porteur de la mutation décelée chez les parents : **sain** - Porteur d'une mutation : risque d'être porteur d'une mutation rare non trouvé chez l'autre parent → **séquençage complet du gène** - Homozygote : peut motiver une demande d'**IMG**
	Contexte familial		- **Conseil génétique** : - Justifié si risque > 1/4 d'avoir un enfant atteint - Possible si apparentés proches avec enfant atteint
		Antécédent de mucoviscidose chez un enfant du couple	= Les 2 parents sont hétérozygotes → 1/4 de risque d'enfant homozygote - Mutation familiale identifiée : **recherche de mutation fœtale** sur **biopsie de trophoblaste** dès 12 SA - Mutation familiale non identifiée : **dosages biologiques** (immuno-enzymes intestinales, PAL, GGT, leucine aminopeptidase) sur **amniocentèse** dès 18 SA
		Hétérozygotie chez un parent	- **Recherche d'une mutation fréquente chez l'autre parent** - **Recherche fœtale** si les 2 parents sont hétérozygotes
Dépistage néo-natal			= Dépistage généralisé depuis 2002 : à partir du sang prélevé sur papier buvard à 72h de vie (test de Guthrie), après recueil du **consentement signé** des parents (pour recherche génétique éventuelle) - Intérêt : prise en charge précoce des manifestations pulmonaires et digestives → semble ralentir l'évolution de la maladie et améliorer son pronostic de survie - **Très sensible** : taux de faux négatifs = **3 à 3,5%** - **Peu spécifique** : taux de faux positifs (enfants sains convoqués pour dépistage positif) = **2/3**
	Dosage de la trypsine immuno-réactive		= Enzyme pancréatique : ↗ en cas de souffrance pancréatique - Si **positif** à **J3** : - **Analyse du gène CFTR** si consentement signé - Nouveau **dosage de TIR** à **J21** en l'absence de consentement signé - Si **positif** à **J21** : **convocation au CRCM** pour **test de la sueur** d'emblée - Si **négatif** à **J3** ou à **J21** : arrêt du dépistage
	Analyse du gène CFTR		= Recherche des mutations fréquentes, dont F508del : - Si **aucune mutation retrouvée** : - Si **TIR** à **J3 > à un 2e seuil** : **nouveau dosage de TIR à J21** - Si **TIR** à **J3 < à un 2e seuil** : arrêt du dépistage - Si **1 ou 2 mutations retrouvées** : **convocation au CRCM** pour **test de la sueur**
	Test de la sueur		- Anormal : diagnostic de **mucoviscidose** → prise en charge de la maladie - Normal : **conseil génétique** si 1 mutation présente

Manifestations cliniques (variées et aspécifiques)	→ Diagnostic rarement porté sur des symptômes lors de l'enfance, voire à l'âge adulte : enfant né dans un pays sans dépistage néonatal, ou faux négatif du dépistage néonatal. Y penser systématiquement selon le contexte.		
	Manifestations respiratoires	= **90%** de la morbidité et mortalité, présent dans **75%** des cas dès la 1ère année de vie	
		Nourrisson	- **Bronchiolite récidivante, bronchite asthmatiforme** - **Encombrement bronchique** persistant Surtout si cassure staturo-pondérale
		Enfant/ adulte	= Evolution vers une **bronchopathie chronique** : - **Toux chronique, bronchorrhée permanente** - **Exacerbations récurrentes** : expectorations muco-purulentes, majoration de la toux, modification des expectorations et diminution de la tolérance à l'effort - **Dilatation des bronches**, avec risque de complications (**hémoptysies**...) - **Distension thoracique majeure** : **emphysème**, risque de **pneumothorax** **- Syndrome obstructif d'aggravation progressive non réversible** après inhalation d'un bronchodilatateur - **Insuffisance respiratoire chronique** : **hypoxie** nocturne puis diurne, **dyspnée** d'effort puis permanente, évoluant tardivement vers une **hypercapnie** et une **HTAP**
	Manifestations infectieuses	- Colonisation bactérienne précoce : ***Haemophilus influenzae, S. aureus*** - **Colonisation à *Pseudomonas aeruginosa*** = tournant évolutif : **primo-colonisation** (1er prélèvement positif, sans signes cliniques et sérologiques), puis **colonisation chronique** (**> 6 mois** : ≥ 3 cultures positives à au moins 1 mois d'intervalle, sans signes directs) - Autres : - **Infections mycobactériennes** (***Mycobacterium abscessus*** ou ***avium***) - **Infection aspergillaire** (avec manifestations immuno-allergiques)	
	Manifestations digestives	Nourrisson	- **Iléus méconial** : syndrome occlusif, retard d'élimination du méconium - **Ictère cholestatique rétentionnel**
		Enfant	- **Insuffisance pancréatique exocrine** (95%) : **stéatorrhée**, avec maldigestion des graisses, **retard pondéral** puis statural, **dénutrition** avec **hyperphagie initiale** - **Carences en vitamines liposolubles** (ADEK) et **oligo-éléments** - Atteinte hépatobiliaire : **stéatose hépatique, lithiases biliaires, cirrhose biliaire multifocale** (5-15% des cas), pouvant évoluer vers **l'hypertension portale** et **l'IHC** - Autres atteintes : **RGO, prolapsus rectal, constipation** ± épisodes de **sub-occlusion**
	Autres	- ORL : **sinusite maxillaire, polypose nasale** - Endocrinienne : **intolérance au sucre, diabète insulino-dépendant** - Métabolique : **déshydratation aiguë hyponatrémique** avec coups de chaleur - Génitale : - **Infécondité masculine** : **atrésie bilatérale des canaux déférents** constante - **Hypofertilité féminine, retard pubertaire** - Cardiaque : **cardiomyopathie non obstructive**	
Bilan paraclinique	*Diagnostic*	**Test de la sueur** = confirmation diagnostique	= Examen de référence : **dosage des chlorures sudoraux** dans la sueur (après **stimulation galvanique indolore** au niveau de l'avant-bras ou de la cuisse chez le jeune nourrisson) - **Chlorure** : normale < 30 mmol/L, pathologique si **> 60 mmol/L** à 2 reprises - En cas de **valeur intermédiaire** (30-60 mmol/L) : répéter le test, s'aider des examens de biologie moléculaire, voire des mesures électrophysiologiques du transport des ions chlorures en centre spécialisé (différence de potentiel nasal, courant de court-circuit sur biopsie rectale)
		Biologie moléculaire	= Complément du test à la sueur nécessaire = Recherche de mutations fréquentes ± étude extensive si besoin - Sujet malade : **homozygote** ou **hétérozygote composite** (2 mutations différentes)
	Bilan du retentissement	Pulmonaire et ORL	- **Gaz du sang, saturation nocturne en O_2** - **RP/TDM pulmonaire** = si besoin + systématique tous les 5 ans : syndrome bronchique, DDB, atélectasies, opacités micro- et macro-nodulaires, impactions mucoïdes, ADP médiastinales - **EFR** avec test de réversibilité aux bronchodilatateurs : **trouble obstructif** (↘ VEMS), **trouble restrictif** (↘ CV, ↘ CPT) et **distension pulmonaire** (↗ VR)
		Colonisation infectieuse	- **ECBC sur expectoration profonde** : tous les 3 mois et avant antibiothérapie pour exacerbation - **Dépistage d'aspergillose bronchopulmonaire allergique** : sérologie, IgE totales, IgE spécifiques

Bilan paraclinique	*Bilan du retentissement*	Digestif et nutritionnel	- **NFS, albuminémie, IGF1, bilan hépatique** (TP, transaminases, GGT) - **Echographie hépatopancréatique** - **Glycémie à jeun ± HGPO** dès **10 ans** - **Stéatorrhée** : à rechercher si prise pondérale non satisfaisante - **Dosage des vitamines liposolubles**, surtout **vitamine D**
		Autres	- **Age osseux, ostéodensitométrie osseuse** dès 8 ans - **Echographie cardiaque**
TTT	→ Prise en charge **multidisciplinaire, régulière, à vie : consultation** tous les 3 mois, **bilan paraclinique** tous les ans		
	PEC respiratoire		- **Kinésithérapie respiratoire** : systématique - Souvent précédée d'**aérosols de mucolytiques** : **rhDNase** (Pulmozyme®) - **RHD** : hygiène domestique, éviction du tabac, réduction de la pression allergénique, privilégier un mode de garde individuel pendant la 1ère année de vie - **Activité physique adaptée** aux performances respiratoires - **Oxygénothérapie longue durée** (nocturne ou continue) en cas d'insuffisance respiratoire chronique - **VNI** en cas d'hypercapnie > 55 mmHg - **Transplantation pulmonaire** : discutée en cas d'insuffisance respiratoire chronique sévère
	PEC anti-infectieuse		- **Exacerbation** : **antibiothérapie**, adaptée aux germes isolés à l'ECBC, orale, inhalée ou intraveineuse, prolongée **2 à 3 semaines** habituellement - Respect du **calendrier vaccinal + vaccinations ciblés** (**antigrippale** annuelle, **antipneumococcique**, **hépatite A**, éventuellement **varicelle** en l'absence d'atcd clinique)
	PEC digestive		- **Opothérapie pancréatique** : **extraits pancréatiques gastro-protégés** (gélules de pancréatine Créon®), prise en début de repas - TTT de l'atteinte hépatobiliaire : **acide ursodésoxycholique** (Ursolvan®)
	PEC nutritionnelle		- **Régime hypercalorique** (120-150%) + aide de diététicien - **Nutrition entérale** en cas de défaillance nutritionnelle - **Supplémentation en vitamines A, D, E et K** indispensable - **Compléments en sodium**, notamment si forte chaleur (déperdition sudorale maximale) - Chez le nourrisson : - **Apport de sel** systématique avant la diversification (2 mEq/kg/j) - Proposer à boire systématiquement des **solutions de réhydratation orale**
	Mesures associées		- **Education thérapeutique** : autonomisation - **Soutien psychologique** - Mesures sociales : **ALD 30** (PEC à 100%), **associations de malade, PAI**
	Perspectives thérapeutiques		- **Agents muco-modulateurs** - Recherche de **voies alternatives de la sécrétion ionique** - **Thérapie protéique** (action sur l'origine moléculaire de la maladie) - Nouvelles **stratégies anti-infectieuses**

BPCO DE L'ENFANT

BPCO de l'enfant = pas de réelle définition consensuelle
=obstruction des voies aériennes, non réversible après bronchodilatateur
- Mesure du VEMS possible à partir de l'âge de 6 ans : **VEMS < 80%**, réversibilité < 12 % après salbutamol

Manifestations		- **Dyspnée**, notamment à l'effort - **Toux grasse**, récurrente, avec ou sans **expectoration** - **Déformation thoracique : thorax en carène** - **Hippocratisme digital** - **Râles bronchiques bilatéraux** à l'auscultation - **Ralentissement** ou **cassure de la croissance staturo-pondérale** ± Signes étiologiques spécifiques
Bilan étiologique	Examens systématiques	- **RP ±scanner thoracique** - **EFR** : obstruction non réversible des voies aériennes - **Test de la sueur** (même si dépistage néonatal négatif : 3,5% de faux négatifs) - Recherche de **déficit immunitaire humoral : NFS, dosage pondérale des Ig, sérologies vaccinales**
	Examens utiles	- **Endoscopie bronchique** avec **biopsie** : étude ciliaire - **Echographie cardiaque**
Etiologie	**Dysplasie broncho-pulmonaire**	- Signes évocateurs : - Nécessité d'une longue période d'O_2 après la naissance (jusqu'à 36 SA) - **Wheezing** - **TDM thoracique** : - **Aspect en mosaïque** - **Triangles sous-pleuraux** - **Bandes de fibrose**
	Mucoviscidose	- Antécédents familiaux - Signes évocateurs : **bronchorrhée, retard pondéral, diarrhée chronique graisseuse** - **Test de la sueur** positif
	Déficit immunitaire humoral	- Antécédents familiaux - **Infections bactériennes à répétition** (ORL, pulmonaires cutanées) - Signe évocateur : **bronchorrhée** - **Dosage pondérale des Ig** : hypogammaglobulinémie ou agammaglobulinémie - **Sérologies vaccinales** : absence de réponse
	Dyskinésie ciliaire primitive	- Antécédents familiaux - **Infections ORL répétées** - Signes évocateurs : **bronchorrhée, polypes nasaux**, **surdité de transmission**, **stérilité** - **Biopsie ciliaire** (nasale ou bronchique) : absence de battement, structure anormale en ME
	Bronchiolite oblitérante	= **Séquelles d'infection virale sévère** - Signe évocateur : **wheezing** - **TDM thoracique** : **aspect en mosaïque, atteinte bronchique**
TTT symptomatique		- **Kinésithérapie respiratoire** régulière en cas d'encombrement bronchique - **Antibiothérapie** lors des exacerbations infectieuses ± **antibioprophylaxie** au long cours - Prévention anti-infectieuse optimale : **calendrier vaccinal** à jour, complété par **vaccination antipneumococcique 23-valent (Pneumo 23®)** > 2 ans et **vaccination antigrippale** annuelle - **Corticothérapie inhalée** en cas d'hyperréactivité bronchique associée
	Oxygénothérapie au long cours	= Adaptée à la SpO_2 : indiquée si Enfant < 2 ans : - SpO_2 moyenne au sommeil ou à l'éveil **< 93%** - Temps de sommeil **> 5%** passé avec SpO_2 < 90% Enfant > 2 ans : - SpO_2 moyenne au sommeil ou à l'éveil **< 90%** - Temps de sommeil **> 10%** passé avec SpO_2 < 90% **HTAP** associée

ITEM 236 : SOUFFLE CARDIAQUE CHEZ L'ENFANT

Un souffle précordial peut être diagnostiqué chez l'enfant :
- En relation avec une malformation cardiaque congénitale : 1% des enfants à la naissance
- Chez le grand enfant surtout en cas de souffle fonctionnel ou innocent
- En relation avec une cardiomyopathie ou une myocardite aiguë rarement
- En relation avec une cardiopathie acquise exceptionnellement (plus de valvulopathie rhumatismale en Occident…)

Epidémiologie

- Très fréquent = **30 à 50%** : en majorité **anorganique = fonctionnel = innocent = bénin,** ou plus rarement **organique** (90% des souffles nourrisson sont organiques, 50% à l'âge scolaire sont fonctionnels)
- L'incidence des cardiopathies congénitales modérées à sévère reste stable à 6-8 pour 1000 naissances : 6500 à 8000 enfants naissent en France chaque année avec une malformation cardiaque congénitale
- Les cardiopathies congénitales sont la 1ère anomalie morphologique congénitale et 1ère cause de mortalité infantile : la plupart s'expriment par un souffle organique découvert le 1er mois de vie (95% diagnostiquées < 4 ans)
- 3500 interventions de chirurgie cardiaque congénitale chaque année en France

Physiologie

Naissance marquée par une adaptation cardiocirculatoire transitionnelle :
- Suppression brutale de la circulation placentaire
- Accroissement du débit artériel pulmonaire par diminution des résistances artériolaires pulmonaires fœtales
- Fermeture progressive des shunts conditionnant l'oxygénation fœtale : canal artériel, foramen ovale inter-atrial
- Mise en place d'une ventilation pulmonaire par déplissement alvéolaire et résorption du liquide alvéolaire

Un souffle est banal chez le nouveau-né par turbulences circulatoires durant l'éjection systolique (morphologie de l'arbre artériel pulmonaire). Les pressions pulmonaires étant encore élevées les premiers jours de vie, les shunts ne s'expriment souvent qu'après quelques jours de vie, surtout s'ils sont volumineux.

Diagnostic

Prénatal

- **Diagnostic anténatal possible pour la plupart des cardiopathies congénitales** avec les progrès de l'écho
  → Possible ITG si extrême gravité non accessible à une PEC curative : ventricule unique, hypoplasie du cœur gauche… selon le souhait familial et après examen par un comité d'expert d'un centre de DPN
  → Meilleur pronostic de certaines malformations comme la transposition des gros vaisseaux : PEC adapté précoce en maternité de niveau 3 à proximité d'un centre de cardiologie pédiatrique
- Mais diagnostic pas toujours réalisé/réalisable : effectif que dans 50-80% des cas
- Mais certaines cardiopathies non dépistables en anténatal du fait des shunts physiologiques fœtaux (foramen ovale, canal atériel) et peuvent n'être diagnostiquées que tardivement, parfois chez l'adulte (CIA)

Contexte

- **Syndrome polylmalformatif → ETT** systématique (même sans symptômes/souffle)
- Déroulement de la grossesse : médicaments, toxiques… sur-risque de malformation cardiaque congénitale si diabète, rubéole gravidique, FIV, syndrome d'alcoolisation fœtale (CIA, CIV, T4F)
- **Contexte de maladie génétique** familiale à risque : syndrome de Marfan…
- Marqueurs de risque : **cardiopathie congénitale familiale au 1er degré**, antécédents de mort subite
  → Syndromes le plus fréquemment associés aux cardiopathies congénitales :
  . Trisomie 21 surtout : chez 50% des enfants atteints, donc 50% type canal atrioventriculaire
  . Syndrome de Digeorge = microdélétion 22q11 : risque de tétralogie de Fallot
  . Syndrome de Turner = 45,X0 : risque de coarctation aortique
  . Syndrome de Marfan : fragilité/dilatation aortique à risque de dissection ou rupture, IA ou IM…
  . Syndrome de Williams Beuren = microdélétion du chromosome 7
  . Et syndrome de Noonan, syndrome CHARGE, Alagille, Holt-Oram, Ellis-Van Creveld, Costello…

→ Dans ces circonstances il faut adresser l'enfant au cardiopédiatre

SF

Souvent absents : souffle de découverte fortuite
- Nouveau-né : **cyanose et/ou insuffisance cardiaque**
- Nourrisson : idem**, polypnée, retard staturo-pondéral** (shunt gauche-droite ou baisse du débit cardiaque), **difficultés alimentaires** (tétées longues laborieuses), **infections pulmonaires à répétition, sueurs fréquentes** persistantes en dehors des repas (cardiopathies avec surcharge pulmonaire par shunt gauche-droite)
- Enfant/adolescent : idem plus rarement**, dyspnée d'effort, fatigabilité** (enfant anormalement sage avec intolérance aux jeux et à la scolarité)**, rarement syncope ou douleur thoracique d'effort** (obstacle à l'éjection du VG comme un RA ou une cardiomyopathie hypertrophique obstructive, anomalie d'implantation coronaire, trouble du rythme héréditaire…)**, AEG avec anorexie/asthénie, douleur abdo**

→ La dyspnée d'effort est le symptôme le plus commun ; les malaises (motif de consultation fréquent : 15% des enfants, surtout vagal) et les douleurs thoraciques sont rarement d'origine cardiaque (< 1%)

SC

- Inspection :
  . **Dysmorphie** d'anomalie génétique
  . **Respiration** : dynamique/tolérance respiratoire, thorax en tonneau (cardiopathie à dilatation ventriculaire)
  . **Cyanose** : cardiopathie cyanogène, apparaît si taux d'hémoglobine réduite > 5 g/dL (SpO_2 < 80%). **Réfractaire à l'O_2** contrairement aux maladies respiratoires. Hippocratisme digital si prolongée.

<table>
<tr><td rowspan="12">Diagnostic</td><td rowspan="2">SC</td><td colspan="4">- Palpation des pouls fémoraux et axillaires :
. Fréquence et régularité
. Mal perçus : insuffisance circulatoire, sténose aortique
. Abolition/diminution des pouls fémoraux : coarctation aortique (HTA, gradient tensionnel > 20 mmHg...)
- Constantes vitales : une HTA est le plus souvent néphrologique chez l'enfant mais chercher une coarctation
- Signes d'insuffisance cardiaque droite ou gauche ou d'HTAP : souvent moins typique que chez l'adulte. Symptômes respiratoires (polypnée, tirage, toux) et/ou digestifs (difficultés alimentaires, vomissements postprandiaux, stagnation ou perte de poids), tachycardie, signes congestifs (hépatomégalie, turgescence et reflux hépatojugulaire moins marqués que chez l'adulte, OMI rares, sensibilité aux infections pulmonaires)
- Parfois symptômes extracardiaques : AVC, fièvre au long cours, cassure de courbe de croissance</td></tr>
<tr><td>Modifications physiologiques</td><td colspan="3">- Rythme rapide souvent irrégulier : arythmie sinusale respiratoire parfois très marquée
- Perception de B3 fréquente (50% des cas) : le plus souvent perçu à l'apex
- Dédoublement de B2 fréquent : variable avec la respiration, au bord gauche du sternum. Normalement uniquement inspiratoire par fermeture retardée de la valve pulmonaire (augmentation du retour veineux cave par la dépression thoracique)</td></tr>
<tr><td rowspan="10">Orientation diagnostique en fonction du souffle</td><td colspan="4">→ Un souffle variable selon le temps/position est pratiquement toujours innocent
→ Un souffle est toujours organique s'il est diastolique, double, frémissant. Les souffles innocents sont presque toujours systoliques, plus rarement systolodiastoliques (souffle veineux du cou)
→ Un souffle bruyant irradiant largement est a priori organique : peu d'irradiation si innocent
→ Un souffle innocent est toujours bref dans la systole ; un souffle holosystolique, de régurgitation, relève de cause organique</td></tr>
<tr><td rowspan="4">Temps</td><td>Systolique</td><td colspan="2">- Holosystolique : IM, IT, CIV
- Mésosystolique : souffle éjectionnel (RA ou RP)
- Télésystolique : prolapsus valvulaire</td></tr>
<tr><td>Diastolique</td><td colspan="2">- Proto-diastolique (régurgitation) : IA, IP
- Roulement méso-diastolique : RM, RT, ou par hyper-débit (= IM, CIV, canal artériel, CIA)
- Roulement télédiastolique (si rythme sinusal) : RM, RT</td></tr>
<tr><td rowspan="2">Continu</td><td>Prédominance systolique</td><td>= Communication haute-basse pression
- Entre aorte et AP : persistance du canal artériel
- Entre aorte et veine : circulation collatérale, fistule artérioveineuse</td></tr>
<tr><td>Prédominance diastolique</td><td>- Souffle veineux du cou : bénin
- Sténose des retours veineux systémiques
- Fistule artérioveineuse par ↗ du retour veineux</td></tr>
<tr><td>Localisation</td><td colspan="3">- Apex : valve mitrale - Foyer pulmonaire : RP, CIA
- Xiphoïde : valve tricuspide, CIV - Foyer aortique : RA, sténose de l'AP droite
- Mais aussi sous-claviculaire gauche, à la fontanelle antérieure pour les nourrissons...</td></tr>
<tr><td>Irradiation</td><td colspan="3">- Dos et aisselle : obstacle pulmonaire, CIA
- Cou (carotides) et sus-sternal : obstacle aortique
- CIV : pan-radiant (« en rayon de roue »), ↘ au fur et à mesure qu'on s'éloigne de la CIV</td></tr>
<tr><td>Intensité</td><td colspan="3">- Généralement pas de corrélation entre intensité et gravité de la maladie sous-jacente</td></tr>
<tr><td>Tonalité</td><td colspan="3">- Souffle aigu : lié à un fort gradient de pression
- Souffle grave/roulement : faible gradient de pression et ↗ importantes de flux</td></tr>
<tr><td>Modification des BdC</td><td colspan="3">- Dédoublement de B2 large et fixe : BBD, CIA
- Eclat de B2 au foyer pulmonaire : HTAP, position antérieure de l'aorte
- Clic : Mésosystolique apexien (foyer mitral) de prolapsus mitral
Protosystolique de sténose valvulaire des gros vaisseaux (aorte ou AP)
- Galop avec B3</td></tr>
</table>

Diagnostic	PC	**RP**	**N'a plus sa place dans le bilan de souffle cardiaque** mais peut orienter vers une cardiopathie si réalisée pour un autre motif : - **Cardiomégalie** : oriente vers une cardiopathie (malformative, cardiomyopathie, myocardite) → Chez l'enfant : « fausse cardiomégalie » par superposition de l'image du thymus - Arc moyen gauche : . **Saille** : **dilatation du tronc de l'AP** (shunt gauche-droite) . **Concave** : **hypoplasie de la voie pulmonaire proximale** (tétralogie de Fallot) - **Pédicule vasculaire étroit** : anomalie de position des gros vaisseaux - **Hypervascularisation pulmonaire** : hyperdébit pulmonaire = cardiopathie avec shunt gauche- droite - **Hypovascularisation pulmonaire** : obstacle pulmonaire
		ECG	Non systématique mais réalisé si souffle organique, peut être normal si anomalie minime : - Fréquence cardiaque normale : d'autant plus rapide que l'enfant est jeune - Prédominance droite électrique : axe QRS dévié à droite, ondes T- en V1 à V4 après 1 semaine - Arythmie sinusale respiratoire banale chez l'enfant
		ETT	= **Examen diagnostique clé** : au moindre doute d'origine organique → **tout souffle du nouveau-né et jeune nourrisson nécessite un avis spécialisé cardiopédiatrique avec ETT**
		Autre	- **Epreuve d'effort** sur tapis roulant ou bicyclette ergométrique - **Holter-ECG** : si troubles du rythme idiopathiques ou post- opératoires - Imagerie cardiaque : **IRM cardiaque, TDM cardiaque multibarrette** - **Cathétérisme cardiaque** (indication très limitée, sous AG < 10 ans) : bilan préopératoire des cardiopathies congénitales complexes, cathétérisme interventionnel à visée thérapeutique
CAT selon l'âge	→ Souffle souvent **organique** < **1 an** et souvent **fonctionnel** > **1 an**		
	Naissance à < 2 mois	Isolé chez un nouveau-né	- En période néonatale, même asymptomatique = toujours potentiellement pathologique - Examen clinique complet, ECG, RP de face - ETT systématique avant la sortie de la maternité ou à défaut avant 8 jours de vie
		Avec insuffisance cardiaque	- **Coarctation aortique pré-ductale** (en amont de l'émergence du canal artériel) = sténose de l'isthme de l'aorte : forme grave de coarctation aortique, symptomatique dès les 1ers jours de vie, au moment de la fermeture du canal artériel. Pouls fémoraux abolis → **Chirurgie urgente** - Autres causes plus rares ou dépistées en anténatal
		Avec cyanose	- **Transposition des gros vaisseaux** : aorte issue du ventricule droit et artère pulmonaire du ventricule gauche, entrainant une cyanose isolée (cause la plus classique de cyanose néonatale) → **chirurgie urgente** < 15 jours - **Cardiopathie complexe** : fréquentes, polymorphes (ventricule unique, atrésie tricuspide, tronc artériel commun...), associant insuffisance cardiaque et cyanose - Cardiopathie avec obstacle significatif sur la voie pulmonaire (T4F, rétrécissement pulmonaire critique, atrésie pulmonaire)
	Nourrisson > 2 mois	→ Tout souffle, même isolé, découvert **< 1 an** doit motiver une **consultation spécialisée** avec ETT	
		Cardiopathie avec insuffisance cardiaque	= Shunt gauche-droite (augmentation des débits pulmonaires) : le plus fréquent - **Communication inter- ventriculaire large** - **Persistance du canal artériel** - **Canal atrio-ventriculaire** (trisomie 21 ++) → Risque d'**HTAP irréversible** si shunt opéré trop tardivement. Une chirurgie précoce est donc impérative si large shunt, surtout de CIV, **en général < 1 an**
		Cardiopathie avec cyanose	= Shunt droite-gauche (passage de sang désoxygéné dans la circulation artérielle) - **Tétralogie de Fallot** : cyanose retardée après quelques semaines/mois - **Cardiopathie complexe** : généralement déjà diagnostiquée en néonatal/anténatal
	Enfant de 2 à 16 ans	Cardiopathie malformative	= Généralement dépistée avant l'âge de 2 ans sauf cas particuliers (immigrés, problèmes sociaux...) - Cardiopathie bien tolérée : **communication inter-atriale**, **cardiomyopathie obstructive** et/ou **hypertrophique**...

	Enfant de 2 à 16 ans	**Souffle fonctionnel**	= Très fréquent : concerne **1/3 à 1/2** des enfants, surtout à l'âge scolaire - **Asymptomatique**. Disparaît avec l'âge, parfois toujours présent chez l'adulte jeune - Souffle : . Systolique, proto-ou mésosystolique, parfois continu . Éjectionnel . Généralement bref (1er tiers de systole) . De faible intensité < 3/6 . D'intensité variable selon position (↗ en décubitus) . Timbre doux, parfois musical . Sans irradiation, ni frémissement → N'est jamais : **diastolique, télésystolique** ou **frémissant** - Favorisé par ↗ du débit cardiaque : **fièvre, effort, émotion, anémie, hyperthyroïdie** - Favorisé par des anomalies morphologiques : syndrome du « dos droit » ou du « dos plat », thorax en entonnoir, scoliose… - Sans modification du B1 et B2 (dédoublement variable de B2 possible) - Examen clinique normal : pouls fémoraux perçus, TA normale… - Absence d'antécédent familial ou marqueur de risque de cardiopathie congénitale (sinon examen spécialisé recommandé avec ETT) → **Echocardiographie** non systématique : seulement en cas de doute diagnostique → **Aucun traitement ni surveillance, aucune restriction d'activité/compétition.** Formuler une conclusion ferme précise rassurante dès le 1er examen.
		7 types de souffles anorganiques	- **Souffle musical ou vibratoire ou souffle de Still :** apexien, doux, positionnel (disparaissant à l'orthostatisme), bref et piaulant. Possible entre 2 ans et l'adolescence : vibrations du flux sanguine éjecté dans la chambre de chasse du VG - **Souffle pulmonaire :** max au foyer pulmonaire, systolique, aigu, doux, positionnel (disparaissant à l'orthostatisme), sans click, avec irradiation dans le dos et en axillaire, avec dédoublement variable de B2 : flux normal sortant du VD - **Souffle innocent haut situé :** irradiant dans les carotides (souffle carotidien disparaissant à la compression carotidienne) et les creux sus-claviculaires par flux systémique normal à travers la crosse aortique - **Souffle (« hum ») veineux :** continu, de tonalité grave, bilatéral, positionnel, augmentant en diastole, disparaît à la compression veineuse jugulaire ou à la rotation de la nuque. Possible entre 3 et 8 ans. - **Souffle de branche pulmonaire :** souffle fonctionnel systolique au bord gauche du sternum, irradiant dans le dos. Par sténose pulmonaire périphérique (disparité de calibre entre tronc artériel pulmonaire et branches pulmonaires) : chez le fœtus, 90% du flux de l'AP est dirigé vers le canal artériel, donc les branches pulmonaires sont physiologiquement moins larges et avec un angle plus aigu. - **Souffle cardiorespiratoire :** varie avec la respiration - **Souffle fonctionnel mammaire :** sur la paroi thoracique antérieure, aigu, doux, parfois prolongé en diastole, bilatéral. Dû aux flux à travers les artères mammaires internes.

SOUFFLE ORGANIQUE

	Cardiopathie		Fréquence	Type de souffle	Intensité	Symptômes/SF
Classification	CIV	Type I	20-25%	Holosystolique maximal en parasternal gauche, irradiant en rayon de roue	++	0
		Type IIa			++	Shunt G-D
		Type IIb			+	Shunt G-D + HTP
	CIA	Petite	8-13%	Systolique au foyer pulmonaire	+	0
		Large			++	Shunt G-D, pouls amples
	CAP	Petit	6-11%	Continu sous-claviculaire gauche	+	0
		Large			++	Shunt G-D ± HTP
	T4F	Rose	6%	Systolique au foyer pulmonaire	++	0
		Bleue			++	Cyanose réfractaire, hippocratisme digital, dyspnée, *squatting*
	SVP	Modérée	7,5-9%	Systolique au foyer pulmonaire	+	0
		Serrée			++	Difficultés aux tétées, dyspnée d'effort
		Critique			+ ou 0	Cyanose réfractaire
	+ Coarctation aortique (6%), rétrécissement aortique congénital (5%), canal atrioventriculaire (4,5%), transposition des gros vaisseaux (4,5%), tronc artériel commun (1,5%), ventricule unique (1,5%), retour veineux pulmonaire anormal total (1,5%)...					

Shunt gauche/droit	**Communication inter-auriculaire**		= Fréquente = 8-13% des cardiopathies congénitales, très bien toléré. SR ½ - 4 formes : CIA ostium primum, ostium secondum, sinus venosus, sinus coronaire fenestré - Shunt gauche-droite à l'étage atrial : risque de **dilatation des cavités droites** et d'**HATP**
		Dg	- **Asymptomatique** dans la majorité des cas : souffle isolé - Rarement : **retard de croissance**, **dyspnée d'effort**, **insuffisance cardiaque droite** - **Souffle systolique** : éjectionnel, peu intense, au foyer pulmonaire, irradiant dans le dos, suivi d'un dédoublement du B2 au foyer pulmonaire, fixe et constant
		Complication	= En cas de shunt important, complications tardives (après 30 ans) : - **Trouble du rythme auriculaire** (FA, flutter) - **Dysfonction ventriculaire droite** - **HTAP** - **Embolie paradoxale** - **Bronchites à répétition** → Aucun risque d'endocardite
		TTT	- CIA ostium secondum avec retentissement (clinique/ETT) : fermeture par cathétérisme interventionnel si berges assez longues et épaisses, sinon chirurgicale sous CEC - CIA sinus venosus et ostium primum : fermeture **chirurgicale seulement**
	Communication inter-ventriculaire		- 4 formes : **CIV d'admission, trabéculée ou musculaire, péri-membraneuse centrale,** ou **conotroncale** (par mal-alignement du septum conal) - Shunt gauche-droite à l'étage ventriculaire : **dilatation des cavités gauches, HTAP post-capillaire**, pouvant évoluer vers une **HTAP pré-capillaire** fixée - 1ère cardiopathie congénitale (20-25% des cardiopathies congénitales)
		Dg	- **Perte de poids**, **difficultés alimentaires**, **tachypnée**, non cyanosante - **Souffle holosystolique** : maximal au 4e eic gauche, irradiant dans toutes les directions en « rayon de roue » (d'intensité décroissante en s'éloignant du sternum), souvent très intense (↘ avec la taille de la CIV), frémissant. L'intensité du souffle dépend du gradient transventriculaire et des résistances vasculaires pulmonaires. - **B1 fort à la pointe** → **CIV petite** = gradient important : souffle intense (gradient transventriculaire important, pressions artérielles pulmonaires basses), asymptomatique de bon pronostic. **Plus la CIV est large moins le souffle est intense...**

Shunt gauche/droit	**Communication inter-ventriculaire**	*Complication*	= En cas de shunt important : - **Dilatation ventriculaire gauche** - **Dysfonction ventriculaire gauche, OAP** - **HTAP** post- capillaire puis pré- capillaire - **Insuffisance aortique** - **Endocardite** → Risque de syndrome **d'Eisenmenger** après 6-9 mois de vie si CIV large : augmentation des résistances vasculaires pulmonaires suite à l'hyperdébit pulmonaire prolongé, entraînant hypertension pulmonaire fixée avec shunt interventriculaire **bidirectionnel** contre-indiquant une fermeture chirurgicale. Examen clinique faussement rassurant (plus de souffle cardiaque ni signes de shunt gauche-droite, cavités gauches plus dilatées...)
		TTT	- Petites CIV, CIV périmembraneuses parfois : **fermeture spontanée** - CIV conotroncales et d'admission : jamais de fermeture spontanée → fermeture **chirurgicale en cas de retentissement** - CIV trabéculées : fermeture spontanée en général → **chirurgie ou cathétérisme** en cas de persistance avec retentissement
	Persistance du canal artériel (CAP)		= Canal artériel : **communication entre l'isthme aortique et l'AP** (ductus arteriosus), fermée normalement dans les 3 premiers jours de vie par augmentation de la pression artérielle en oxygène (vasoconstriction puis prolifération de l'intima et thrombose intravasculaire) - Shunt gauche-droite : dilatation des cavités gauches, dysfonction VG
		Dg	- Pas de diagnostic anténatal : physiologique avant la naissance - CAP de petite taille : asymptomatique - CAP large : B1 fort à la pointe, signes de shunt gauche-droite, pouls amples (hyper-pulsatilité artérielle par vol systémique diastolique par le canal artériel : augmentation de pression pulsée - **Souffle continu systolo-diastolique sous-claviculaire gauche** : parfois frémissant, timbre grave ou doux. Plus le shunt est important, plus le souffle est intense - Evolution : . **Fermeture spontanée** . Complication : **OAP**, **dilatation** et **dysfonction VG**, **endocardite d'Osler**
		TTT	Fermeture si CAP large avec shunt gauche-droite significatif (dilatation des cavités gauches) ou en cas de souffle en prévention de l'endocardite d'Osler : - **AINS** : **indométacine** (Indocid®) chez le prématuré - **Fermeture** par **cathétérisme interventionnel** ou **chirurgical** : si échec des AINS chez le prématuré, en 1ère intention chez le nourrisson ou enfant
Obstacle	**Coarctation de l'aorte**		= Rétrécissement au niveau de l'isthme aortique contemporain de la fermeture du canal artériel (rétraction des fibres) : constitution d'un obstacle à l'éjection → ↗ post- charge → adaptation temporaire du VG (hypertrophie) puis désadaptation (choc cardiogénique) - Fréquente dans le **syndrome de Turner**
		Dg	- **Insuffisance cardiaque** - **HTA des membres supérieurs** avec **gradient tensionnel** entre MS et MI - **Pouls huméraux forts** avec **diminution/abolition des pouls fémoraux** - **Souffle systolique, sous-claviculaire gauche** ou **dorsal** et/ou **dans l'aisselle gauche**
		TTT	- Syndrome brutal chez le nourrisson : réanimation, **traitement chirurgical** - Bonne adaptation chez l'enfant ou adulte : **traitement chirurgical ou par cathétérisme** interventionnel et stenting selon l'âge
	Tétralogie de Fallot		= **CIV conotroncale** (aorte à cheval sur la CIV) + **sténose infundibulaire pulmonaire (± SVP)** + **hypertrophie du VD** + **dextro-position avec dilatation de l'aorte** - Hausse de pression ventriculaire droite par sténose pulmonaire voire shunt droite-gauche **- Cardiopathie cyanogène la plus fréquente,** par déviation antérieure du septum conal.
		Dg	Parfois anténatal → **amniocentèse** à la recherche de syndrome de DiGeorge **Souffle systolique** : intense, frémissant de CIV + souffle de rétrécissement pulmonaire **2 formes :** **- T4F rose :** sténose pulmonaire peu serrée, SaO_2 normale, asymptomatique - **T4F bleue avec cyanose réfractaire** : sténose importante, **shunt droite-gauche.** . Hippocratisme digital, dyspnée, squatting (accroupissement pour ↗ les résistances vasculaires systémiques et donc ↗ le passage antérograde par l'AP) . ↗ progressive de la cyanose → **polyglobulie** → **AVC**, **malaise anoxique**

	Tétralogie de Fallot	Dg	. **Complication aiguë : malaise de Fallot** lors d'une tachycardie avec hausse de consommation en oxygène (pleurs, tétées…). Le nourrisson devient hypotonique et très cyanosé par majoration de l'obstacle pulmonaire et du shunt par la CIV. - Recherche de syndrome polymalformatif (30%) notamment d'un syndrome de DiGeorge : dysmorphie faciale, fente palatine, retard psychomoteur modéré, hypoplasie thymique, hypocalcémie
		PC	- ETT : diagnostic, taille, sténoses étagées pulmonaires, forme irrégulière de T4F… - RP : cœur de taille normale en **sabot** (arc moyen creux, pointe relevée), thymus ?
		TTT	**- Chirurgical** : cure complète entre 3-6 à 12 mois : fermeture de la CIV et élargissement de la voie pulmonaire sous CEC
	Sténose Valvulaire Pulmonaire (SVP)		= Rétrécissement le plus souvent par fusion commissurale des sigmoïdes. Entraîne une augmentation de pression ventriculaire droite et HVD
		Dg	- Diagnostic anténatal possible en cas de forme sévère - Le plus souvent asymptomatique - Souffle systolique au foyer pulmonaire, d'autant plus intense que sténose serrée - Complications : . Risque d'endocardite d'Osler . Sténose serrée : difficulté aux tétées, dyspnée à l'effort (IC droite) voire syncope . Sténose critique : cyanose réfractaire par shunt droite-gauche par le foramen ovale perméable ou par une CIA. Ventricule droit désadapté, dilaté hypocontractile, débit cardiaque diminué et le souffle devient faible
		TTT	- Cathétérisme interventionnel (en urgence si sténose critique)
	Rétrécissement valvulaire aortique		= Cardiopathie plus rare que la sténose pulmonaire, souvent par bicuspidie aortique
		Dg	- Souffle systolique au foyer aortique, dès la naissance si significatif - Pouls faibles et signes d'insuffisance cardiaque rapidement si serré
		TTT	**- Chirurgical ou cathétérisme**
Autres	**Transposition des Gros Vaisseaux (TGV)**		= Cardiopathie par anomalie segmentaire de la latéralité : l'aorte naît du VD, l'AP du VG
		Dg	- Diagnostic **anténatal** le plus souvent - A la naissance : **cyanose réfractaire isolée sans souffle.** Diagnostic ETT
		TTT	**- Chirurgical** sous CEC en période néonatale
Suivi/PEC	**- Suivi planifié par le spécialiste référent** que la cardiopathie soit surveillée ou corrigée (chirurgie, cathétérisme) **- Risque d'endocardite** élevé nécessitant une antibioprophylaxie si geste dentaire dans trois situations : . Corps étranger intracavitaire : prothèse valvulaire, tube, pacemaker… . Antécédent d'endocardite infectieuse . Cardiopathie cyanogène		

CARDIOPATHIE NON CYANOGÈNE	**Communication inter-ventriculaire**	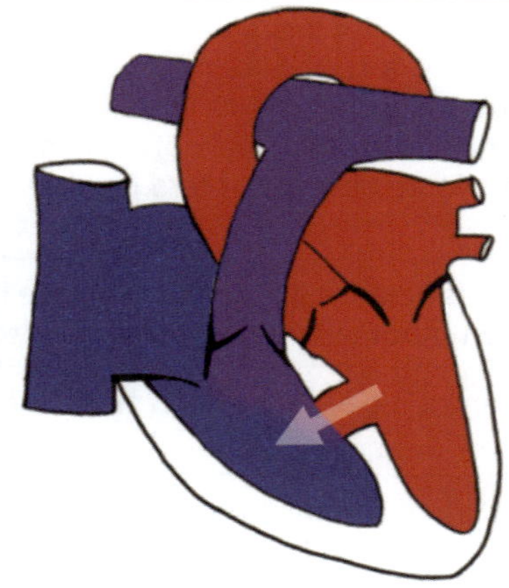	**Communication inter-auriculaire**	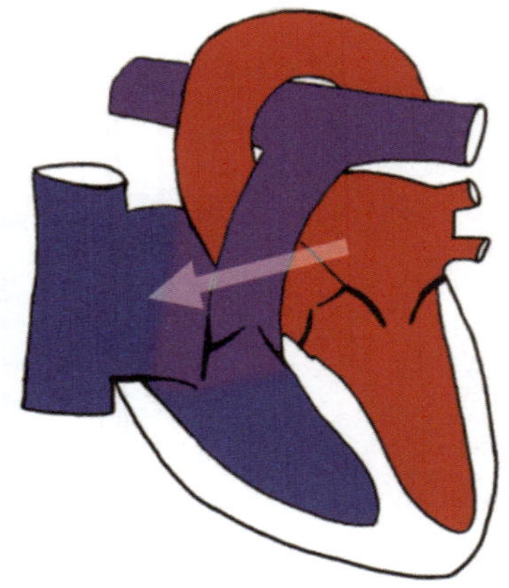
CARDIOPATHIE NON CYANOGÈNE	**Persistance du canal artériel**	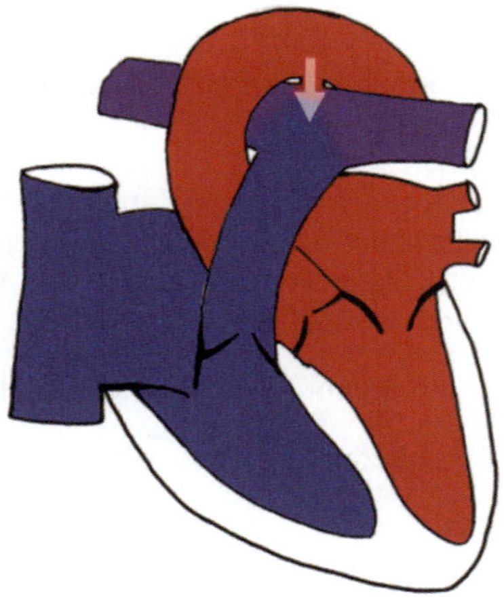	**Coarctation de l'aorte**	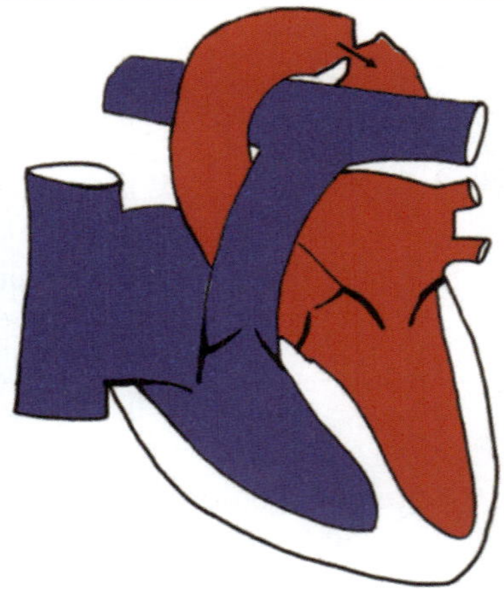
CARDIOPATHIE NON CYANOGÈNE	**Canal atrio-ventriculaire**	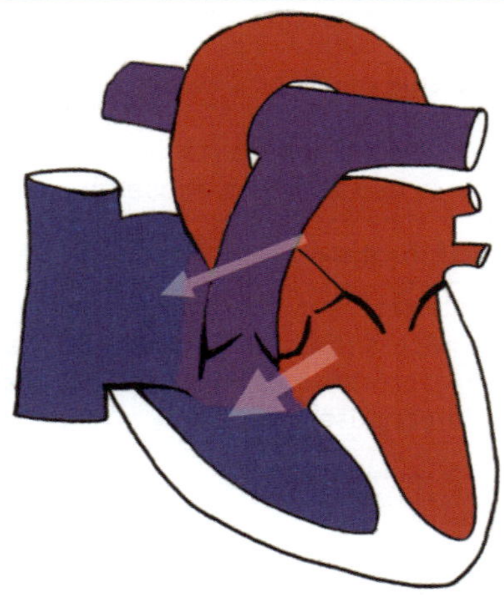		
CARDIOPATHIE CYANOGÈNE	**Tétralogie de Fallot**	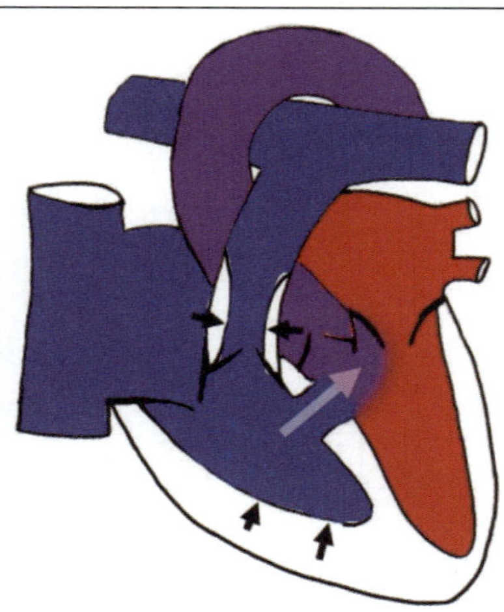	**Transposition des gros vaisseaux**	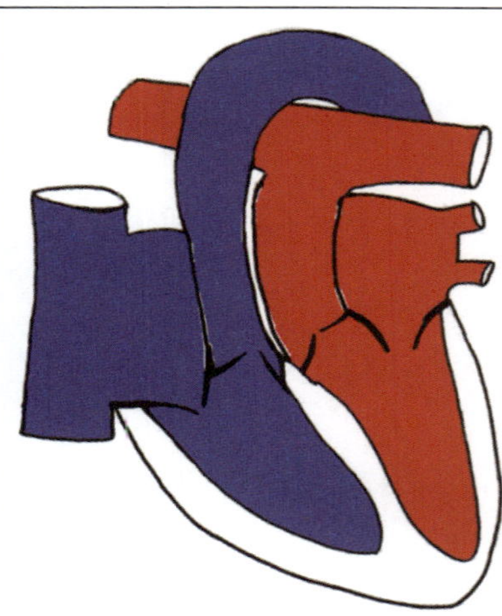

ITEM 354 : DETRESSE RESPIRATOIRE AIGUË de l'enfant

- **Dyspnée aiguë** = perception anormale et désagréable de la respiration : seulement exprimé chez l'enfant âgé (difficultés à parler, difficulté à la reprise inspiratoire)
- **Détresse respiratoire aiguë** = manifestation clinique d'une affection de l'appareil respiratoire, traduisant la difficulté de réponse à la demande ventilatoire : polypnée, signes de lutte respiratoire
- **Insuffisance respiratoire aiguë** = existence d'une hypoxie tissulaire, par hypoxémie (PaO2 < 60 mmHg : ↘ FiO_2, hypoventilation alvéolaire, anomalie de diffusion ou de ventilation/perfusion, shunt anatomique) ou défaut de transport de l'O_2 (anémie), débit sanguin insuffisant (choc) ou anomalie de l'extraction cellulaire, hypercapnie (PaCO2 > 45 mmHg)

Diagnostic	C	Analyse de la ventilation		- **Fréquence respiratoire** (selon l'âge) - **Travail respiratoire** = recherche de **signes de lutte respiratoire** : **balancement thoraco-abdominal, tirage** (sus-sternal, intercostal, sous-sternal), **battement des ailes du nez, entonnoir xiphoïdien, geignement expiratoire** (surtout par atteinte alvéolaire) - **Volumes pulmonaires** : inspection de l'expansion thoracique, auscultation - **Oxygénation** : coloration cutanée, saturation en O_2
			Normes de FR /min selon l'âge	(voir tableau ci-dessous)
		Situation d'urgence	Terrain à risque	- **Prématurité, âge < 6 semaines** - **Cardiopathie** ou **maladie respiratoire** sous-jacente - **Drépanocytose, immunodépression**
			Signes de mauvaise tolérance	- **Signes de gravité respiratoire** : difficulté à parler, bradypnée secondaire (épuisement), apnées, signes d'hypoxie (pâleur, cyanose, saturation < 92%) ou d'hypercapnie (sueurs) - **Troubles hémodynamiques** : tachycardie, TRC ≥ 3s, pouls filant, hépatomégalie, souffle cardiaque - **Retentissement neurologique** : épuisement, hypomimie, agitation, somnolence - **Retentissement alimentaire** : difficulté à la prise des biberons ou des tétées, signes de déshydratation/dénutrition
	PC			- **RP** : bilan étiologique indispensable - **GDS veineux** dans les formes sévères : **pH, capnie** (PCO_2 normale < 46 mmHg)

Normes de FR /min selon l'âge	< 1 mois	1 à 6 mois	6 à 24 mois	2 à 12 ans	13 à 18 ans	~~Adulte~~
	40-60	**30 à 50**	**20 à 40**	**16 à 30**	**12 à 20**	~~12 à 20~~

Orientation étiologique

Bruits associés	Temps/auscultation	Signes associés	Diagnostic
Dyspnée bruyante auscultation variable	**Inspiratoire**	Obstruction nasale	**Rhinopharyngite obstructive**
		Fièvre, douleur à la déglutition	**Angine, abcès rétro-pharyngé**
		Début nocturne, cornage, toux rauque, stridor	**Laryngite sous-glottique**
		Début brutal après ingestion	**Corps étranger laryngé**
		Toux quinteuse émétisante ± chant du coq	**Coqueluche**
	Expiratoire	± Wheezing	**Bronchiolite ou asthme**
		Syndrome d'inhalation / Syndrome de pénétration	**Corps étranger bronchique**
	Aux 2 temps		**Compression trachéale** **Corps étranger trachéal**
Dyspnée non bruyante auscultation anormale	**Crépitants**	Fièvre, AEG	**Pneumopathie, pleurésie**
		Tachycardie, hépatomégalie ± souffle cardiaque	**Myocardite aiguë** **Insuffisance cardiaque, OAP**
	Silence auscultatoire	Douleur thoracique aiguë	**Pneumothorax**

<table>
<tr><td rowspan="2">Orientation</td><td>Dyspnée sine materia
Auscultation normale</td><td>- Acidocétose diabétique
- Hyperthermie
- Choc
- Anémie
- Pathologie neuro-méningée
- Cause psychogène</td></tr>
<tr><td>Tableau clinique typique</td><td>- Dyspnée expiratoire avec toux, wheezing et sibilants :
. Chez un asthmatique → crise d'asthme
. Chez un nourrisson → bronchiolite
- Dyspnée inspiratoire et toux rauque, à début nocturne → laryngite sous-glottique
- Dyspnée persistante après syndrome d'inhalation → corps étranger inhalé
- Polypnée fébrile, avec foyer de crépitants à l'auscultation → bronchopneumonie
- Polypnée avec souffle cardiaque, tachycardie et hépatomégalie → insuffisance cardiaque</td></tr>
<tr><td>TTT</td><td>Mesures urgentes communes</td><td>- Libération des voies aériennes supérieures
- Mise en position proclive (nourrisson) ou demi-assise (enfant)
- Initiation du traitement spécifique si cause évidente : asthme...
- Oxygénothérapie adaptée à la saturation O_2
- VVP si altération de l'hémodynamique ou AEG
- Réévaluation clinique régulière, évaluer la nécessité d'un transfert en USI/réa</td></tr>
</table>

CORPS ETRANGER DES VOIES AERIENNES

Corps étranger : **alimentaire** dans 3/4 des cas (cacahuètes, noisettes, pistaches), plus rarement **plastique** (jouet), **métallique**...
- Contexte : **apéritifs** ou **repas** ++, incidence maximale chez l'enfant de 1 à 2 ans (porte à sa bouche), très rare avant **6 mois**
- Prédominance masculine (2/1)
- **Inhalé** (syndrome d'inhalation), puis reste **enclavé** dans le larynx ou la partie haute de la trachée (signes cliniques persistants immédiat) ou est mobilisé par les efforts de toux, et **expulsé** des voies aériennes ou **inhalé** et bloqué dans une bronche souche, lobaire ou segmentaire (généralement droite)

<table>
<tr><td rowspan="7">Diagnostic</td><td>Circonstance évocatrice</td><td colspan="4">- Asphyxie brutale chez un enfant sans pathologie respiratoire connue
- Syndrome d'inhalation typique : accès brutal de suffocation avec toux quinteuse puis cyanose, chez un enfant sain, au cours d'un repas ou d'un jeu, habituellement résolutif en quelques minutes
- Toux chronique ou pneumopathie prolongée ou récidivante dans le même territoire malgré antibiothérapie adaptée</td></tr>
<tr><td rowspan="3">Localisation</td><td></td><td>CE laryngé</td><td>CE trachéal</td><td>CE bronchique</td></tr>
<tr><td>Dyspnée</td><td>Inspiratoire</td><td>Aux 2 temps
Variable selon la position</td><td>Expiratoire
Modérée</td></tr>
<tr><td>Signes associés</td><td>Toux permanente
Stridor, tirage
Voix rauque, dysphonie</td><td>Cornage
Toux rauque</td><td>Asymétrie ou anomalie auscultatoire</td></tr>
<tr><td>RP de face</td><td colspan="4">= Cliché en inspiration ± cliché en expiration si cliché en inspiration normal :
- Corps étranger radio-opaque visible (rare)
- Signes indirects :
. Atélectasie si obstacle complet : opacité dense, rétractile, homogène et systématisée, attraction du médiastin du côté atteint
. Emphysème obstructif si obstacle incomplet : hyperclarté, élargissement des espaces intercostaux, refoulement médiastinal du côté opposé, trapping
- Faussement normale dans les 1ère heures</td></tr>
<tr><td>Fibroscopie bronchique</td><td colspan="4">- En cas de probabilité diagnostique élevée de CE récent (syndrome de pénétration typique, RP évocatrice) : endoscopie bronchique au tube rigide d'emblée (permet l'extraction du CE)
- Autres situations : endoscopie bronchique au tube souple en 1ère intention (moins invasive)</td></tr>
<tr></tr>
<tr><td>TTT</td><td>Mesures immédiates</td><td colspan="4">- Asphyxie totale : manœuvre de Heimlich chez l'enfant, claques dorsales chez le nourrisson < 1 an
- Transfert en réanimation par SAMU, en évitant toute mobilisation accidentelle du CE lors du transfert
- DRA sévère : intubation immédiate (refoule le CE dans une bronche souche pour ventiler le côté libre)</td></tr>
</table>

LARYNGITE AIGUË SOUS-GLOTTIQUE

Laryngite sous-glottique = cause la plus fréquente de dyspnée laryngée de l'enfant : **virale** dans la majorité des cas
- Surtout chez l'enfant de **1 à 3 ans**, volontiers après une **rhinopharyngite virale** (***Myxovirus parainfluenzae*** et **adénovirus** ++)

Diagnostic	C	= Signes respiratoires d'installation progressive, souvent la nuit - **Toux rauque** - **Cornage = bruit laryngé** (atteste du siège sous-glottique) - **Détresse respiratoire** : habituellement **bradypnée inspiratoire**, parfois **tachypnée** chez le nourrisson - Température modérément élevée, état général conservé - Signes de lutte hauts
	DD	- **Laryngite striduleuse** : **dyspnée inspiratoire** d'apparition brutale, généralement nocturne, dans un contexte de rhinopharyngite, cédant spontanément en quelques dizaines de minutes - **Angiome sous-glottique** : à évoquer systématiquement en cas de laryngite chez un nourrisson < 6 mois → **consultation ORL pour fibroscopie** - **Corps étranger laryngé** ou **trachéal** : à évoquer en cas d'atypie clinique (début très brutal, début diurne, surtout au cours de jeux, absence de contexte viral) - **Epiglottite aiguë à *Haemophilus influenzae b*** (exceptionnelle depuis vaccination) : tableau clinique alarmant avec **sepsis** et **asphyxie**, **aphonie**, **hypersalivation**
TTT	En l'absence de détresse respiratoire	= Toux rauque isolée - Prise en charge ambulatoire - **Corticothérapie orale** pendant **1 à 3 jours**
	En cas de détresse respiratoire	= Signes de lutte respiratoire au repos - **Nébulisation de corticoïdes** et/ou **d'adrénaline** en urgence : surveillance hospitalière pendant 4h, hospitalisation en cas de mauvaise réponse - **Corticothérapie per os** pendant **1 à 3 jours**

INSUFFISANCE CARDIAQUE AIGUË

Diagnostic	C		- **Signes d'insuffisance cardiaque gauche** (congestion pulmonaire) : polypnée superficielle ou à l'effort, crépitants/sibilants, tachycardie, sudation - **Signes d'insuffisance cardiaque droite** (congestion veineuse) : hépatomégalie, œdèmes, turgescence jugulaire - **Signes d'insuffisance circulatoire** (formes graves) : teint gris, marbrures, pouls filants, hypotension artérielle → A évoquer systématiquement en cas de : tachycardie sans fièvre, mauvaise prise pondérale depuis quelques semaines, hépatomégalie, souffle cardiaque
		Nouveau-né	- Souvent tableau de **choc cardiogénique**
		Nourrisson	- Symptômes digestifs : refus du biberon, vomissements, mauvaise prise pondérale - Symptômes respiratoire : **polypnée** (parfois isolée), **essoufflement aux biberons** avec **sueurs**, **détresse respiratoire aiguë** avec **crépitants** et/ou **sibilants** - Symptômes cardiovasculaires : **tachycardie**, **hépatomégalie**, **souffle cardiaque**, **œdèmes**
		Enfant	- **Symptomatologie cardio-respiratoire** prédominant à l'effort ou la nuit
	Bio		- Bilan standard : **GDS, NFS, ionogramme, fonction rénale, transaminases, lactates**
	PC		- **RP** : cardiomégalie, opacités alvéolo-interstitielles, pleurésie - **ECG** : trouble du rythme, hypertrophie ventriculaire, ischémie myocardique - **Echocardiographie** (en urgence) : cardiopathie, fonction ventriculaire, épanchement péricardique
Cause	Chez le nourrisson		→ Evaluer systématiquement : cyanose, souffle cardiaque, pouls périphériques - Shunt gauche-droite : . **Communication inter-ventriculaire** . **Canal atrio-ventriculaire** . **Persistance du canal artériel** - **Myocardite infectieuse** - Troubles du rythme cardiaque : **tachycardie supra-ventriculaire** surtout - Plus rare : **coarctation de l'aorte, anomalie de naissance de la coronaire gauche, myocardiopathie métabolique**
TTT			- **Diurétiques de l'anse IV** (furosémide) en cas d'OAP - **Dobutamine** (inotrope positif) en cas de choc cardiogénique - Mesures associées : **restriction hydrique** initiale, apports caloriques suffisants ou augmentés

ITEM 49 : TROUBLES MICTIONNELS CHEZ L'ENFANT

<table>
<tr><td colspan="5">Trouble de la miction : motif fréquent de consultation, majoritairement de cause fonctionnelle
- Acquisition de la propreté diurne : entre 18 et 30 mois en moyenne
- Acquisition de la propreté nocturne : vers l'âge de 3 ans
→ Des imperfections de la continence peuvent persister jusqu'à 5 ans</td></tr>
<tr><td>Physiopath</td><td colspan="4">- Nourrisson : fonctionnement vésico-sphinctérien automatique (miction automatique par contraction vésicale et relâchement sphinctérien pour un remplissage vésical faible) = « vessie infantile »
- Prise de conscience du besoin d'uriner et de la nécessité d'acquisition de la propreté, avec acquisition de la retenue de la miction par contraction sphinctérienne (propreté diurne) = « vessie immature »
- Connexion avec les centres corticaux, permettent d'inhiber ou de déclencher volontairement la miction (propreté nocturne) = « vessie adulte »
- Accroissement de la capacité vésicale : 30 ml chez le nouveau-né → 300 ml chez l'adulte</td></tr>
<tr><td rowspan="9">Diagnostic</td><td>SF</td><td colspan="3">- Enurésie = miction nocturne, complète, involontaire :
. Primaire ou secondaire (survenant après au moins 6 mois sans trouble nocturne)
. Permanente ou intermittente
. En début ou en fin de nuit
- Pollakiurie = augmentation de la fréquence des mictions
- Incontinence diurne avec fuites
- Urgenturie ou impériosité mictionnelle = urgence du besoin
- Dysurie = gêne à l'écoulement des urines lors de la miction : besoin ressentie, difficulté à initier la miction, nécessité de poussées abdominales, aspect du jet, durée de la miction
- Rétention aiguë d'urine = impossibilité douloureuse d'uriner : rare chez l'enfant</td></tr>
<tr><td>DD</td><td colspan="3">- Polyurie = augmentation des quantités d'urines émises → évoquer en 1er lieu un diabète</td></tr>
<tr><td>SC</td><td colspan="3">- Examen général : fièvre, hémodynamique, état d'hydratation
- Examen abdominal : globe vésical, masse tumorale, stase stercorale
- Examen urogénital : fosses lombaires, méat urétral, malformation de la verge (hypospadias)
- Examen du rachis et neurologique : anomalie cutanée dans la région lombo-sacrée (lipome, angiome, touffe de poils), déformation osseuse, examen neurologique (sensibilité périnéale, syndrome pyramidal)
- Examen orthopédique : pieds creux, inégalité de longueur des membres inférieurs, scoliose, troubles trophiques
- Catalogue mictionnel : sur ≥ 2 jours consécutifs, avec recueil des boissons, du nombre et des volumes des mictions, de l'existence de fuites et des selles</td></tr>
<tr><td rowspan="3">C</td><td>Trouble mictionnel nocturne sans trouble diurne</td><td colspan="2">- Enurésie nocturne primaire isolée</td></tr>
<tr><td rowspan="2">Trouble mictionnel diurne ± nocturne</td><td>Dysurie associée</td><td>- Dysynergie vésicosphinctérienne
- Vessie neurologique
- Obstacle urétral
- Valves de l'urètre postérieur</td></tr>
<tr><td>Sans dysurie</td><td>- Hyperactivité vésicale / hyperactivité détrusorienne
- Abouchement ectopique de l'urètre</td></tr>
<tr><td rowspan="2">PC</td><td>Pathologie fonctionnelle</td><td colspan="2">→ Enquête paraclinique inutile en cas de symptomatologie typique, régressive sous traitement
En 1ère intention :
- Echographie vésico-rénale : étude du haut appareil, des parois vésicales, de la capacité vésicale, mesure du résidu post-mictionnel
- Débitmétrie
± EMG du périnée
± Cystographie en cas d'infections urinaires associées : recherche de RVU
En 2nd intention (diagnostic difficile) : bilan urodynamique</td></tr>
<tr><td>Pathologie organique</td><td colspan="2">- Malformation : échographie des voies urinaires, cystographie, uro-IRM
- Retentissement : créatininémie, scintigraphie au DMSA
- Fonctionnement vésico-sphinctérien : débitmétrie, bilan urodynamique
- Suspicion de cause neurologique : IRM médullaire</td></tr>
</table>

Cause fonctionnelle	*Diurne ± nocturne*	**Syndrome clinique d'hyperactivité vésicale**		= Persistance anormale du stade de « vessie immature » **> 5 ans** - **Pollakiurie, impériosités mictionnelles, fuites urinaires, énurésie** - **Miction explosive** (fort débit) par **hypertrophie vésicale réactionnelle** - Complication : - **Infection urinaire** - **Reflux vésico-urétéral** - Evolution généralement spontanément favorable avec mesures hygiéno-diététiques ± anticholinergiques per os
		Dyssynergie vésico-sphinctérienne		= **Absence de relâchement sphinctérien** au moment de la miction, à l'origine d'un **résidu post-mictionnel** : - **Dysurie, fuites par regorgement, infection urinaire chronique** (résidu post-mictionnel) - Complication : - **Vessie de lutte** - **Dégradation du haut appareil urinaire** - Jusqu'à **l'insuffisance rénale = syndrome de Hinman** - Cause : - Généralement secondaire à des mauvaises habitudes - Parfois dans l'évolution d'une **immaturité vésicale** - Primitive : contexte de **perturbations psychologiques** (abus sexuel...)
		TTT	RHD	- Régularisation des **habitudes hydriques** et **alimentaires** : **apports en eau** répartis sur la journée, traitement d'une constipation, hygiène mictionnelle - Amélioration des **postures mictionnelles** : 5 à 7 mictions/jour, au calme, enfant bien installé, siège approprié, vêtements baissés ne comprimant pas les organes génitaux et permettant l'écart des jambes
			2nd intention	- **Kinésithérapie, alarmes, neurostimulation transcutanée** - Médicamenteux : **anticholinergiques (CI dans dysynergie vésicosphinctérienne), antispasmodique, α-bloquant**
	Nocturne isolée	**Enurésie nocturne primaire isolée**		= **Enurésie monosymptomatique** chez un enfant **> 5 ans** - Généralement plurifactorielle : génétique, qualité du sommeil, défaut de sécrétion nocturne d'ADH, obstruction des voies aériennes supérieures... - Amélioration spontanée avec l'âge (15%/an)
			TTT	**RHD** seules en 1ère intention : réduire les boissons > 18h, éviter les boissons gazeuses, sucrées, les aliments chargés en sel En 2nd intention : - **Desmopressine** (analogue de l'ADH) si polyurie nocturne - **Thérapie de conditionnement par l'alarme** - **Oxybutinine** si hyperactivité vésicale
Cause organique	*Uropathie malformative*	**Implantation ectopique d'uretère**		= Implantation d'un uretère en dehors de la vessie, dans l'urètre, la vulve ou le vagin : chez la **fille** - **Fuites urinaires permanentes**, entrecoupées de **miction normale**
		Valve de l'urètre postérieur		= **Obstruction urétrale par des replis muqueux** au-dessous du *veru montanum* : chez le **garçon** - En période anténatale : **dilatation des voies urinaires** - Chez l'enfant : **dysurie, infection urinaire** - Diagnostic : **cystographie mictionnelle** - **TTT chirurgical** : par voie endoscopique, après bilan urodynamique
	Cause neurologique (rare)	**Pathologie médullo-rachidienne**		- **Congénitale** = anomalie de fermeture sur la ligne médiane du rachis, de la peau ou des corps vertébraux : **spina bifida, lipome du cône médullaire**... - Acquise : - **Tumeur médullaire** : astrocytome - **Tumeur rachidienne** : sarcome d'Ewing, ostéosarcome - **Traumatisme** - **Infection** → Diagnostic : **IRM de la moelle lombo-sacrée**
			Signes évocateurs	- Incontinence urinaire sévère - Anomalies de la sensation de besoin - Dysurie - Troubles de survenue secondaire - Incontinence anale associée - Pieds creux - Troubles de sensibilité périnéale ou des membres inférieurs - Anomalie lombo-sacrée

ITEM 256 : PROTEINURIE – SYNDROME NEPHROTIQUE DE L'ENFANT

PROTEINURIE

Protéinurie = élimination excessive des protéines dans les urines **≥ 150 mg/24h**
- **Dépistage par BU** : non obligatoire, recommandé par la médecine scolaire à 6 ans (CP) et 11 ans (6e)

Diagnostic	→ Signes cliniques évocateurs ou découverte fortuite	
	Dépistage	= Réaction chimique avec l'albumine principalement, moins sensible aux autres protéines (protéines de faible masse moléculaire, immunoglobulines) - Résultat semi-quantitatif : traces < 0,3 g/L + > 0,3 g/L ++ > 1 g/L +++ > 3 g/L ++++ > 20 g/L - **Faux positif** : urines concentrées, chlorhexidine, hématurie macroscopique, pH urinaire > 8 - **Faux négatif** : urines diluées
	Diagnostic	- **Dosage pondérale de protéinurie des 24h** : nécessaire pour confirmer le diagnostic de protéinurie - **Rapport albumine/créatinine urinaire** (N < 2 mg/mmol) : peut remplacer le dosage sur urines de 24h (recueil des urines souvent difficile en pédiatrie)
	Classification	- **Protéinurie physiologique =** intermittente : **orthostatique, fièvre, effort …** - **Protéinurie pathologique =** permanente : glomérulopathie, tubulopathie, malformation rénale et urinaire
	Bilan	→ En cas de protéinurie permanente confirmée - 1ère intention : **ionogramme sanguin, créatininémie, protéinémie, dosage du complément** - 2nd intention (cause glomérulaire éliminée) : **électrophorèse des protéines urinaires, échographie rénale**
	Bilan – **Ponction-biopsie rénale**	= Indication restreinte : - **Protéinurie < 1 g/24h** associé à : . Hématurie et/ou ↘ DFG et/ou ↘ prolongé du C3 . HTA et/ou signes systémiques . Atteinte extrarénale, congénitale ou acquise - **Protéinurie > 1 g/24h**, sauf si syndrome néphrotique pur chez l'enfant de 1 à 11 ans
Physiologique	= Généralement de découverte fortuite, **protéinurie à +/++ à la BU ou < 1 g/24h, sans œdème associé**	
	Protéinurie orthostatique	= Débit urinaire en orthostatisme multiplié jusqu'à x 10 : surtout chez l'adolescent longiligne - **Recueil des urines en position couchée** (la nuit, avec exclusion de 2-3h après le coucher, contaminée par l'orthostatisme diurne) et **en position debout** (la journée) - Il ne doit pas y avoir d'hématurie, d'insuffisance rénale ou d'activation du complément - **Suivi prolongé** jusqu'à disparition de la protéinurie
	Autres	- **Effort, fièvre…** : régression **48h** après disparition de la cause
Pathologique	**Protéinurie glomérulaire**	= Altération de la perméabilité de la membrane basale glomérulaire : 1ère cause - Protéinurie composée essentiellement d'albumine - **Sélective** : protéines plasmatiques de PM ≤ albumine = lésions glomérulaires minimes - **Non sélective** : néphropathie avec lésions plus sévères - **Syndrome néphrotique** si : . **Protéinurie > 50 mg/kg/j** . **Hypoprotidémie** < 60 g/L . **Hypoalbuminémie** < 30 g/L
	Protéinurie tubulaire	= Altération de la réabsorption au niveau des tubules proximaux : - Protéinurie composée de protéine de PM < albumine : **β2-microglobuline, chaînes légères d'Ig** - N'excède jamais 1 g/24h, sans œdèmes - Signes associés : **polyurie, glycosurie, phosphaturie, acidose, amino-acidurie, néphrocalcinose**
	Malformation de l'appareil urinaire	= D'origine tissulaire ou par hyperfiltration au niveau des glomérules fonctionnels restant - Cause : **hypodysplasie rénale, maladie kystique…** - Diagnostic généralement à **l'échographie** rénale

SYNDROME NEPHROTIQUE IDIOPATHIQUE

Syndrome néphropathique idiopathique = 1ère néphropathie glomérulaire de l'enfant, à prédominance masculine
- Mécanisme : dysfonctionnement des lymphocytes T et B entraînant la production d'un facteur plasmatique circulant, altérant le complexe podocytes-membrane basale glomérulaire. Responsable d'une protéinurie et hypoprotidémie entrainant une baisse de la pression oncotique à l'origine du syndrome œdémateux
- Associé à des **lésions glomérulaires minimes** ou plus rarement à une **hyalinose segmentaire et focale**
- **Syndrome néphrotique idiopathique** (protéinurie > 50 mg/kg/24h avec hypoprotidémie < 60 g/L et hypoalbuminémie < 30 g/L) : de survenue brutale, chez un enfant de **1 à 10 ans** (surtout **< 6 ans**), généralement avec syndrome œdémateux

Diagnostic	C			- Début souvent brutal en poussées, parfois après un **épisode infectieux** ou **allergique** - **Syndrome œdémateux** : œdèmes mous, blancs, indolores, prédominant au visage au réveil (bouffissure des paupières) et aux chevilles en fin de journée, voire **anasarque** (**hydrocèle, épanchement pleural, ascite**) - Complication : **infection, hypovolémie**
	PC	Bilan initial		**- Ionogramme sanguin avec créatininémie, protéinémie, albuminémie, NFS, CRP** **- BU, protéinurie des 24h**
		Autres anomalies		= **A ne pas rechercher systématiquement** : - EPP : **hyper-α2-globulinémie** et **hypogammaglobulinémie** - **↗ des facteurs pro-coagulants** : fibrinogène, facteurs V, VII et VIII - **Hypercholestérolémie, hypertriglycéridémie**
		Ponction biopsie rénale		→ Non nécessaire en cas de tableau typique à début brutal et corticosensible. Doit toujours être précédée d'une échographie doppler rénale
			Indication	- Âge < 1 an ou > 11 ans - Syndrome néphrotique **impur** : hématurie macroscopique, insuffisance rénale organique, HTA - Cortico-résistance (pas de rémission à **1 mois de corticothérapie**)
			Résultat	- **Lésions glomérulaires minimes** : glomérules normaux en MO, sans dépôts en IF, avec fusion des pieds des podocytes en ME - **Hyalinose segmentaire et focale** (plus rarement), notamment si syndrome néphrotique impur ou cortico-résistance : accumulation de substance hyaline entre les anses capillaires et la capsule de Bowman
Complication	**Hypovolémie**			= Corrélé à la sévérité et à la rapidité de constitution du syndrome œdémateux - Manifestations : **douleurs abdominales, asthénie, tachycardie, IRA fonctionnelle**, voire **collapsus** → Risque majoré en cas d'utilisation inadéquate des diurétiques
	Infection			- **Bactérienne** : notamment à **germes encapsulés** (pneumocoque ++), responsable de **péritonite, pneumopathie, méningite, septicémie...** - **Virale** : essentiellement iatrogène
	Thrombose			= Par augmentation de synthèse des facteurs de coagulation, thrombocytose, fuite urinaire des facteurs antithrombotiques (Antithrombine III, protéine S) et hémoconcentration - Localisation : **TVP, EP, thrombose des veines rénales, des sinus cérébraux...** - Facteurs favorisants : alitement, cathéter, diurétiques
TTT	→ Hospitalisation nécessaire pour initier le traitement ± prise en charge des complications			
	Cortico-thérapie			- Schéma initial : **prednisone** forte dose per os pendant 4 semaines - **Bolus de méthylprednisolone x 3** si aucune rémission à 4 semaines - Mesures associées : régime limité en sel et sucres rapides, supplémentation en vitamine D et calcium ± supplémentation potassique, IPP
		Réponse		- **Corticosensibilité** = rémission complète (BU négative, protéinurie < 3-5 mg/kg/j) : poursuite des corticoïdes en discontinu (1 jour/2) avec ↘ progressive de dose, sur 4 mois ½ - **Corticorésistance** = absence de rémission à **8-10 jours** du bolus de corticoïdes : modification thérapeutique et indication de **PBR** - **Corticodépendance** = récidive de rechute dès l'arrêt ou dans les **3 mois** suivant l'arrêt des corticoïdes, avec nécessité de maintien d'une certaine dose

	TTT symptomatique		- **Restriction hydrique** et **sodée** : selon les œdèmes, le poids, la diurèse et la natrémie - **Perfusion d'albumine** (non systématique) : si l'hypovolémie sévère ou collapsus - **Diurétiques de l'anse** : parfois utilisés en cas d'œdèmes importants, après remplissage vasculaire - **IEC/ARA2** : au long cours seulement en cas de forme corticorésistante
	Complications	Thrombose	- Prévention : **mobilisation** (repos au lit inutile), **correction de l'hypovolémie et l'hémoconcentration**, contre-indication des ponctions des vaisseaux profonds et cathéters centraux - **Antithrombotique** = **HBPM** ou **aspirine** si : . Forme clinique sévère = **anasarque** . Albuminémie **< 20 g/L** . Fibrinogène **> 6 g/L** . Antithrombine **< 70%** . D-dimères **> 1000 ng/mL** - TTT curatif : **héparinothérapie**, parfois **antithrombine III**
		Infection	- **Aucun traitement anti-infectieux préventif** - **Antibiothérapie probabiliste C3G ± aminoside** si complication bactérienne - **Vaccin antipneumococcique** - Contre-indication aux vaccins vivants atténués sous corticothérapie
Surveillance			→ Disparition de la protéinurie **en 1 à 2 semaines** de corticothérapie → **Rechute** = protéinurie avec syndrome néphrotique clinique et/ou biologique ou persistance d'une protéinurie pendant **> 3 semaines** - Suivi quotidien : poids, BU, œdèmes, épisodes infectieux, doses de corticoïdes - En cas de corticothérapie prolongée > 3 mois : surveillance de la **croissance staturo-pondérale** et des effets secondaires des corticoïdes - Complication à long terme en cas de protéinurie prolongée : **dénutrition, ralentissement de la croissance staturo-pondérale, ostéoporose, anémie hypochrome, anomalie pharmacocinétique des médicaments liés à l'albumine**
	Evolution		- **90%** de corticosensibilité = bon pronostic rénal : . **Poussée unique** dans **20%** des cas . **Rechutes multiples** ou **corticodépendantes** dans **80%** des cas - **10%** de cortico-résistance, parfois d'origine génétique : pronostic rénal réservé, avec risque d'IRC terminale

ITEM 245 : DIABETE CHEZ L'ENFANT

DIABETE DE TYPE 1

- **Diabète de type 1** = 90% des diabètes de l'enfant : pic d'incidence à l'adolescence, incidence en augmentation (particulièrement chez les enfants plus jeunes < 5 ans), prévalence = **0,1%**, soit **12 000 enfants** en France

Physiopath			= **Carence en insuline** par **destruction auto-immune des cellules β des îlots de Langerhans :** - Destruction liée à l'action de l'immunité cellulaire (lymphocytes T) - Sans rôle pathogène direct des auto-Ac dirigés contre des Ag insulaires (insuline, GAD, IA2, ZnT8) - Longue phase **d'insulite** (inflammation des îlots : jusqu'à plusieurs années) → symptomatique à **> 85%** des îlots détruits - **Susceptibilité génétique** : **HLA DR3 et DR4**, ou **DQ B1*0201** et **DQ B1*0302** principalement
Diagnostic	C		- **Syndrome cardinal** (50%) : difficile à reconnaître chez le petit enfant (réclame à boire, couches mouillées) - **Acidocétose** (50%) : plus fréquent < 5 ans - **Hyperglycémie** ou **glycosurie** de découverte fortuite (rarement) → Evolution vers l'acidocétose beaucoup plus rapide chez l'enfant (en particulier < 5 ans), avec des signes trompeurs (douleurs abdominales...)
	PC	Suspicion	- Recherche de **glycosurie** + **glycémie capillaire** - Confirmer par une **glycémie veineuse** en urgence - Recherche de **cétonurie** (BU) ou de **cétonémie** (lecteur capillaire)
		Confirmation	- **Manifestations cliniques + glycémie ≥ 2 g/L** (ou 11,1 mmol/L) - **Glycémie > 1,26 g/L** (ou 7 mmol/L) **à jeun** de 8h, vérifié à 2 reprise - **Glycémie > 2 g/L** (ou 11,1 mmol/L) à 2h après une charge orale de glucose → Chez l'enfant : glycémie presque toujours >> 2 g/L
	Annonce diagnostique		- Information claire et complète, adaptée au niveau de compréhension de l'enfant et de sa famille - Par un médecin expérimenté - Répétée et complétée à distance d'une situation d'urgence
Bilan initial	**Dosage d'HbA1c**		= Apprécier l'équilibre glycémique des 3 derniers mois (non diagnostique) - **Habituellement très élevée >> 8%** lors du diagnostic
	Bilan d'auto-immunité		- **Auto-Ac : GAD, IA2, insuline** (uniquement < 1 semaine après traitement par insuline), **ZnT8** - Autres arguments : - **Groupe HLA à risque** (DR3-DR4) - Présence **d'autres maladies auto-immunes** - Elimination des causes de diabète secondaire
	Recherche de MAI associée		- **Thyroïdite** : clinique, **dosage TSH** et **Ac antithyroïdiens** - **Maladie coeliaque** : clinique, **dosage IgA anti-transglutaminase** - Autre (plus rare : aucun dépistage biologique systématique) : **insuffisance surrénale** (Ac anti-21-hydroxylase), **gastrite auto-immune** (Ac anti-estomac)
	Recherche de FdR		- Facteurs de mauvaise observance : dynamique familiale, scolarité, troubles alimentaires, addictions - FdRCV : HTA, dyslipidémie (fréquente lors du diagnostic : à répéter à distance), surpoids/obésité, sédentarité, tabagisme
	Bilan du retentissement		→ Jamais de complication au diagnostic de diabète de type 1 de l'enfant - **Bilan des complications micro-angiopathiques** débuté après 5 ans d'évolution
	Dépistage familial		= Prévalence dans la fratrie d'un diabétique = **5%** (contre 0,3% dans la population générale) - **Dosage d'auto-Ac ± typage HLA** : discuté au cas par cas (aucun traitement préventif)
TTT			→ PEC multidisciplinaire : but de prévention des complications à long terme, en évitant les hypoglycémies iatrogènes - Objectif (à moduler selon l'enfant et la situation) : **HbA1c < 7,5%**
	Insulino-thérapie		= Injection d'insuline pluriquotidienne par voie SC - **Insuline analogue rapide** = **asparate** Novorapid®, **glulisine** Apidra®, **lispro** Humalog rapid® : délai d'action de 5 minutes, durée d'action de 4h - **Insuline intermédiaire** = **NPH** (Umuline NPH®), **détémir** (Levemir®) : délai de 1h, durée de 12 à 16h - **Insuline lente = glargine** (Lantus®) 1 fois/jour, **détémir** (Levemir®) 2 fois/jour : durée de 24h - Débutée en hospitalisation, puis expliquée au patient et à sa famille : modalités d'injection, auto-surveillance de glycémie capillaire avec report sur un carnet, objectifs glycémiques, adaptation des doses selon la glycémie, l'apport glucidique, l'activité physique ou une situation infectieuse

TTT	**Schéma conventionnel**		= Surtout chez l'enfant pré-pubère : - **Insuline analogue rapide** + **intermédiaire** en 2 injections matin et soir - Dose journalière = **1 UI/kg/j** : - **2/3 le matin** : 1/3 de rapide et 2/3 d'intermédiaire - **1/3 le soir** : 1/3 de rapide et 2/3 d'intermédiaire
	Schéma basal-bolus		= Surtout chez l'adolescent ou en cas de non atteinte des équilibres glycémiques - **Insuline lente** 1 ou 2 fois/jour + **insuline rapide** avant chaque repas
	Pompe à insuline		= Administration **d'insuline rapide** en sous-cutané sous forme d'un **débit de base** programmé et de **bolus** avant les repas : surtout utile chez le jeune enfant
	RHD	Régime alimentaire	= Personnalisé et adapté à l'âge et au poids : - Objectifs : croissance staturo-pondérale normale, limiter les hyperglycémies post-prandiales précoces et les hypoglycémies post-prandiales tardives - **Glucides** (50%) sous forme de **glucides lents, lipides** (30%), **protides** (20%) - **Collation à 10h dans le schéma conventionnel** (prévention de l'hypoglycémie de 12h) - Eviter les sucres rapides et les boissons sucrées
		Activité physique	= Encouragée, sans restriction (sauf sport à risque si hypoglycémie : **parachutisme, plongée**) - Adaptation thérapeutique : ↘ doses d'insuline et/ou ↗ apport alimentaire
		PEC des FdRCV	- Sevrage tabagique, lutte contre l'obésité, contrôle lipidique et de l'HTA
	Education thérapeutique		= **Indispensable** : apprentissage et évaluation des connaissances de l'enfant et de sa famille - Compréhension de la maladie et de son évolution (complications) - Bonne observance et autocontrôle du traitement de fond - Maitrise des modalités techniques d'injection et d'auto-surveillance du traitement - Détection des symptômes d'hypoglycémie et d'acidocétose et mesures adaptées - Planification des consultations de suivi et des dépistages
	Mesures associées		- **Soutien psychologique** de l'enfant et de son entourage - **Demande d'ALD** (prise en charge à 100%) - **PAI** (projet d'accueil individualisé) en collectivité - Associations : **aide aux jeunes diabétiques (AJD)...**
Suivi	Suivi pédiatrique		= Multidisciplinaire, par des équipes spécialisées : consultations tous les **2 à 3 mois**
		A chaque consultation	- Lecture du **carnet d'auto-surveillance glycémique** (≥ 3/jour) - Nombre d'épisodes d'hypoglycémie - Modalité et zones d'injection, recherche de **lipodystrophie** aux points d'injection - Suivi du **régime alimentaire** (réévaluation régulière par diététicien) - **Croissance staturo-pondérale, développement pubertaire** - **Retentissement psychologique**
		Bilan paraclinique	- **HbA1c** : 4 fois/an - Recherche de **maladie auto-immune (TSH, Ac antithyroïdiens, Ac anti-transglutaminase)** : 1 fois/an - Dépistage des complications chroniques après 5 ans d'évolution : **microalbuminurie, PA, créatininémie, photographie du FO,** recherche de **neuropathie** 1 fois/an - **Bilan lipidique** : 1 fois/an
	Adolescence		- Augmentation des besoins en insuline - Défaut de compliance fréquent, risque de déséquilibre et d'acidocétose par rupture thérapeutique
	Adulte		= Passage de la pédiatrie à l'endocrinologie adulte : parfois difficile, possiblement transition par consultations communes

Situations d'urgence	**Acidocétose**			= Cause la plus fréquente de mortalité chez l'enfant diabétique de type 1 : peut révéler la maladie (50% des cas) après un syndrome polyuro-polydipsique négligé, ou compliquer son évolution (arrêt ou sous-dosage franc en insulinothérapie, infection intercurrente...) → A évoquer devant tout tableau de **vomissements** avec **perte de poids** chez l'adolescent
		C		- **Syndrome cardinal** : **polyuro-polydipsie, asthénie, amaigrissement, polyphagie** - **Déshydratation extracellulaire** (perte de poids, pli cutané, tachycardie, hypotension) **et intra-cellulaire** (soif, hypotonie des globes oculaires, sécheresse muqueuse, troubles de conscience) - Signes digestifs : **douleurs abdominales, nausées, vomissements** - Signes respiratoires : **dyspnée de Küssmaul, odeur acétonémique de l'haleine** - Signes neurologiques : **obnubilation, somnolence, coma**
		Bio		- **Glycémie veineuse > 2,5 g/L** - **GDS veineux** : **pH < 7,3** ou **bicarbonates < 15 mM** → **acidocétose sévère** si **pH < 7,1** - **Corps cétoniques urinaires** à la BU (++ ou +++), **cétonémie capillaire** > 3 mM
		PC		- **Ionogramme sanguin** : - **Natrémie**, à corriger → **Na_c = Na + 1,6 x (glycémie en g/L -1)** - **Kaliémie** habituellement normale, avec **stock potassique** très abaissé - **Fonction rénale** : **IRA fonctionnelle** - **NFS, CRP** : possible **hyperleucocytose** sans infection - **ECG** : recherche de **signe de dyskaliémie**
		TTT		→ Restaurer une volémie et administrer de l'insuline pour faire baisser progressivement la glycémie et bloquer la production hépatique de corps cétonique pour corriger l'acidose - Mise en situation : hospitalisation en urgence, monitoring cardiorespiratoire, VVP x 2, à jeun - Si collapsus : **remplissage vasculaire** par NaCL 9‰ x 20 mL/kg sur 5 à 20 minutes - Réhydratation : - **NaCl 9 ‰ ± supplémentation par KCl** si ø anurie et ø signe d'hyperkaliémie - Puis : **soluté glucosé** ± NaCl 9 ‰ et KCl - **Insulinothérapie** : **insuline rapide IVSE**, début à **0,05 à 0,1 UI/kg/h** selon l'âge et la sévérité, puis adapté aux glycémies de contrôle
			Surveillance	- **Clinique**/1h : constantes, neuro, diurèse, glycémie/cétonémie capillaire, BU - **Bio**/4h : glycémie veineuse, GDS veineux, iono, fonction rénale, ECG
			Objectifs	- Diminution rapide de la **cétonémie** : doit disparaître entre H12 et H24 - Baisse progressive de la **glycémie (<1g/L par heure)**
			Suites	- **Relai par insuline SC** en général vers H24, selon l'état clinique - **Education thérapeutique** (si diabète non connu ou reprise si diabète connue)
		Complication	**Œdème cérébrale**	= La plus fréquente, forte morbi-mortalité : développé sous traitement - **Céphalées, altération brutale de conscience, convulsions, compression du tronc cérébral** (atteinte de nerf crânien, mydriase, bradycardie, pause respiratoire) - PEC urgente : injection de **mannitol IV**, ↘ débit de perfusion, transfert en réa
			Autres	**- Hypokaliémie, inhalation de liquide gastrique** (enfant inconscient)
	Hypoglycémie			= Chez l'enfant traité : complication inévitable de l'insulinothérapie - **Hypoglycémie mineure** : perçue, corrigeable par ingestion de glucides - **Hypoglycémie sévère** : signe de neuro-glycopénie, nécessité de l'intervention d'un tiers pour resucrage - FdR : erreurs de PEC, diabète ancien, atcds d'hypoglycémie sévère, non-reconnaissance des signes - Facteur déclenchant : erreur de dose, injection IM, erreur alimentaire, effort physique prolongé
		C		- **Réaction adrénergique** (glycémie < 0,6) : sueurs, tremblement, tachycardie, pâleur, anxiété, faim - **Signes de neuroglucopénie** (glycémie < 0,5): fatigue, troubles de concentration et d'élocution, céphalées, incoordination, troubles visuels, troubles du comportement, voire coma, convulsions - **Hypoglycémie lors du sommeil** : **céphalées matinales**, **difficultés au réveil**

		TTT	En l'absence de trouble de conscience	**- Resucrage oral** : - **Sucre rapide** : 1 morceau de sucre (5 g) ou ½ verre de jus de fruit ou de soda/20 kg de poids - Puis **sucre lent** : 1-2 morceaux de pain ou 2-3 biscuits
		TTT	En présence de trouble de conscience	- **Glucagon** en 1ère intention (réalisable au domicile) : injection IM ou SC (Glucagen 0,5 mg si < 25 kg, 1 mg au-delà) puis **resucrage oral** dès le réveil - **Glucosé IV** en 2nd intention (si glucagon non disponible, secours médicalisés) : **G30** à 10 mL/20 kg de poids, puis relai par **G10** à 1,5 L/m²/j en > 1h dès le réveil
		Complication		- Risque d'accident de la voie publique (adolescent) - Morbidité psychosociale, frein au bon équilibre du diabète → Aucune **dysfonction cognitive** ou **séquelle neurologique**

DIABETE DE TYPE 2

Diabète de type 2 = minoritaire (5-10%), surtout chez l'adolescent, pendant ou après la puberté, incidence en augmentation
- Physiopathologie : insulino-résistance et défaut de sécrétion d'insuline relatif

Diagnostic	FdR	- **Obésité** ou **surpoids** - **Antécédents familiaux de diabète de type 2** - Manifestations d'insulinorésistance : **acanthosis nigricans, signes d'hyperandrogénie d'origine ovarienne** - **Puberté** en cours ou achevée - Groupe ethnique à risque : **Afrique du Nord et subsaharienne, Asie, Hispaniques aux Etats-Unis**
Diagnostic	C	→ Manifestations plus pauvres que pour le diabète de type 1 - **Syndrome cardinal** : **perte de poids, inflexion de la courbe d'IMC** - Découverte fortuite : mesure de **glycémie** ou recherche de **glycosurie** - **Infection, mycose vaginale** - Parfois manifestations plus sévères, y compris **acidocétose**
Diagnostic	Bio	- Critères de glycémie : identiques au diabète de type 1, généralement plus proche des seuils - **HbA1c > 6,5%** : critère diagnostique du diabète de type 2 - **Absence d'auto-Ac anti-GAD, IAD2, insuline ou ZnT8** → leur présence élimine un diabète de type 2
TTT		**Traitement médicamenteux** : seul la **metformine** et **l'insuline** ont l'AMM chez l'enfant - Indication **d'insulinothérapie** : présence de cétose, glycémie **> 2,5 g/L** ou HbA1c **> 9%** Mesures associées : RHD, activité physique modérée ou intense

ITEM 251 : OBESITE DE L'ENFANT

Obésité de l'enfant = excès de masse grasse : prévalence en ↗ en France de 1960 (3%) à 2000 (18%), stable actuellement
- Obésité commune dans la majorité des cas, très rarement secondaire (endocrinienne, syndromique ou monogénique)

FdR			- **Antécédents familiaux d'obésité** (**composante génétique** et **environnementale**) notamment **parentale** - **Rebond d'adiposité précoce** < 6 ans - **Alimentation hypercalorique, sédentarité** - Grossesse : **tabagisme maternel**, **restriction calorique aux 2 premiers trimestres, diabète gestationnel ou de type 2, macrosomie ou PAG** - **Allaitement maternel** : réduit de moitié le risque → Le poids de naissance n'est pas un facteur de risque
Diagnostic	C		- Courbe d'IMC (carnet de santé) : - **Surpoids** : IMC ≥ **1ère courbe (97e percentile)** → aboutit à un IMC ≥ **25** - **Obésité** : IMC > **2e courbe (IOTF-30)** → aboutit à un IMC ≥ **30** à l'âge adulte - **Rapport tour de taille/tour de hanche** : obésité abdominale si **tour de taille > ½ de la taille** de l'enfant → L'obésité s'accompagne généralement d'une **accélération physiologique de la croissance staturale**
		Obésité commune	- **Alimentation hypercalorique** - **Grignotage** (selon le produit) - **Décalage vespéral de la prise alimentaire** : ↗ prise en 2e partie de journée → ↘ faim → petit déjeuner insuffisant → grignotage à 10h → déjeuner à la cantine → très faim à 16h → gouter, grignotage ou ↗ des quantités au diner - **Diabolisation des aliments** - **Boissons sucrées** - **Prédisposition génétique**
		Obésité secondaire – **Endocrinienne**	→ L'absence de ralentissement statural élimine une cause endocrinienne - **Hypothyroïdie** : ralentissement statural, goitre - **Hypercorticisme** : ralentissement statural, répartition tronculaire des graisses, amyotrophies, faciès cushingoïde → Les vergetures pourpres sont communes dans l'obésité normale de l'enfant - **Insuffisance somatotrope** (d'origine tumorale surtout) : ralentissement statural
		Obésité secondaire – **Monogénique**	Orientation : antécédents familiaux, consanguinité, apparition et sévérité précoce < 2 ans, anomalie endocrinienne associée (hypogonadisme, insuffisance surrénalienne...) - **Déficit en leptine** : leptine indosable → traitement par **leptine recombinante** - Autres : **déficit du récepteur à la leptine** (leptine élevée), **déficit de POMC, MC4R...**
		Obésité secondaire – **Syndromique**	- **Syndrome de Prader-Willi** : hypotonie néonatale, dysmorphie faciale, retard mental, petite taille, hypoplasie des IGE - **Syndrome de Bardet-Biedl** : polydactylie, retard mental, petite taille, hypogonadisme, rétinite pigmentaire
	PC		→ Aucune enquête paraclinique systématique mais si ATCD familial de dyslipidémie et de diabète : EAL + GAJ + transaminases → La TSH est modérément augmentée physiologiquement dans l'obésité commune de l'enfant - Suspicion de cause syndromique ou monogénique : **évaluation par un généticien, analyse moléculaire**
Complications			- Dépistage essentiellement clinique : aucun bilan paraclinique systématique
	Métabolique		- **Insulino-résistance** (**> 50%** des enfants obèses), **intolérance au glucose** (10%) voire **diabète** - **Acanthosis nigricans** : pigmentation noirâtre reposant sur une peau rugueuse, épaissie et quadrillée, localisée principalement aux aisselles, au cou et aux régions génito-crurales - **Dyslipidémie** (20%) : principalement ↘ **HDL-cholestérol** et ↗ **triglycérides** - **Elévation de la pression artérielle**, voire **HTA** (< 5%) → Augmentation du risque cardiovasculaire à l'âge adulte
	Endocrinienne		- **Accélération de la vitesse de croissance staturale** avec **taille définitive normale** (↗ IGF-1 par hyperinsulinisme) - **Avance pubertaire** chez la fille, à un âge normal ou avec **retard pubertaire** chez le garçon - **Syndrome des ovaires polykystiques** et **hyperandrogénie d'origine ovarienne** chez la fille - ↗ **TSH** sans hypothyroïdie (5%) - Chez le garçon : **dysmorphie** par **pseudo-hypogénitalisme** (verge enfouie dans la masse graisseuse) et **adipogynécomastie** (accumulation graisseuse au niveau mammaire) - Chez la fille : rarement **troubles des règles** (spanioménorrhée ou aménorrhée)

<table>
<tr><td rowspan="4">Complication</td><td>Orthopédique</td><td>Epiphysiolyse fémorale supérieure : glissement du cartilage de conjugaison à l'adolescence
- Plus fréquente chez le garçon, habituellement lors de la poussée de croissance pubertaire
- Douleur de hanche ± projetée au genou, boiterie d'installation progressive → Rx
- Risque : glissement aigu = ostéonécrose, coxarthrose ultérieure (donc sédentarité accrue)
→ Toute boiterie d'un enfant obèse > 5-6 ans doit évoquer une épiphysiolyse fémorale supérieure
Autres : - Scoliose
- Genu varum ou valgum</td></tr>
<tr><td>Digestive</td><td>- Stéatose hépatique (10-30%) : ↗ transaminases modérées (2-3N), à rechercher seulement en cas d'hépatomégalie ou d'antécédents familiaux de stéatose hépatique non-alcoolique sévère
- Autres : lithiase biliaire, carie</td></tr>
<tr><td>Respiratoire</td><td>- Asthme : plus fréquent et plus grave chez l'enfant obèse, traitement indispensable
- SAOS : rare mais potentiellement grave
- Syndrome ventilatoire restrictif : très rare</td></tr>
<tr><td>Psychosociale</td><td>- Souffrance psychologique quasi-systématique
- Discrimination sociale dès le plus jeune âge</td></tr>
<tr><td rowspan="3">TTT</td><td>Evaluation pré-thérapeutique</td><td>- Habitudes alimentaires : quantitative et qualitative, selon la culture familiale
- Activité physique quotidienne et structurée en milieu scolaire ou extra-scolaire
- Degré de sédentarité (télévision, console de jeu)
- Comportement psychologique : immaturité, intolérance à la frustration, anxiété
- Evaluation de la motivation et de la compliance thérapeutique</td></tr>
<tr><td>PEC thérapeutique</td><td>→ Objectif : - Réduction ou stabilisation de l'excès pondéral (et non de l'IMC)
- Modification durable des comportements vis-à-vis de l'alimentation et du mode de vie
- Diététique : - ↘ des quantités ingérées (en restant habituellement dans les apports recommandés)
- Préférence des aliments à faible densité énergétique (fruits, légumes)
- Abolition du grignotage
- Activité physique quotidienne (marche, vélo, escaliers), pratique d'une activité physique ludique régulière, réduction des loisirs sédentaires (télévision, ordinateur)
- Education thérapeutique et soutien psychologique : motivation, lutte contre les idées reçues
→ Aucun traitement médicamenteux
→ La chirurgie bariatrique est réservée aux cas extrêmes</td></tr>
<tr><td>Suivi</td><td>= Multidisciplinaire, dans la durée, possiblement dans un réseau de prise en charge (REPOP...)
- Stabilisation voire réduction de l'excès pondéral : obtenu dans la majorité des cas
- Obésité à l'âge adulte chez 2/3 des enfants obèses
- Facteurs de mauvais pronostic : obésité familiale, importance de l'excès pondéral, bas niveau socio-économique</td></tr>
<tr><td rowspan="2">Prévention</td><td>Prévention primaire</td><td>= Programme national nutrition-santé (PNNS) et Plan obésité
- Promotion de bonnes habitudes alimentaires, de l'activité physique, de l'allaitement maternel
- Programme d'éducation à la santé en nutrition en primaire et au collège
- Accompagnement des enfants obèses (activité physique, nutrition)</td></tr>
<tr><td>Prévention secondaire</td><td>→ 2 signes d'alerte : rebond d'adiposité précoce < 6 ans et obésité chez l'un ou les 2 parents
- Surveillance systématique de la courbe d'IMC
- Mise en œuvre de mesures hygiéno-diététiques préventives en cas de rebond d'adiposité précoce
- Information et éducation des familles</td></tr>
</table>

SYNDROME DE PRADER-WILLI

= **Maladie génétique sporadique** due à une **anomalie du chromosome 15** (15q11-q13) d'origine paternelle (**phénomène d'empreinte parentale** : une anomalie du chromosome maternel donne un **syndrome d'Angelman**): rare (1/25 000)

<table>
<tr><td rowspan="2">Diagnostic</td><td>C</td><td>- Hypotonie néonatale sévère : trouble de la succion-déglutition, décalage des acquisitions, puis s'améliore
- Dysmorphie : front étroit, yeux en amande, lèvre supérieure fine, coins de bouche tombants, pieds/mains petits
- Obésité dès l'enfance : par absence de satiété et hyperphagie, s'aggrave rapidement
- Anomalie hypothalamo-hypophysaire : - Retard statural par déficit en GH
- Développement pubertaire incomplet
- Déficit intellectuel : généralement modéré, très variable
- Troubles du comportement, troubles psychiatriques</td></tr>
<tr><td>PC</td><td>- Confirmation génétique par FISH</td></tr>
</table>

ITEM 267 : DOULEUR ABDOMINALE CHEZ L'ENFANT

Orientation clinique		- **Chez le nourrisson**, à évoquer devant : **accès de pleurs, cris incessants, mouvements de jambes, tortillements** - **Chez l'enfant** : **douleur abdominale** plus facilement exprimée, mais de topographie souvent vague, péri-ombilicale - Examen clinique complet, enfant totalement déshabillé, en décubitus dorsal, jambes demi-fléchies
Orientation clinique	Orientation vers une cause organique	- Localisation précise, avec irradiation - Rythme continu, horaire diurne et nocturne (réveil) - Signes associés : AEG, signes digestifs… - Examen abdominal anormal (le plus souvent)
Orientation clinique	Orientation vers une cause fonctionnelle	- Localisation **péri-ombilicale**, sans irradiation - Rythme sporadique, horaire diurne seulement - Aucun signe associé, bon état général - Examen abdominal normal
Situation d'urgence	Urgence chirurgicale	- **Douleur à début brutale, continue et tenace** (y compris nocturne, réveillant l'enfant), topographie localisée - Signes abdominaux : **ventre plat** ou **météorisme, cicatrice abdominale, ondes péristaltiques, défense, boudin d'invagination, olive pylorique, hépatomégalie, hernie, torsion d'annexe** - **Vomissements bilieux** (syndrome occlusif) - **Hémorragie digestive** extériorisée ou au TR
Situation d'urgence	Urgence médicale	- **Altération de l'état générale** - **Déshydratation**, voire hypovolémie - **Syndrome polyuro-polydipsique, dyspnée** - **Sepsis sévère** avec troubles hémodynamiques, **troubles de conscience** - **Signes évocateurs d'anaphylaxie**
Situation d'urgence	PEC en urgence	- Traitement symptomatique : **antalgiques** IV, **réhydratation ± remplissage** IV - Préparation à une intervention chirurgicale : **autorisation parentale, mise à jeun consultation anesthésique, groupage-hémostase**
Enquête étiologique	Int	- Caractéristiques de la douleur : brutale ou progressive, description (striction, brûlure…), rythme, intensité, retentissement (insomniante, arrêt de l'activité), topographie, irradiation, facteurs aggravants et améliorants… - Contexte : antécédents, comorbidité, régime alimentaire, heure du dernier repas, croissance staturo-pondérale, facteur déclenchant, traumatisme abdominal, possibilité d'une grossesse chez l'adolescence
Enquête étiologique	SF	- Infectieux : **fièvre, asthénie, pâleur** - Digestifs : **soif, anorexie, vomissements, diarrhée/constipation** - ORL, pulmonaire : **dyspnée, toux, otalgie, odynophagie** - Urinaire : **SFU, polyuro-polydipsie, hématurie** - **Céphalées, arthralgie, éruption cutanée**…
Enquête étiologique	SC	- Constantes, état nutritionnel (IMC), perte de poids - **Examen abdomino-pelvien** : ballonnement, bruits hydro-aériques, douleur provoquée, défense ou contracture, hépatomégalie, splénomégalie, masse abdominale, contact lombaire, orifices herniaires, testicules - **TR** : douleur au cul-de-sac de Douglas, rectorragie, masse - Recherche d'un foyer infectieux extra-digestif : **tympans, amygdales, pulmonaire** - **Examen cutané** : purpura des membres inférieurs, ictère, mélanodermie
Enquête étiologique	Bio	- En cas de SFU : **BU ± ECBU** - En cas de fièvre et/ou défense : **NFS, CRP, BU** - En cas de suspicion de diabète : **glycémie capillaire/veineuse, BU ± GDS, ionogramme sanguin** - Selon les cas : **bilan hépatique, lipasémie, β-hCG** chez l'adolescente…
Enquête étiologique	PC	- **Echographie abdominale** = 1ère intention : suspicion **d'appendicite aiguë, d'invagination intestinale aiguë** et de **colique néphrétique**, bilan de **pyélonéphrite** (sous 48h) ou douleurs abdominales nocturnes ou récidivantes - **ASP** = indication très limitée : vomissements bilieux, exacerbation de MICI
Douleur aiguë	Cause chirurgicale urgente	- **Invagination intestinale aiguë** - **Appendicite aiguë** - **Diverticulite de Meckel** - **Syndrome occlusif** - **Péritonite** - **Hernie inguinale étranglée** - **Torsion d'annexe** : testicule, ovaire - **Traumatisme abdominal avec rupture splénique**
Douleur aiguë	Cause médicale fréquente	- **Gastro-entérite aiguë** - **Infection urinaire** - **Infection ORL ou respiratoire** (otite, angine, pneumonie) - **Purpura rhumatoïde** - **Adénolymphite mésentérique**

Douleur aiguë	Cause plus rare	- Infectieuse : **TIAC, parasitose** - **Hypoglycémie** - **Intoxication médicamenteuse** - **Œsophagite, hépatite, pancréatite** - **Colique néphrétique** - **CVO abdominale, exacerbation de MICI ou de FMF** - **GEU** chez l'adolescente
Douleur aiguë	Piège diagnostique	- **Acidocétose diabétique** - **Insuffisance surrénalienne** - **Ostéomyélite** - **Sacro-iliite**
Douleur chronique	Cause fréquente	- **Colopathie fonctionnelle** - **Coliques du nourrisson** - **Constipation** - **APLV** ou autre allergie alimentaire
Douleur chronique	Cause plus rare	- **Fièvre méditerranéenne familiale** - **Maltraitance**

APPENDICITE AIGUË

Appendicite = inflammation de l'appendice iléo-caecale (ou vermiforme), prolongement du caecum de localisation variable
- Atteint 0,3% des enfants de 0 à 15 ans, pic entre 7 et 13 ans. Forme toujours compliquées avant 6 ans.

Diagnostic	SF		→ Forme clinique typique : **appendice latéro-caecale** (2/3 des cas) - Contexte : douleur abdominale aiguë évoluant depuis moins de 48h exacerbée par la toux et le cloche-pied droit. - **Douleur abdominale aiguë** spontanée en FID (parfois épigastrique initialement avec migration en FID), généralement fixe, continue, sans irradiation - **Fièvre modérée** (généralement < 39°C), **altération du faciès, langue saburrale** - **Nausées, vomissements alimentaires** - **Diarrhée** : évoquer une complication
	SC		- **Douleur provoquée au point de Mac Burney, défense** à la palpation profonde - **Signe de Blumberg** : douleur à la décompression brutale de la FIG - boiterie par psoïtis - **TR** (rarement fait) : souvent douloureux, peu spécifique
	Autres localisations	**Rétro-caecale**	- **Douleur en FID** sans défense - Attitude antalgique en **psoïtis**
		Sous-hépatique	- **Douleur en HCD** (≈ tableau de cholécystite)
		Pelvienne	- **Douleur sus-pubienne** - **Signes fonctionnels urinaires** et **rectaux** (ténesme)
		Méso-coeliaque	- **Nausées/vomissements** prédominant : **syndrome occlusif fébrile** précoce
	Bio		- **Hyperleucocytose** (PNN > 12), **CRP** d'élévation retardée. Examens peu spécifiques mais sensibles. Si ils sont tous les deux négatifs : exclusion du diagnostic d'appendicite. - **Bilan pré-opératoire** en cas d'indication chirurgicale - BU négative (ou **leucocyturie isolée** en cas d'appendicite pelvienne)
	PC		→ Aucun examen complémentaire systématique : diagnostic possiblement clinique
		Echographie abdominale	= Examen de référence (Se/Sp = 95%) : opérateur-dépendant - Appendice de diamètre **> 6 mm**, image en cible, Mc Burney échographique, parois épaisses, sans visualisation de la lumière appendiculaire, non compressible, hyperémie au Doppler - Signes indirects : stercolithe, graisse péri-appendiculaire hyperémiée, épanchement en FID - Recherche de complications : **abcès, plastron, épanchement rétropéritonéal** - DD : adénolymphite mésentérique, pathologie annexielle, diverticule de Meckel → Ne peut pas éliminer le diagnostic si l'appendice n'est pas visualisé en entier
		Autres	- **ASP** = en 2nd intention dans les cas atypiques ou suspicion d'occlusion : stercolithe, iléus du carrefour iléo-caecal, niveaux hydro-aériques, complication (pneumopéritoine) - **Scanner abdomino-pelvien** : utile dans les formes atypiques, notamment de l'enfant obèse
	DD	**Adéno-lymphite mésentérique**	= **ADP mésentériques secondaires à une virose** (ORL ou respiratoire) : - **Douleurs abdominales** diffuses, prédominantes en FID - **Echo abdo** : ADP mésentériques supra-centimétriques avec appendice normal
			- En cas de doute diagnostique : **surveillance clinique pendant 24h** sous traitement antalgique → élimine le diagnostic en cas d'amélioration ou de stabilisation clinique
TTT			→ **Urgence thérapeutique** : hospitalisation, mise à jeun
	Mise en conditions		- **Correction des troubles hémodynamiques** et **hydro-électrolytiques** (réhydratation IV) - **Enfant à jeun, VVP, antalgique** IV ± **antibiothérapie** IV si chirurgie non en urgence ou après opération - **CPA, bilan préopératoire, autorisation parentale d'opérer**
	TTT chirurgical		- Voie d'abord : **coelioscopie** (visualisation de l'ensemble de la cavité abdominale, moindre préjudice cicatriciel) ou **laparotomie de Mc Burney** (surtout en cas de péritonite) - Temps explorateur : inspection de la cavité abdominale, prélèvements bactériologiques - Temps curateur : **appendicectomie** avec envoi de la pièce en anatomopathologie
	Suivi		- Surveillance : hémodynamique, douleur, diurèse, transit, reprise précoce de l'alimentation, cicatrice
	Complication post-opératoire	Infectieuse	- **Abcès de paroi, abcès du cul-de-sac de Douglas, abcès sous-phrénique** - **Péritonite** par lâchage du moignon appendiculaire, autre péritonite 2^{ndr}
		Occlusive	- **Occlusion précoce (iléus réflexe)** - **Occlusion tardives (adhérences, brides)**

<table>
<tr><td rowspan="4">Complication</td><td rowspan="2">Péritonite appendiculaire</td><td colspan="2">- Signes généraux prédominant (AEG, asthénie, fièvre élevée) voire sepsis grave/choc septique
- Défense généralisée/contracture à la palpation abdominale
- Tardivement : disparition de la défense généralisée/contracture (péritonite asthénique)</td></tr>
<tr><td>TTT</td><td>- Réhydratation IV systématique
- TTT chirurgical en urgence : appendicectomie + lavage péritonéal
- Antibiothérapie poursuivie > 48h en post-opératoire, adaptée aux prélèvements per-op</td></tr>
<tr><td rowspan="2">Abcès appendiculaire avec plastron</td><td colspan="2">- Fièvre plus élevée, défense puis empâtement, voire masse en FID</td></tr>
<tr><td>TTT</td><td>- Bon état général : - Antibiothérapie probabiliste IV, avec relai oral à 48h si amélioration clinique et biologique, poursuivi pendant 3 semaines
- Traitement chirurgical après antibiothérapie : appendicectomie
- Mauvaise tolérance ou non amélioration à 48h → traitement chirurgical en urgence : appendicectomie + drainage de l'abcès</td></tr>
</table>

INVAGINATION INTESTINALE AIGUË

Invagination intestinale aiguë (IIA) = pénétration d'un segment intestinal dans le segment sous-jacent par retournement en doigt de gant (boudin d'invagination) : localisation **iléo-caecale** (90%), **iléo-colique** ou **iléo-iléale**
- **Primitive** (plus fréquente) = par **hypertrophie des plaques de Peyer** et **hyperplasie lymphoïde** : nourrisson (pic à **9 mois**) et enfant < 3 ans, prédominance masculine, en période automno-hivernale
- **Secondaire** (plus rare) = pathologie sous-jacente causale **: purpura rhumatoïde**, **mucoviscidose**, **diverticule de Meckel**, **duplications digestives**, **tumeurs**

→ Recherche systématique de cause secondaire en cas d'IIA chez l'enfant **> 2 ans**

<table>
<tr><td rowspan="3">Diagnostic</td><td>SF</td><td colspan="2">- Contexte : nourrisson en bonne santé ± précédé d'un épisode infectieux récent
- Crises douloureuses abdominales paroxystiques, avec périodes d'accalmie, de plus en plus rapprochées
- Accès d'hypotonie avec pâleur (malaise) au décours des crises douloureuses (pleurs)
- Vomissements alimentaire puis bilieux
- Intolérance alimentaire (refus du biberon)
- Rectorragie : plus tardives, d'intensité variable</td></tr>
<tr><td>SC</td><td colspan="2">= Examen clinique en période d'accalmie
- Palpation d'une fosse iliaque droite déshabitée
- Palpation du boudin d'invagination : masse abdominale mobile plus ou moins perceptible
- TR : sang, palpation du boudin d'invagination</td></tr>
<tr><td>PC</td><td colspan="2">- Echographie abdominale = confirmation diagnostique : aspect de boudin (en cocarde en transversal et en sandwich en longitudinal), recherche d'épanchement intra-péritonéal, étude des flux artériels et veineux
- Lavement opaque = seulement en cas de doute échographique : arrêt de progression au contact du boudin (en cocarde de face et pince de crabe de profil) + rôle thérapeutique dans les formes non compliquées
- ASP (non indispensable) : normale, ou absence d'aération du caecum en fosse iliaque droite, image de boudin d'invagination ± dilatation en amont</td></tr>
<tr><td rowspan="3">TTT</td><td colspan="3">→ Urgence thérapeutique : hospitalisation, mise à jeun
- Forme iléo-caecale : désinvagination par lavement opaque ou traitement chirurgical
- Forme iléo-iléale : évolution spontanément favorable si idiopathique, persistante si secondaire</td></tr>
<tr><td colspan="2">Lavement thérapeutique</td><td>= Lavement hydrostatique (aux hydrosolubles) ou pneumatique ± répété 3 fois, voire sous AG : réduction de l'invagination par refoulement du boudin à la pression → 90% de succès
- Indication = forme non compliquée d'IIA iléo-caecale : - Hémodynamique stable
- Abdomen non chirurgical
- Absence de pneumopéritoine
- Réalisé sous contrôle scopique, sous sédation, en présence d'un radiologue et d'un chirurgien
- Efficacité : - Clinique : disparition des douleurs abdominales
- Imagerie : - Opacification (si produit de contraste) de l'ensemble du cadre colique
- Inondation franche et massive des dernières anses grêles
- Absence de ré-invagination sur le cliché en évacuation</td></tr>
<tr><td colspan="2">Traitement chirurgical</td><td>= Expression manuelle du boudin d'invagination, sans traction excessive, avec appendicectomie de principe ± résection intestinale en cas d'échec ou de nécrose apparente
- Indication : - Forme compliquée d'IIA : choc, abdomen chirurgical, pneumopéritoine
- Echec de lavement opaque thérapeutique (10% des cas)
- Récidives multiples : 10 à 15% des cas (même opéré)</td></tr>
</table>

HERNIE PARIETALE

Hernie inguinale

= **Persistance du canal péritonéovaginal** avec paroi musculo-aponévrotique normale (≠ adulte) : **hernie oblique externe**
- Affection congénitale fréquente (1-4%) et bénigne, prédominance masculine (85%), dans 50% des cas < 1 an
- Plus fréquente à droite (60%), bilatérale dans 15% des cas
- Facteurs de risque = prématurité, terrain familial
- Contenu habituellement **intestinal** (sauf chez la fille < 1 an : **hernie de l'ovaire** le plus souvent)

Dg	- **Tuméfaction inguinale** intermittente, lors des cris ou des efforts de poussées, arrondie, molle, indolore, réductible spontanément ou par pression en haut et en dehors - Si tuméfaction non vue : **orifice inguinale superficiel élargi**
TTT	→ Toute hernie inguinale doit être opérée pour éviter le risque d'étranglement herniaire - Consignes aux parents (en attendant la chirurgie) : réduire la hernie, consulter en cas de signe d'étranglement - **Intervention chirurgicale** sans urgence (dans le mois) ou en **semi-urgence** en cas d'hernie de l'ovaire (**2-3 jours**) → Chirurgie **bilatérale** chez le prématuré

Hernie inguinale étranglée

Dg	- **Tuméfaction inguinale** douloureuse, fixée, irréductible - **Signes d'occlusion digestive** : vomissements, météorismes, AMG tardif → Aucun examen complémentaire ne doit retarder la prise en charge
TTT	= Urgence thérapeutique : hospitalisation, mise à jeun - **Taxis** = réduction manuelle après prémédication, par un praticien expérimenté : réservé à la hernie inguinale étranglée du garçon, sans signes locaux inflammatoires, en bon état général → Contre-indiqué chez la fille < 1 an : risque de lésion de l'ovaire - **Intervention chirurgicale** : - **D'emblée** : - Hernie de l'ovaire chez la fille (taxis contre-indiqué) - Hernie inguinale étranglée évoluée - **Différée** (2 à 3 jours) : après succès du taxis

Ombilicale

= Hernie au travers de l'orifice ombilical : très fréquente chez l'enfant, souvent dans les premières semaines de vie
- **Tuméfaction** centrée sur l'ombilic, intermittente, extériorisée aux pleurs ou à la poussée abdominale, molle, réductible
- **Etranglement herniaire** exceptionnel
- Guérison généralement spontanée **< 2 ans**
- **Abstention thérapeutique** généralement, sauf si persistante chez l'enfant **> 3 ans**

DIVERTICULE DE MECKEL

= **Reliquat du canal mésentérique** : diverticule de 1 à 5 cm situé sur le bord anti-mésentérique du dernier tiers de l'intestin grêle, en amont de la valvule de Bauhin, **pédiculé** ou **sessile** avec possible présence de **tissu hétérotopique**
- Retrouvé chez **2%** de la population, révélation à tout âge

Manifestations

Asymptomatique	= Découverte fortuite per-opératoire (généralement pour appendicite) : dans la majorité des cas
Complication	= Généralement dans l'enfance **< 10 ans** - **Occlusion** (50%) : - **Invagination intestinale aiguë** secondaire : **iléo-iléale ± caecal**, résistant au lavement, récidivant - **Occlusion intestinale** (capotage ou volvulus sur bride ombilicale) - **Hémorragie intestinale** (hétérotopie gastrique avec sécrétion d'HCl), risque de **perforation** - **Diverticulite** : tableau d'appendicite aiguë - **Tumeur bénigne** ou **maligne**

TTT

= Systématique en cas de complication, discutée en cas de diverticule asymptomatique
- **Chirurgical** : **exérèse du segment de grêle + anastomose termino-terminale**
→ En cas d'opération pour syndrome appendiculaire : résection du diverticule seulement si appendice sain

PERITONITE AIGUË

Péritonite aiguë = inflammation aiguë de la séreuse péritonéale avec œdème, hyperhémie et hypersécrétion, généralement d'origine infectieuse bactérienne (primitive ou secondaire à une perforation digestive ou une plaie pénétrante de l'abdomen), ou parfois d'origine chimique (bile, enzymes pancréatiques, acide chlorhydrique)
→ Urgence diagnostique et thérapeutique

Diagnostic	SF		- **Fièvre habituellement élevée** (39-40°), retardée en cas de péritonite chimique - **Douleur abdominale** : volontiers brutale, intense, parfois en coup de poignard en cas de perforation d'un organe creux, initialement localisée puis rapidement généralisée - **Nausées, refus de l'alimentation**, puis **vomissements alimentaires** puis **bilieux** - **Trouble du transit** : **météorisme abdominal, arrêt des matières et des gaz**, ou parfois diarrhées paradoxales
	SC		- **Signes de déshydratation** (3ème secteur abdominal) : cerné, langue sèche, pli cutané - **Signes hémodynamiques** : TRC > 3s, pouls rapide filant, pincement de la PA différentielle - Palpation abdominale : - **Contracture** dans les formes évoluées chez le grand enfant : résistance douloureuse invincible de l'ensemble de la paroi abdominale - **Défense généralisée**, plus volontiers chez le petit enfant - **Douleur diffuse, plus intense à l'ombilic** chez le nourrisson ± **omphalite** - Absence de bruits hydro-aériques
	Bio		- **Hyperleucocytose à PNN, CRP élevée, PCT** en cas d'infection bactérienne - **Ionogramme sanguin** : évaluation du retentissement hydro-électrolytique - **Hémocultures** systématiques en cas de sepsis
	PC		- **ASP** (non systématique) : syndrome occlusif (niveaux hydro-aériques), grisaille diffuse, pneumopéritoine par perforation d'un organe creux, stercolithe appendiculaire - **Echographie abdominale** : épanchement abdominal diffus, recherche d'appendicite (la perforation rend l'appendicite de taille normal) - **Scanner abdominal injecté** en 2nd intention
Etiologie	Grand enfant	**Péritonite secondaire**	- **Péritonite appendiculaire** (plus fréquente) : à évoquer systématiquement - **Diverticule de Meckel** - **Perforation traumatique** (contusion abdominale, plaie de l'abdomen) : dont le **syndrome de Chance** lors d'un AVP (perforation de l'intestin grêle + lésions pancréatiques + fracture du rachis lombaire) - Plus rarement : **ulcère gastro-duodénal perforé**, origine **biliaire** ou **génitale**...
		Péritonite primitive	= Péritonite spontanée, idiopathique, majoritairement à pneumocoque : - Cause : - **Syndrome néphrotique** - **Cirrhose hépatique** - **Insuffisance rénale chronique** - **MAI : lupus, dermatomyosite...** - **Péritonite tuberculeuse** (rare) → Traitement uniquement médical
		Péritonite post-opératoire	= **Lâchage de suture d'un organe creux ou d'un moignon appendiculaire, fistule anastomotique, perforation après endoscopie colique**... :
	Nourrisson		- **Péritonite appendiculaire** = plus fréquente : appendicite plus rare que chez l'enfant > 3 ans, mais plus souvent compliquée d'abcès ou de péritonite, souvent de diagnostic tardif (tableau trompeur de gastro-entérite fébrile avec diarrhée ou tableau d'infection urinaire), contracture abdominale moins marquée - **Diverticule de Meckel** : fréquent, souvent de découverte opératoire
	Nouveau-né		- **Entérocolite ulcéronécrosante** : dans les 1ers mois de vie - **Perforation digestive anténatale** ou **post-natale**
TTT	TTT médical		- Mise en condition : SNG, VVP ± VVC, scope - Antalgie adaptée - **Rééquilibration hydro-électrolytique** - **Antibiothérapie** précoce à large spectre
	TTT chirurgical		→ En urgence, dès que l'état clinique est stabilisé (généralement 2 à 3h après admission) - Voie d'abord : **laparotomie** ou **coelioscopie** - **Prélèvements de l'épanchement** intra-péritonéal - Traitement de la cause : appendicectomie, suture de perforation digestive, résection-anastomose, stomie - **Lavage abondant** de la cavité péritonéale - **Drainage** en cas de poches abcédées enkystées ou si entérocolite ulcéronécrosante du prématuré

COLIQUES DU NOURRISSON

Colique du nourrisson = survenue paroxystique chez un petit nourrisson de pleurs prolongés (jusqu'à plusieurs heures/jour), et de phase d'agitation, de cause inconnue : motif de consultation fréquent, totalement bénin
- Source de sentiments d'incompétence parentale et d'inquiétude

Diagnostic	- **Nourrisson < 4 mois** - **Pleurs prolongés**, inconsolables et/ou **phases d'agitation** inexpliquées en post-prandial - **Faciès vultueux**, **abdomen tendu** et **membres inférieurs repliés** - **Interruption de la crise** avec **émission spontanée ou provoquée de gaz intestinaux** - Caractère **paroxystique** et **répété** de la crise - Isolée : appétit conservé, croissance pondérale normale, transit normal, éveil normal, périodes de calme → Aucun examen complémentaire n'est nécessaire au diagnostic
TTT	→ Disparition spontanée en 3 à 4 mois - **Réassurance des parents** sur le caractère bénin et transitoire - **Conseils pour calmer l'enfant** : prise dans les bras, emmaillotage, trajet en voiture, massage abdominal → Aucun traitement n'a fait la preuve de son efficacité (trimébutine Débridat®, Calmosine®...) → Les modifications diététiques (lait sans lactose, hydrolysat poussé) doivent être limités et argumentés → Les IPP ne sont pas indiqués devant des pleurs inexpliqués ou des coliques du nourrisson sans RGO acide prouvé

ITEM 268 : REFLUX GASTRO-ŒSOPHAGIEN DE L'ENFANT

RGO = passage involontaire du contenu gastrique vers l'œsophage
- Habituellement **physiologique** : survenue quotidienne de régurgitations habituelle chez le nourrisson (surtout au cours des 1er mois de vie), liées à la quantité de liquide ingérée et à l'incompétence fonctionnelle du dispositif anti-reflux, disparaissant avant l'âge de **1 an** (alimentation solide, maturation fonctionnelle du sphincter inférieure de l'œsophage)
- Facteurs de risque de **RGO pathologique** : encéphalopathie, suites d'interventions pour atrésie de l'œsophage, sténose du pylore, hernie diaphragmatique congénitale

Physiopathologie		= **Inefficacité du dispositif anti-reflux fonctionnel** (SIO) et **anatomique** (raccordement cardio-tubérositaire, anneau musculo-fibreux, amarrage phréno-œsophagien, pression abdominale)
Physiopathologie	Mécanismes principaux	- **Relaxations inappropriées transitoires du SIO** : épisodes ≥ 5 sec, indépendants de la déglutition - **Hypotonie ± permanente du SIO**
Physiopathologie	Autres facteurs	- **Inadéquation entre volume gastrique et quantité de lait absorbées** : volume **> 120 ml/kg/j** - **Retard à la vidange gastrique** : repas de densité calorique élevée, riche en graisse - **Augmentation de la pression intra-abdominale** - Anatomique : **malposition cardio-tubérositaire** (ouverture de l'angle de His, hernie hiatale)
Physiopathologie	Complications	= Liées à l'abondance du RGO, son pH, le niveau atteint dans l'œsophage, la protection des voies aériennes, la capacité de réparation de la muqueuse et la maturation neurologique

Diagnostic	C			- **RGO physiologique** (à tout âge) = **régurgitations banales**, se réduisant avec l'âge → chez 2/3 des enfants de **4-5 mois**, puis diminue rapidement jusqu'à 1/4 des enfants de **6 à 7 mois**, puis < 5% des enfant de **1 an** - **RGO pathologique** = avec **conséquences somatiques** : **œsophagite, manifestations extra-digestives, malaises…** → Les explorations paracliniques sont indispensables pour identifier un RGO acide pathologique, justifiant d'un traitement par IPP (sauf en cas de pyrosis de l'enfant, de diagnostic clinique)
Diagnostic	C	**Régurgitations**		= Expulsions soudaines, sans effort, d'une petite quantité de liquide gastrique alimentaire par la bouche : spontanée ou contemporaine d'une éructation - Terrain : jeune nourrisson (non-acquisition de la position assise) - Horaire : rejets per- ou post-prandiaux - Facteurs favorisants : changements de position, alimentation liquidienne
Diagnostic	C	**Régurgitations**	DD	- **Vomissements** : accompagné de contractions musculaires ou abdominales → Des vomissements peuvent parfois accompagner les régurgitations
Diagnostic	C	**Régurgitations**	CAT	- Eliminer une **suralimentation** (< 6 mois) - Après l'âge de la marche : évoquer un autre diagnostic (**mérycisme, achalasie**)
Diagnostic	C	**Pyrosis**		- Seulement chez l'enfant capable de l'exprimer : diagnostic clinique de RGO
Diagnostic	C	**Œsophagite**		- **Refus du biberon** après quelques succions - **Pleurs/agitation** dans la période per-prandiale ou au cours du sommeil - **Retentissement tardif sur la prise pondérale** - **Hématémèse** exceptionnelle chez l'enfant
Diagnostic	C	**Œsophagite**	DD	- **Sténose du pylore** (chez le jeune nourrisson)
Diagnostic	C	**Œsophagite**	CAT	- **Fibroscopie œso-gastro-duodénale** indispensable
Diagnostic	C	**Manifestations ORL et respiratoires**		- ORL : - **Dyspnée laryngée** - **Dysphonie** ± **Erosions dentaires** - Respiratoires (RGO rarement en cause) : - **Toux chronique** (nocturne ++) - **Bronchiolite** ou **pneumonie récidivante** → Un **asthme**, des **otites** ou **rhinopharyngites récidivante** ou un **érythème du larynx** n'orientent pas spécifiquement vers un RGO pathologique
Diagnostic	C	**Malaise**		- Forme typique : **perte de contact** avec **pâleur** et **cyanose**, **hypotonie**, et parfois **apnées** et/ou **bradycardie** → Difficile à relier avec certitude à un RGO pathologique

Diagnostic	PC	**pH-métrie œsophagienne des 24h**		= Examen de référence pour le diagnostic de RGO acide : - Réalisé au moins sur 18h, contrôle de la position de la sonde (3 cm au-dessus du cardia) - **% de temps** avec un **pH œsophagien < 4** : - RGO inhabituel si **5%** - RGO franchement pathologique si **> 10%** - Analyse qualitative : **périodes de reflux, concordances avec des symptômes** → Un résultat anormal n'est pas la preuve d'une relation causale entre le RGO et l'événement, sauf en cas de concordance temporelle nette (rare)
		Fibroscopie œsogastro-duodénale		- Examen de référence pour le diagnostic d'**œsophagite peptique ulcérée** → La confirmation du diagnostic témoigne d'un RGO (pH-métrie inutile) → L'absence de signe d'œsophagite ne permet pas d'éliminer le diagnostic de RGO - Evaluation anatomique : **hernie hiatale** - Diagnostic d'autres causes d'œsophagite : **infectieuse, allergique**
		Autres		- **Transit œso-gastro-duodénal** : recherche d'une anomalie morphologique du tractus digestif supérieur (malrotation intestinale, hernie hiatale par glissement, arcs vasculaires anormaux) → indiqué en cas de RGO résistant au traitement et en 2nd intention - **Manométrie œsophagienne** : recherche d'anomalies de la motricité œsophagienne ou d'une cause non anatomique d'échec de traitement - **Echographie œsophagienne** (intérêt discuté) : appréciation de l'anatomie de l'œsophage intra-abdominal et de la présence d'un reflux - **Impédancemétrie** : exploration des RGO acides et non acides (> 50% des RGO)
		Indications		- Aucun examen : RGO avec manifestations digestives typiques non compliqué - **pH-métrie œsophagienne** : - RGO non cliniquement évident, manifestations extra-digestives - Analyse de la relation entre RGO et signes observés - Evaluation de l'efficacité du traitement en cas d'échec - **Fibroscopie œsogastroduodénale** : recherche d'une œsophagite ou anomalie anatomique - **Transit œso-gastro-duodénal** : mise en évidence d'une anomalie anatomique - **Manométrie œsophagienne** : mise en évidence d'une anomalie fonctionnelle
TTT	**Mesures hygiéno-diététiques**			- **Réassurance** des parents - **Epaississement du lait** seulement si allaitement artificiel : **lait épaissi (AR)** ou **ajout d'un épaississant** - **Réduction du volume des biberons** si volumes trop importants - **Rot** en **position proclive ventrale** - Chez le nourrisson : - **Position dorsale de sommeil** - **Inclinaison proclive du berceau** (efficacité non prouvée) - Chez l'enfant : - Eviter : repas liquides avant le coucher, hyperpression abdominale, repas trop gras - **Inclinaison du lit** → Chez le nourrisson avec RGO physiologique : RHD suffisantes
	TTT médicamenteux	**IPP**		= Action antisécrétoire puissante, dose-dépendante, plateau d'activité en 3 à 5 jours : - AMM > 1 an : - **oméprazole** 1 mg/kg/J (Mopral®) - **ésoméprazole** (Inexium®) - AMM > 12 ans : **pantoprazole** - Administration en 1 prise, avant le 1er repas de la journée - Sans effet sur les régurgitations
			Indication	- **Œsophagite érosive** prouvée par endoscopie (y compris < 1 an) - **RGO pathologique acide** authentifié à la pH-métrie - **Pyrosis mal toléré** de l'enfant et résistant aux RHD → Les pleurs isolés ou un malaise en l'absence de RGO acide prouvé ne sont pas des indications de traitement empirique par IPP
		Autres		- **Dompéridone** (Motilium®, Péryds®) : inefficace dans le RGO de l'enfant - **Alginate** (Gaviscon®) en prise préprandiale : mesure adjuvante dans les régurgitations symptomatiques (efficacité contestée) - **Métoclopramide** (Primpéran®) : contre-indiqué chez l'enfant < 18 ans
	TTT chirurgical			= **Fundoplicature de Nissen** : exceptionnel chez l'enfant - RGO compliqué et rebelle au traitement médicamenteux (exceptionnel), ou sur terrain particulier (encéphalopathie sévère, hernie hiatale...)
Suivi				- **Efficacité du traitement** (régression des signes initiaux) : n'est pas une preuve formelle du rôle du RGO - Absence d'amélioration clinique ou survenue d'une complication : évaluer la compliance, rechercher un diagnostic différentiel (mérycisme) ou des facteurs intercurrents

ITEM 271 : VOMISSEMENTS DE L'ENFANT

Vomissement = rejet actif de tout ou partie du contenue gastrique ou intestinale par la bouche
- Associe une contraction du diaphragme et des muscles de la paroi abdominale
- Souvent précédés : **nausée, pâleur, hypersalivation, sueurs diffuses**
- Motif fréquent de consultation, souvent en urgence

DD			- **Régurgitations** : remontée passive du contenu gastrique, sans effort - **Mérycisme** : rumination volontairement régurgitée, remâchée puis re-déglutie
Situations d'urgence	Signes de gravité symptomatique		= Retentissement des vomissements : - **Hypovolémie, déshydratation aiguë** - **Mauvais état nutritionnel** (courbe poids-taille)
Situations d'urgence	Signes de gravité étiologique		= Urgence diagnostique : - **Signes abdominaux** : ventre plat ou météorisme, cicatrice abdominale, ondes péristaltiques, défense, boudin d'invagination, olive pylorique, hépatomégalie, hernie, torsion d'annexe - **Signes neurologiques** : signes d'HTIC (bombement de la fontanelle, regard en coucher de soleil...), conscience, signes méningés, signes de focalisation, réflexe photomoteur... - **Signes métaboliques** : hypoglycémie, insuffisance surrénalienne aiguë, toxidrome...
Situations d'urgence	CAT		- Correction d'une hypovolémie : - **VVP** avec prélèvement d'un **ionogramme sanguin** - **Remplissage vasculaire** : NaCl 0,9% 20 ml/kg (max 500 mL) sur 20 minutes - Préparation à une intervention chirurgicale : **autorisation parentale, mise à jeun, CPA, bilan préopératoire** - **Sonde naso-gastrique** si abondant **- Antiémétique IV** si besoin **: dompéridone, métopimazine...**
Enquête diagnostique	C		- Caractéristiques des vomissements : récents ou anciens, évolution, fréquence, horaire préférentielle, abondance, aspect (alimentaire, bilieux, sanglant) - Contexte : âge, atcds néonatals et chirurgicaux, régime alimentaire, croissance staturo-pondérale, traitement - Facteur déclenchant : aliments ou circonstances particulières, auto-déclenchement - Signes associés : - Digestifs : **soif, anorexie, douleurs abdominales, diarrhée, constipation, rectorragie...** - Extra-digestifs : **fièvre, céphalées, polyuro-polydipsie...**
Enquête diagnostique	Bio		- **Ionogramme sanguin ± GDS** : si déshydratation, ou recherche d'alcalose hypochlorémique (sténose du pylore), acidocétose diabétique - **NFS, CRP** : recherche de syndrome infectieux - **Bactériologie** : **coproculture, BU ± ECBU, ponction lombaire** - **Glycémie veineuse, enzymes hépatiques, toxiques ± bilan métabolique** - **Bilan préopératoire** : groupage, bilan d'hémostase - **β-hCG** chez l'adolescente
Enquête diagnostique	PC		- Exploration digestive : - Imagerie : **- Echographie abdominale** - **ASP** possiblement indiquée si vomissements bilieux - **TOGD** - **Fibroscopie œsogastrique** : si vomissement sanglant ou signes d'œsophagite - **Imagerie neurologique** : si cause neurologique suspectée
Vomissements aigus/occasionnels	Syndrome infectieux évident		- **Gastro-entérite** → les vomissements peuvent précéder la diarrhée de plusieurs heures - **Infection ORL : otite, rhinopharyngite, angine, stomatite** - Autre infection : **urinaire, méningite, respiratoire** (**coqueluche émétisante**), **hépatite**
Vomissements aigus/occasionnels	Absence de syndrome infectieux	Nouveau-né	- **Atrésie** ou **sténose duodénale** - **Iléus méconial** - **Volvulus** par rotation du mésentère - **Maladie de Hirschsprung** - **Entérocolite ulcéronécrosante** (prématuré ++)
Vomissements aigus/occasionnels	Absence de syndrome infectieux	Nourrisson, enfant	- Cause chirurgicale : **hernie étranglée, volvulus, invagination intestinale aiguë, appendicite aiguë, torsion testiculaire ou ovarienne** - Cause neurologique (HTIC) : **hématome sous- ou extra-dural, tumeur cérébrale** - **Hypoglycémie** - **Acidocétose diabétique** - Toxique : **hypervitaminose A et D** - Allergie alimentaire : **allergie aux protéines du lait de vache, anaphylaxie**

Vomissements chroniques/récurrents	**Erreur diététique**	→ A éliminer : **quantités excessives, forcing alimentaire**
	Affection digestive	- Chez le nourrisson : **sténose du pylore** → urgence - **RGO** : début précoce, vomissements post-prandiaux ± tardifs, souvent associé à des régurgitations, favorisée par le changement de position ou le décubitus, sans retentissement majeur sur le poids - **Allergie aux protéines de lait de vache** : apparition au sevrage de l'allaitement maternel, atopie familiale, diarrhée et eczéma associés - **Maladie cœliaque** (plus rare)
	Pathologie chronique	- **HTIC** - **Insuffisance cardiaque** - **Tubulopathie** - **Hépatopathie** - **Chimiothérapie anti-cancéreuse**
	Maladie métabolique	- **Acidocétose diabétique** - **Hyperplasie congénitale des surrénales** - **Galactosémie, fructosémie, anomalie du cycle de l'urée** (hyperammoniémie)
	Autres	- **Vomissements acétonémiques** : favorisés par le jeun, plutôt chez le grand enfant, cesse au resucrage - **Vomissements cycliques** (équivalent de migraine) : très intense, par périodes espacées de plusieurs semaines, durée de quelques jours - **Vomissements psychogènes** (trouble de la relation mère-enfant)
TTT	**Anti-émétique**	→ Très peu d'études randomisées ont mesuré leur efficacité chez l'enfant - **Métopimazine** (Vogalène®) : 0,33 mg/kg x 3 fois/jour - **Alizapride** (Plitican®) : 2 à 5 mg/kg/j - **Ondansétron** (Zophren®) : 0,1 mg/kg IVL - **Dropéridol** (Droleptan®) : 0,02 à 0,05 mg/kg IV → vomissements post-opératoires ++ - **Dompéridone** (Motilium®, Peridys®) : 0,25 à 0,5 mg/kg x 3-4 fois/jour → n'est plus recommandé par la HAS depuis 2016 (risque de troubles cardiaques et neurologiques, sans efficacité prouvée) → Le **métoclopramide** (Primpéran®) est contre-indiqué chez l'enfant

STENOSE DU PYLORE

Sténose du pylore = hypertrophie des fibres musculaires du muscle pylorique → urgence diagnostique et thérapeutique

Diagnostic	Contexte	- Jeune nourrisson, souvent chez le garçon, 1er né - Survenue avec un intervalle libre de **3 à 5 semaines** après la naissance
	SF	- **Vomissements** : - Explosifs, en jet, abondants, classiquement lait caillé blanc, non teinté de bile - Généralement à distance des repas (30 à 60 minutes) → Jamais bilieux : obstacle en amont de l'abouchement des voies biliaires - **Appétit conservé**, contrastant avec la **cassure de la courbe pondérale** - Aggravation progressive
	SC	- **Dénutrition** avec **déshydratation variable** - Signes évocateurs : - **Olive pylorique** : masse ferme et mobile au niveau de l'hypochondre droit - **Ondulations péristaltiques**
	PC	- **Ionogramme sanguin** : **alcalose hypochlorémique** - **Echographie abdominale** = confirmation diagnostic : - Aspect **en cocarde** - **Allongement du canal pylorique > 15 mm** - **Epaississement du muscle pylorique > 4 mm** - **Augmentation du diamètre > 12 mm**
TTT		- Correction de la déshydratation et des troubles ioniques - **Traitement chirurgical** systématique : **pylorotomie longitudinale extra-muqueuse**

ITEM 280 : CONSTIPATION DE L'ENFANT

Constipation = stagnation des selles dans le colon, entraînant des selles trop rares, souvent volumineuses et dures
- Cause : **trouble de la propulsion colique** ou **trouble de l'évacuation rectale** (plus fréquent)
- Etat de rétention stercorale chronique, à l'origine de la symptomatologie chez l'enfant
- Motif fréquent de consultation de l'enfant (5%)

Physio		- **Nourrisson** : **défécation involontaire réflexe**, avec acquisition progressive de la sensation conscience de besoin d'émission des selles et de la possibilité de se retenir volontairement - **Contrôle actif de l'exonération** : **acquis entre 2 et 4 ans**
Physio	Rôle de l'alimentation	= Responsable de la variabilité de fréquence et d'aspect des selles - Possiblement responsable à elle seule d'une constipation sévère - **Allaitement maternel** : selles fréquentes après chaque tétée - **Allaitement artificiel** ou **diversification alimentaire** : selles moins fréquente, jusqu'à la constipation
Diagnostic	Int	- Naissance en France : **dépistage néonatal** de l'hypothyroïdie et de la mucoviscidose - **Délai d'émission du méconium** : pathologique si **>48h de vie** - **Régime alimentaire et hygiène de vie** : modalités d'allaitement et de diversification, recherche d'erreur diététique (hydratation, apports de fibres, boissons sucrées), habitudes de défécation, propreté - **Caractéristiques de la constipation** : début brutal ou progressif, période néonatale, modification des habitudes alimentaires, des conditions de vie (école), difficultés psychosociales, suspicion de sévices sexuelles
Diagnostic	SF	- Signes digestifs : **douleur abdominale, météorisme, rectorragie** - Signes extra-digestifs : **hypothyroïdie** - Signes urinaires : **infections urinaires répétées, énurésie** favorisée par les fécalomes - Complication : **épisode sub-occlusif, encoprésie, retentissement psychologique**
Diagnostic	SC	- **Examen abdominal** : bruits hydro-aériques, tympanisme à la percussion, météorisme, douleur provoquée à la palpation, fécalome, masse abdominale, orifices herniaires, cicatrice abdominale - **Examen de la région anal** : antéposition anale, fissure anale, prolapsus, anite ± **Toucher rectal** : tonus anal, douleur, selles dans l'ampoule rectale, sténose - Examen général : **croissance staturo-pondérale, état nutritionnel, région lombosacrée** (fossette, tache, poils)
Diagnostic	En faveur d'une origine fonctionnelle	= **Rétention volontaire** : majorité des cas chez l'enfant → recherche de facteurs favorisants - **Gêne mécanique** : **douleur anale**, **hypotonie pariétale abdominale** - **Toilettes** : installation inadaptée, conditions d'accès difficiles, attitude de rétention à l'école - **Régime alimentaire** : - Insuffisance d'hydratation et de fibres, faible volume de résidus (lait maternel) - Mauvaise reconstitution du lait artificiel, excès de farine ou d'épaississant - Terrain : antécédents familiaux de constipation fonctionnelle, prise médicamenteuse (morphine), période d'acquisition de la propreté, handicap (inactivité physique), contexte psychosocial
Diagnostic	En faveur d'une cause organique	- Terrain : - Nourrisson **< 18 mois** - Maladie systémique connu - Retard d'émission du méconium - Constipation primaire (début néonatal) - Clinique : - Météorisme important, épisodes sub-occlusifs avec vomissements, débâcles de selles - Signes associés à une pathologie causale : hypothyroïdie... - Anomalie du périnée ou de la région sacrée - Retentissement : cassure staturo-pondérale - Echec de traitement symptomatique bien conduit
Diagnostic	PC	→ Aucun examen complémentaire n'est justifié en cas de constipation fonctionnelle - **ASP** : évaluer le degré de rétention stercorale d'une constipation sévère (aucun intérêt diagnostique) - Recherche de cause organique : - **TSH, T4 :** hypothyroïdie - **Test de la sueur** : mucoviscidose - **Manométrie rectale** et **biopsies rectales étagées** : maladie de Hirschsprung - **Rx rachis lombosacré, échographie** (jeune nourrisson) ou **IRM rachidienne** (enfant plus grand)
Complication		- Complication organique : - **Fissure anale** - **Prolapsus rectal** - **Perturbation durable définitive de la motricité colorectale** - **Complication psychologique**, entraînant une pérennisation des troubles - **Encoprésie** : émissions fécales involontaires chez un enfant en âge d'avoir acquis le contrôle de la défécation

Etiologie	**Constipation fonctionnelle**		= **95%** des cas de constipation chez l'enfant : - Diagnostic clinique : existence de facteur favorisants, sans signe d'alerte et avec une bonne réponse au traitement - TTT symptomatique : **RHD ± traitement médicamenteux** → Aucun examen paraclinique justifié en l'absence de complications sévères
Etiologie	**Constipation organique**		= 5% des cas de constipation chez l'enfant : toujours à évoquer
Etiologie	**Constipation organique**	Cause médicale	- **Hypothyroïdie** - **Maladie cœliaque** - **Mucoviscidose** - **Hypercalcémie** - **Diabète insipide** - **Anorexie mentale** - **Encéphalopathie**
Etiologie	**Constipation organique**	Anomalie neuromusculaire	- **Maladie de Hirschsprung** - **Pseudo-obstruction intestinale chronique (POIC)**
Etiologie	**Constipation organique**	Obstacle anatomique	- **Malformation anorectale** haute ou basse - **Sténose anale** congénitale ou acquise
TTT	**Règles hygiéno-diététiques**		- Apprentissage de l'exonération : pédagogie, réassurance parentale - **Hygiène défécatoire** : essai quotidien sans forcer ni contraindre, au mieux après un repas - **Amélioration des conditions pratiques** : siège WC adapté, plots sous les pieds (poussée efficace), intervention auprès de l'établissement scolaire - **Mode de vie** : horaires de repas réguliers, activité physique suffisante (natation) - Arrêt des médicaments favorisant
TTT	**Règles hygiéno-diététiques**	Conseils diététiques	= **Après enquête alimentaire** : peu efficaces en cas de constipation sévère - **1 à 2 biberons/jour d'eau** ou apports hydriques suffisants à tout âge - Apports en **fibres** (fruits, légumes, céréales) et en **graisses végétales** adéquats - Correction d'erreur : modalité de reconstitution du lait, excès d'épaississant
TTT	**TTTT médicamenteux**		→ Prescrit en cas de chronicité ou sévérité des symptômes
TTT	**TTTT médicamenteux**	Evacuation des selles accumulées (fécalome)	= Primordiale si nécessaire - **Lavement hypertonique** (Normacol®) chez l'enfant **> 3 ans** - En cas de refus de traitement par voie anale : **forte dose de PEG par voie orale** pendant 1 journée (Klean prep®)
TTT	**TTTT médicamenteux**	Prévention de la réaccumulation	= Après évacuation de la stase stercorale, de manière continue pendant au moins **4 à 8 semaines**, à dose suffisant pour obtenir des selles molles - **Laxatif osmotique à base de PEG** (Forlax®, Transipeg®) : les plus efficaces - **Laxatif lubrifiant** (Lansoÿl®, Laxamalt®, Lubentyl®) : moins utilisés - **Suppositoire dégageant du CO2 (Eductyl®)** : associé aux laxatifs pour rééduquer la sensation de besoin
TTT	Autres traitements		- **Kinésithérapie (biofeedback)** : en cas de constipation sévère avec asynchronisme abdomino-pelvien ou dysynergie anorectale mise en évidence à la manométrie rectale chez l'enfant **> 8 ans** - **Soutien psychologique** : en cas de cause psychologique ou de conséquence psychosociale
Suivi			- Réévaluation après **4 à 8 semaines** de traitement médicamenteux → La persistance de symptômes sous traitement bien conduit à dose optimale est une indication à la recherche de cause organique (rarement retrouvée en l'absence d'autres signes d'alerte)
Suivi	Evolution		- **Constipation fonctionnelle peu sévère** : évolution généralement favorable - **Constipation sévère avec encoprésie** : pronostic plus réservé selon l'ancienneté des troubles et la compliance au traitement, pouvant nécessité une prise en charge prolongée

MALADIE DE HIRSCHSPRUNG

Maladie de Hirschsprung = absence de cellules ganglionnaires au niveau du plexus de Messner et Auerbach, responsable d'un défaut de propulsion fécale dans la partie distale du tube digestif : 1 nouveau-né/5000
- Formes familiales, prédominance masculine
- Isolée ou associée à : **trisomie 21, syndrome polymalformatif, NEM 2**...
- Anomalie initiale toujours située dès la **région anale**, s'étendant au **recto-sigmoïde**, et **pouvant atteindre l'ensemble du colon**, voire du **tube digestif**

Diagnostic	SF		- En période néonatale (60-70%) : **retard à l'émission méconiale, syndrome occlusif** - Chez le nourrisson/enfant : - **Constipation sévère** - Signes évocateurs d'une cause organique : **météorisme important, vomissements, débâcles diarrhéiques, ralentissement pondéral** - Révélation tardive chez le grand enfant (forme anatomique courte) : **constipation chronique** avec accumulation de matières en amont de la zone aganglionnaire
	SC		**- Toucher rectal** : ampoule rectale vide, avec débâcle de selles et de gaz au retrait du doigt
	PC		- **ASP** : évalue le degré de distension colique et l'absence d'aération dans le rectum - **Lavement opaque** : disparité de calibre avec stagnation du produit de contraste en zone sus-jacente dilatée - **Manométrie rectale** : absence de **réflexe recto-anal inhibiteur** - **Biopsies rectales étagées (pince de Noblett** ou **chirurgicale)** = confirmation diagnostique : aganglionose et hyperplasie des fibres cholinergiques à la coloration à l'ACE
TTT	TTT chirurgical		= **Exérèse de la zone aganglionnaire** et **abaissement de l'intestin** innervé vers l'anus - A un âge et un état nutritionnel permettant une intervention chirurgicale en 1 temps - Après lavements quotidiens pour évacuation complète des selles
	- En cas d'échec ou d'entérocolite : **colostomie**, avec rétablissement de continuité ultérieur		

ITEM 282 : DIARRHEE CHRONIQUE DE L'ENFANT

Diarrhée = modification de la consistance des selles, molles ou liquides ± abondantes, chronique si > **2 à 4 semaines**

DD			- **Fausse diarrhée de l'enfant constipé** : association de selles molles et dures, encoprésie - **Enfant allaité au sein** : selles molles grumeleuses jaunes - **Utilisation de préparations hydrolysées** : selles vertes
Diagnostic	Int		- **Antécédents personnels** : hydramnios, auto-immunité, allergie connue, atopie familiale - **Régime alimentaire** : - Chronologie d'introduction des aliments, notamment **lait de vache** et **gluten** - Prises alimentaires actuelles (allaitement, repas, grignotages, boissons) - **Appétit** : normal, **diminué (maladie cœliaque)** ou **augmenté (insuffisance pancréatique)** - **Caractéristiques de la diarrhée** : début brutal ou progressif, intervalle libre après la naissance, contexte infectieux, contage, horaires/fréquence/abondance, consistance (sang, glaires, débris alimentaires, graisse) ➜ L'émission de selles la nuit est un bon argument en faveur d'une diarrhée organique (sauf chez le nourrisson)
	SF		- **Fièvre, AEG** - Signes digestifs : **douleur abdominale, anorexie, rectorragies** - Signes cutanés (**eczéma, aphte**), articulaires et respiratoires
	SC		- **Aspect** : apathie, pâleur, tristesse, syndrome dysmorphique, stade pubertaire - **Etat nutritionnel :** périmètre brachial (chez le jeune enfant), IMC, courbe staturo-pondérale, plis cutanés - **Examen abdominal** : ballonnement, bruits hydro-aériques, hépatomégalie, splénomégalie - **Examen du siège et de l'anus** : irritation des fesses, fissures anales ± **toucher rectal** (si doute sur fécalome) - **Hippocratisme digital** : **mucoviscidose, maladie cœliaque, maladie de Crohn**
	PC	Examen diagnostic direct	- **Examens sérologiques** : maladie cœliaque - **Test de la sueur** : mucoviscidose - **Endoscopie avec biopsies** : maladie cœliaque, MICI - **Elastase fécale** : insuffisance pancréatique - **Examen parasitologique des selles** : giardiase ou autre parasitose digestive
		Examen diagnostic indirect (peu utiles)	- **Clairance fécale de l'α-1-antitrypsine** : suspicion d'entéropathie exsudative - **pH** et **recherche de sucre dans les selles** : suspicion d'intolérance aux sucres - **Calprotectine** : suspicion de MICI - **Bilan carentiel : albumine, préalbumine, vitamines, oligoéléments, ostéodensitométrie** - **Test au xylose** (malabsorption) et **stéatorrhée** (maldigestion des graisses) : peu utilisés
Causes principales	Chez le nouveau-né	Diarrhée majeure précoce	= Cause congénitale : consanguinité, antécédent d'hydramnios - **Atrophie micro-villositaire** ou **dysplasie épithéliale** : biopsie intestinale - **Diarrhée chlorée ou sodée congénitale** : ionogramme des selles ➜ Risque élevé de déshydratation aiguë sévère
		Diarrhée avec intervalle libre	- **Atrophie villositaire auto-immune** : bilan sérologique, biopsie intestinale - **Allergie aux protéines de lait de vache** : patch test, éviction-réintroduction
		Maldigestion	- **Mucoviscidose** : manifestation digestive exceptionnelle si dépistage négatif à J3 - **Intolérance aux sucres** : selles acides, riches en sucre, test respiratoire à l'hydrogène après charge en sucre, biopsie intestinale avec dosage de l'activité enzymatique ➜ Ne pas évoquer le diagnostic de maladie cœliaque avant introduction du gluten
	Chez le nourrisson/ jeune enfant	Fonctionnelle	**Colon irritable (colopathie fonctionnelle)** : cause la plus fréquente - Diarrhée abondante nauséabonde chez une enfant de 6 mois à 2 ans - Avec croissance conservée - PEC : équilibration du régime et surveillance simple
		Organique	- **Maladie cœliaque** après introduction du gluten - **Allergique aux protéines du lait de vache** - **Mucoviscidose** - **Intolérance au lactose** - **Giardiase** : diagnostic à l'EPS (parfois mis en défaut) ou à la biopsie du grêle
	Chez le grand enfant/ adolescent	Fonctionnelle	- **Colon irritable :** alternance diarrhée-constipation, douleurs abdominales chroniques
		Organique	- **MICI** : à évoquer chez l'enfant à partir de **2 ans** - **Intolérance physiologique au lactose de l'adulte** (> 5 ans) - **Allergie alimentaire** (exceptionnel à cet âge)

Causes rares	Autres causes de maldigestion	- **Déficit congénital en saccharase-isomaltase ou lactase** - **Anomalie d'absorption active du glucose** - **Déficit en entérokinase** - Insuffisance pancréatique par **syndrome de Shwachman, Johanson-Bloizzard** ou **Pearson** - **Insuffisance de sels biliaires**
	Autres causes de malabsorption	- **Pullulation intestinale lié à un déficit immunitaire** (hypogammaglobulinémie) - **Abétaliproprotéine** - Diarrhée grave par **atteinte immunologique** ou **constitutionnelle de la muqueuse intestinale**
	Endocrinienne	- **VIPome, syndrome carcinoïde, gastrinome, somatostatinome** - **Hyperthyroïdie** - **Mastocytose**
	Entéropathie exsudative	- **Gastrite hypertrophique** - **Polypose** - **Lymphangiectasie intestinale** primitive ou secondaire - **Acrodermatitis enteropathica**

MALADIE CŒLIAQUE

Maladie cœliaque = entéropathie chronique avec atrophie villositaire, associée à une réponse immunitaire muqueuse inappropriée à une séquence des certaines prolamines, dont la **gliadine** (**prolamine de blé**)
- **Prédisposition génétique** : **HLA DQ2** (**95%**) et **DQ8** (5%)
- Evénement déclenchant ou favorisant : - Infection intestinale virale
  - Age d'introduction du gluten (< 3 mois ou > 6 mois) et quantité de gluten ingérée

<table>
<tr><td rowspan="6">Diagnostic</td><td rowspan="2">C</td><td colspan="3">- Enquête alimentaire : type d'allaitement, date d'introduction du gluten (farines, pain, gâteau, semoule ..)
- Signes digestifs : diarrhée chronique, ballonnement abdominal
- Cassure de la courbe pondérale, puis staturale
- Anorexie, dénutrition progressive avec amyotrophie
- Pâleur, apathie, tristesse
- Forme pauci-symptomatique : - Carence en fer
- Retard de croissance et de puberté sans symptômes digestifs
- Douleurs abdominales isolées</td></tr>
<tr><td>Contexte évocateur</td><td colspan="2">- Dermatite herpétiforme
- Hypoplasie de l'émail dentaire, hippocratisme digital
- Autres atteintes : neurologique, hépatique, hématologique, gynécologique, rhumatologique
- Maladie associée : - Maladie génétique : trisomie 21, syndrome de Turner
- Pathologie auto-immune : diabète type 1 - thyroïdite auto-immune</td></tr>
<tr><td rowspan="4">PC</td><td>1ère étape</td><td colspan="2">- IgA sériques anti-transglutaminase : très fiable (Se 95%, Sp 96%)
- Dosage simultané des IgA totales : pour éliminer un déficit en IgA (2% des cas), nécessitant un dosage des IgG anti-transglutaminase</td></tr>
<tr><td rowspan="2">2nd étape</td><td>Si IgA anti-trans-glutaminase > 10N</td><td>- Dosage des IgA anti-endomysium
- Détermination du groupe HLA DQ
➞ Devant une clinique typique, la concordance des Ac anti-transglutaminase et anti-endomysium positif avec un groupe HLA DQ2/8 permet le diagnostic sans biopsie</td></tr>
<tr><td>Autres cas</td><td>= Si IgA anti-transglutaminase ou anti-endomysium négatifs ou HLA non correspondant
- Biopsie duodénale : - Atrophie villositaire totale ou subtotale
- Hyperlymphocytose intra-épithéliale
- Infiltration lympho-plasmocytaire du chorion</td></tr>
<tr><td colspan="3">➞ La preuve définitive est apportée par le test thérapeutique : sous régime d'exclusion du gluten
- Clinique : disparition des signes en 1 à 2 semaines, reprise de la croissance
- Biologique : négativation des Ac en quelques mois
- Histologique (rarement réalisé) : régression de l'atrophie villositaire en 6 à 12 mois</td></tr>
<tr><td rowspan="2">TTT</td><td>Régime d'exclusion du gluten</td><td colspan="3">= Eviction du gluten (blé, orge, seigle) dans tous les modes de présentation, poursuivi à vie
- Possiblement couplé initialement et transitoirement avec un régime sans lactose (durant la phase diarrhéique) et une supplémentation en vitamines et en fer
- Moyens : éducation thérapeutique, conseils diététiques, associations de malades
- Soutien psychologique si besoin
- PAI indispensable à l'école
- Possibles remboursements accordés par la Sécurité sociale (limité, sous certaines conditions)</td></tr>
<tr><td>Suivi</td><td colspan="3">- Efficacité et observance du régime : régression clinique, régression biologique après 6-12 mois
- Risque en cas de mauvais suivi du régime : - Retard de croissance chez l'enfant
- Ostéopénie
- ↗ incidence d'autres maladies auto-immunes</td></tr>
</table>

MALADIES INFLAMMATOIRES CHRONIQUES DE L'INTESTIN

MICI = maladie de Crohn, **rectocolite hémorragique et colites indeterminées** : incidence en augmentation, particulièrement chez l'enfant
- Début souvent insidieux, typiquement chez le grand enfant ou l'adolescent, mais possible à partir de **2-3 ans**
- **Forme du nourrisson** : souvent maladie monogénique, forme extrême et particulière

Diagnostic	C	**Maladie de Crohn**		- **Douleurs abdominales** récurrentes d'allure organique, souvent localisées en FID - **Anorexie, amaigrissement** - **Diarrhée chronique,** parfois **sanglante** - **Retard de croissance staturo-pondéral, retard pubertaire** - Signes associés : **asthénie, fièvre, aphtose buccale, arthralgies**
Diagnostic	C	**Maladie de Crohn**	Complication	- **Abcès** ou **fistule périnéale** ou **intra-abdominale** - **Sténose du grêle ou du colon** : douleur intense typique en crescendo, avec relâchement soudain et hyper-péristaltisme (**syndrome de Koenig**) - Cutané : **érythème noueux, *pyoderma gangrenosum***
Diagnostic	C	**Rectocolite hémorragique**		- **Diarrhée**, presque toujours **sanglante** - **Douleurs abdominales** (inconstantes) - Répercussion moindre sur la croissance staturo-pondérale
Diagnostic	C	**Rectocolite hémorragique**	Complication	- **Mégacôlon toxique** : distension du colon, avec risque de perforation - **Colite aiguë avec hémorragies importantes** - Cutané : **érythème noueux, *pyoderma gangrenosum*** - Risque de **cancer colorectal**
Diagnostic	DD			- **Appendicite** - **Tuberculose intestinale (**surtout patient maghrébin) - **Lymphome intestinale** - **Infection à *Campylobacter, Yersinia, Shigella, Salmonella*** (tableau très aigu)
Diagnostic	PC	Exploration		- Bilan inflammatoire : **NFS, VS, CRP, albumine** - Bilan carentiel : **fer, vitamine (folates, B12)** - **Coproculture et virologie des selles, recherche de toxine de *C. difficile*** - Sérologies : - **ASCA** : positif chez 2/3 des patients avec **maladie de Crohn** - **ANCA** : positifs chez 3/4 des patients avec **RCH** - **Calprotectine fécale** : marqueur inflammatoire, évocateur d'une MICI - **Echo-Doppler intestinale** : épaississement pariétal circonférentiel
Diagnostic	PC	Confirmation diagnostique		- **Entéro-IRM** - **Endoscopie + biopsie** : - Ulcérations et infiltrat inflammatoire - **Maladie de Crohn :** granulome giganto-cellulaire et épithélioïde
TTT	Spécificités pédiatriques			- Formes pédiatriques souvent plus sévères (étendue et activité inflammatoire) - Utilisation plus fréquente d'immunosuppresseur et de biothérapie - Répercussion sur la croissance : approche nutritionnelle indispensable
TTT	Maladie de Crohn	Induction		= Contrôle de l'inflammation : **corticothérapie systémique** ou **locale** - Selon la présence ou non d'un retard de croissance statural et pubertaire ➜ Eviter toute corticothérapie, surtout prolongée, en cas de retard de croissance - Traitement par **nutrition entérale exclusive**
TTT	Maladie de Crohn	Entretien		- **Immunosuppresseur** : **thiopurine**, plus rarement **méthotrexate** - Biothérapie dans les formes sévères : **Ac anti-TNFα** - **Chirurgie** en cas de complication : sténose, fistule, abcès
TTT	Rectocolite hémorragique	Induction		- Maladie moyennement active : **5-ASA** (Pentasa®) - Maladie très active : **corticothérapie** ➜ Nutrition entérale exclusive non efficace dans la RCH
TTT	Rectocolite hémorragique	Entretien		- Maladie moyennement active : **5-ASA** (Pentasa®) - Maladie très active : **immunosuppresseur**, généralement **thiopurine** - Biothérapie dans les formes sévères : **Ac anti-TNFα** - **Chirurgie** en cas de non réponse au traitement médicamenteux : **colectomie**

ITEM 283 : DIARRHEE AIGUË CHEZ L'ENFANT

Diarrhée aiguë = selles trop fréquentes **≥ 3/jours** (ou **≥ 6/jours** si allaitement maternel) ou **trop liquides**, durant **≤ 7 jours**
- **Diarrhée aiguë liquidienne** (plus fréquente) : majoritairement d'origine virale, souvent associée à des vomissements (gastro-entérite) et une fièvre → risque de **déshydratation aiguë** (surtout chez l'enfant < 5 ans)
- **Diarrhée aiguë glairo-sanglante** (plus rare) : majoritairement d'origine bactérienne, parfois très fébrile, avec douleurs abdominales → risque de **dissémination bactérienne systémique**

DIARRHEE AIGUE LIQUIDIENNE

Diarrhée aiguë de l'enfant = fréquente, coûteuse, responsable de nombreuses consultations et hospitalisations
- Potentiellement sévère chez le nourrisson et le jeune enfant
- **Mortalité** = **20% de la mortalité infantile** dans les pays en voie de développement, **20 décès/an** en France

Physiopathologie			- **Malabsorption des nutriments** (surtout des hydrates de carbone) : **diarrhée osmotique** - **Hypersécrétion intestinale de chlore et d'eau** (activation de l'adénylcyclase par les entérotoxines) - Déshydratation aiguë par **déficit hydrosodé d'installation rapide**, surtout chez le nourrisson (besoins hydriques élevés (100-120 ml/kg/j), couvert par les parents) → déshydratation aiguë de **10%/24h** (contre 3% chez l'adulte)
Physiopathologie	Moyens de réhydratation		- **Eau pure** : risque d'**hyponatrémie** - **Soda, jus de fruit** : trop sucré, hyperosmolaire et pauvres en électrolytes - **Soluté de réhydratation orale** : apport **d'électrolytes** (Na = 50 mmol/L, Cl = 80 mmol/L, K = 20-25 mmol/L) et de **sucre** (glucose ou dextrine maltose = 20-30 g/L), avec un **ratio glucose/sodium de 1**, iso-osmolaire avec la lumière intestinale (250 mOsm/L)
Diagnostic	Int		- **Contexte** : âge, allaitement maternel ou artificiel, mode de garde, contage, suspicion de TIAC, voyage en zone d'endémie, vaccination, médicaments - **Courbe de croissance** : recherche d'une dénutrition chronique
Diagnostic	SF		- **Diarrhée** : émission brutale, depuis ≤ 7 jours, de selles trop fréquentes ou trop liquides, non glairo-sanglante - **Perte de poids** (corrélée à la déshydratation, sauf en cas de 3ème secteur digestif) selon le dernier poids connu, en prenant compte du **gain pondéral théorique** de **20 à 30 g/jour** dans les 1ers mois - Signes d'accompagnement : - **Vomissements** fréquents, parfois inauguraux : **gastro-entérite** - **Fièvre** variable - Autres : **anorexie, douleur abdominale, éruption cutanée**... - Utilisation et réponse aux thérapeutiques : **capacité d'hydratation orale au domicile** (sans vomissements consécutifs), **administration correcte du SRO** (dilution, volumes, fréquence), modalité de surveillance
Diagnostic	SC		- **Examen abdomino-pelvien rigoureux** : ballonnement, défense, orifices herniaires, irritation du siège (macération dans les couches ou selles trop acides) - Examen complet à la recherche d'un **foyer infectieux extra-digestif**
Diagnostic	Situations d'urgence		→ Risque majoré de déshydratation aiguë
Diagnostic	Situations d'urgence	Signes de sévérité clinique	- Nombre quotidien de selles important **> 10/jours** - Augmentation rapide du débit des selles - Vomissements incoercibles, incapacité de réhydratation orale - Fièvre élevée, trouble de la conscience, trouble du tonus
Diagnostic	Situations d'urgence	Terrain	- Age **< 3 mois** ou **prématuré** - **Maladie chronique** : RCIU, mucoviscidose, MICI, APLV, résection colique sur Hirschsprung... - **Immunodéprimé**
Diagnostic	Situations d'urgence	Entourage	- Mauvaise compréhension et risque d'erreur dans la conduite du traitement - Difficultés de surveillance, accès restreint à un recours médical
Diagnostic	PC		→ **Sans déshydratation** ou **déshydratation modérée** (< 5 à 10 %) répondant bien à une réhydratation orale par SRO, hors terrain à risque : aucun examen complémentaire → déshydratation (>10%) **Ionogramme sanguin, urée, créatininémie** = retentissement hydro-électrolytique : hyponatrémie ou hypernatrémie, insuffisance rénale fonctionnelle, acidose métabolique par perte de bicarbonates - Selon le contexte : - **Examen virologique des selles** : intérêt épidémiologique - **Coproculture** : si retour de voyage récent en zone endémique, diarrhée glairo-sanglante, contexte de TIAC, âge < 3 mois, drépanocytaire ou immunodéprimé - **Examen parasitologique des selles** : si retour de voyage en zone endémique - **Bilan infectieux** si fièvre élevée : **CRP, hémoculture** - **Frottis sanguin/goutte épaisse** : si retour de voyage en zone endémique palustre

Etiologie	Cause infectieuse		- **Virale** (majoritaire) : - **Rotavirus** : âge **< 5 ans**, épidémies automno-hivernales - **Norovirus** : tout âge, épidémies familiales ou en collectivité - **Adénovirus, entérovirus** - **Bactérienne, TIAC**
	Cause non infectieuse (plus rare)		- **Infection extra-digestive** : **ORL** ou **urinaire** surtout - Cause chirurgicale : **appendicite aiguë**… - Allergique : **APLV** - **Diarrhée sous antibiothérapie** (Augmentin® ++)
TTT	→ Hospitalisation si : - Sévérité symptomatique (déshydratation importante) - Terrain à risque - Capacité de surveillance par l'entourage difficilement assurée - Selon le % estimé de perte de poids : - **< 5%** (plus fréquent) → prise en charge ambulatoire - **5 à 10% → essai de SRO** et réévaluation clinique - **> 10%** (signe de gravité) → **hospitalisation** pour **réhydratation entérale ou IV** - **Hypovolémie menaçante → remplissage vasculaire** puis **réhydratation IV**		
	Mesures urgentes en cas d'hypovolémie		- **Expansion volémique** : **cristalloïdes NaCl 0,9% 20 ml/kg sur 20 minutes par voie IV** (ou **intra-osseuse** si échec de perfusion) ± à renouveler si besoin après réévaluation clinique - Surveillance : FC, TRC, pouls, chaleur, reprise de diurèse
	Réhydratation	Orale	= **SRO** : peu coûteux, efficace, sécuritaire - Mécanisme : prévention/correction des troubles ioniques et de la déshydratation, blocage des vomissements induits par cétose de jeun - **Sachet** à diluer dans **200 ml d'eau pure** - Conservé au réfrigérateur et à utiliser dans les 24h suivantes - Achat libre en pharmacie ou remboursé sur ordonnance - A proposer à volonté, par petites quantités régulières (**40 à 50 ml** toutes les **15 minutes**) : adaptation des besoins par l'enfant, jusqu'à **200 à 300 ml/kg** le 1er jour - **Echec de SRO** : vomissements incoercibles, persistants malgré l'administration correcte de SRO (prise fractionnée et répétée)
		Entérale continue	= Par **sonde naso-gastrique** : possible, surtout en cas d'abord veineux difficile - Dose de départ de **200 ml/kg/j** de SRO, puis adapté selon l'évolution
		Intra-veineuse	- Indication : - Déshydratation ≥ 10% - Echec des SRO par voie orale ± entérale - **Soluté de perfusion** : **glucosé 5% + NaCl 4 g/L** - **Dose totale** (**150 ml/kg/j** en moyenne) : besoins de base (100 à 120 ml/kg/j) + déficit à compenser + pertes persistantes
	Renutrition		→ **Renutrition précoce** : prévention de la dénutrition, raccourcit la durée de la diarrhée - **Allaitement maternel** = pas d'interruption : alterner tétées et SRO - **Allaitement artificiel** : reprise de l'alimentation après **4 à 6h** de réhydratation exclusive - **Diversification débutée** : - Eliminer les aliments accélérant le transit (épinards, jus d'orange…) - Aucun intérêt démontré des régimes anti-diarrhéiques
		Choix du lait artificiel	- Nourrisson > 4 mois et diarrhée peu sévère : **préparation lactée antérieure** - Nourrisson > 4 mois et diarrhée sévère et/ou trainante > 15 jours après la reprise du lait habituel : **lait sans lactose** pendant 1 à 2 semaines - Nourrisson < 4 mois : **hydrolysat extensif de protéines de lait de vache** sans lactose, avec TG à chaînes moyennes, pendant 3 semaines
	Anti-diarrhéique		= Traitement symptomatique d'efficacité modérée, sans correction des troubles ioniques - **Racécadotril** (Tiorfan®) : en 1ère intention - Autres : **lactobacille LB** (Lactéol®), **diosmectite** (Smecta®) - Contre-indiqué **< 2 ans** : **lopéramide** (Imodium®) et ***Saccharomyces boulardii*** (Ultralevure®)
	Autres		- **Antibiotique** : aucune indication en cas de diarrhée liquidienne - **Antiémétique** : non recommandé dans une gastroentérite aiguë
	Surveillance		- Enfant hospitalisé perfusé : température, FC, PA, poids, diurèse, nombre de selles et vomissements ± biologie (iono, urée, créat) si anomalie initiale et chez l'enfant perfusé - En ambulatoire : **surveillance** (avec réveils la nuit) → reconsulter si : enfant apathique, refus de boire, diarrhée profuse, vomissements incoercibles, hypotonie, changement de comportement, fièvre élevée, sang dans les selles, perte de poids significative
Com plicat	**Diarrhée traînante**		- **Lésions villositaires** (rotavirus ++) : nécessité de lait/régime sans lactose, ou d'hydrolysat de protéines de lait de vaches avec TG à chaînes moyennes chez le nourrisson < 4 mois - **Dénutrition** avec **absence de réparation muqueuse du grêle**

Prévention	Complication sévère	- Neurologique : **convulsion** (déshydratation, réhydratation trop rapide), **hématome sous-dural, thromboses veineuses cérébrales** - Rénale : **insuffisance rénale fonctionnelle hypovolémique, nécrose tubulaire aiguë, thrombose des veines rénales** (exceptionnelle > 6 mois)
	Lutte contre la transmission infectieuse	- **Hygiène des mains** dans les collectivités - **Restriction de la fréquentation de collectivité à la phase aiguë** - **Isolement en milieu hospitalier**
	Vaccination anti-rotavirus	= **Vaccin vivant Rotarix®** (monovalent) ou **RotaTeq®** (pentavalent) : chez le nourrisson < 6 mois - Immunisation active du nourrisson > 6 semaines, par voie orale - Efficacité : - **70%** contre toutes les diarrhées à rotavirus - Jusqu'à **90-100%** sur les diarrhées sévères à rotavirus - 2 doses de monovalent (2 et 3 mois) ou 3 doses de pentavalent (2, 3 et 4 mois) → Risque d'invagination intestinal aiguë : n'est plus recommandé par la HCSP

DESHYDRATATION

Diagnostic	= Souvent surévalué cliniquement - **Perte de poids** (%) ou a posteriori par la **reprise pondérale après réhydratation adaptée** - **Déshydratation extracellulaire : - > 5%** : **cernes péri-oculaires, fontanelle déprimée** - **> 10%** : **pli cutané abdominal** - **> 15%** : **hypovolémie** - **Déshydratation intracellulaire** : **soif, sécheresse muqueuse**	
	Hypovolémie	= Situation d'urgence majeure : **déshydratation aiguë > 15%** - **Accélération de la fréquence cardiaque** (non expliquée par la fièvre) - **TRC allongé > 3 secondes, extrémités froides, marbrures** - **Pouls périphériques mal perçus** - **Diminution de la PA** (tardive chez l'enfant) - **Réduction de la diurèse** - **Troubles de conscience** (apathie, somnolence), **hypotonie**
Cause	Digestive	- **Diarrhée aiguë** : virale principalement - **Vomissements** - **3ème secteur** (rare) : déshydratation sans perte de poids, abdomen gonflé et gargouillant
	Métabolique	- **Diabète sucré** ou **diabète insipide** : à évoquer en cas de déshydratation avec diurèse persistante - **Insuffisance surrénalienne**
	Cutanée	- **Coup de chaleur**
TTT	= Urgence thérapeutique : risque de choc hypovolémique - **Remplissage vasculaire** : NaCl 0,9% x 20 ml/kg en 20 minutes - **Réhydratation IV** pendant plusieurs heures	

DIARRHEE AIGUE INVASIVE BACTERIENNE

Physio

- Pénétration et multiplication de bactéries invasives, avec destruction de l'entérocyte
- **Réaction exsudative inflammatoire** : selles glairo-sanglantes
- **Réduction des capacités d'absorption** (lésions entérocytaires, atrophie villositaire) en cas d'atteinte intestinale

→ La plupart des bactéries n'envahissent que le **colon** (salmonelle, shigelle)

Diagnostic

C

- **Diarrhée aiguë glairo-sanglante** : n'atteste pas de l'étiologie bactérienne
- Argument pour l'origine bactérienne :
  - **Fièvre élevée**, voire **sepsis**
  - Voyage récent en zone d'endémie
  - Symptômes chez ≥ 2 personnes ayant consommé un même repas : **TIAC**
- Signes associés : **syndrome œdémateux, HTA, purpura, pâleur, oligurie** → évoquer un **SHU**

Sepsis sévère

- **Fièvre élevée** et **mal tolérée** : enfant pâle, plaintif, hypotonique, aréactif
- **Sepsis sévère** : tachycardie, TRC ≥ 3s, marbrures, extrémités froides, frissons
- **Signes de déshydratation** : généralement modérés dans ce contexte

PC

- Bilan en cas de sepsis : **NFS, CRP, hémocultures**
- **Coproculture** systématique en cas de diarrhée glairo-sanglante invasive : recherche de **salmonelle, shigelle, *Campylobacter jejuni*** et ***Clostridium difficile***

TTT

→ Hospitalisation si :
- Diarrhées glairo-sanglantes hautement fébrile avec signes de sepsis
- Survenue sur un terrain fragile

Antibiothérapie

Objectifs

- **Traitement du sepsis**
- Prévention des localisations septiques secondaires : infections ostéo-articulaires et méningite à *Salmonella* chez les enfants à risque
- Réduction de la libération de shigatoxine et prévention du SHU dans les diarrhées à *Shigella*
- Diminuer la **durée des symptômes** des diarrhées à *Campylobacter*
- Diminuer la **contagion en collectivité** lors d'épidémie à shigellose ou *Campylobacter*
- Diminuer la **prolongation du portage** de salmonelle

Indication

Probabiliste :
- Diarrhée invasive avec signes de sepsis
- Diarrhée invasive au retour de voyage en zone d'endémie
- Diarrhée dans l'entourage immédiat d'un malade atteint de shigellose avérée

Selon le germe isolé :
- ***Shigella*** : systématique
- ***Salmonella*** si enfant à risque :
  - Nouveau-né ou nourrisson **< 3 mois**
  - Pathologie digestive sévère : MICI, achlorhydrie
  - Déficit immunitaire : asplénie, drépanocytose, immunosuppresseur, corticothérapie prolongée

Discutée :
- ***Salmonella*** : aucune indication en cas de gastro-entérite simple chez l'enfant non à risque
- ***Campylobacter*** : intérêt pour la diminution des signes digestifs, surtout si débutée précocement dans les 3 jours après les symptômes

Voie

- Par voie IV si :
  - Impossibilité de traitement oral (trouble de conscience, vomissements)
  - Patient immunodéprimé
  - Signes de sepsis ou signes toxiniques

Choix

Germe	Voie orale	Voie IV	Alternative
Shigella	**Azithromycine** 3j	**Ceftriaxone** 3j	**Ciprofloxacine** (hors AMM < 15 ans : réservé aux cas sévères)
Salmonella	ø	**Ceftriaxone** 3j	
Campylobacter	**Azithromycine** 3j	Ø	
Yersinia	Cotrimoxazole 5j	Ceftriaxone 5j	

Prévention

- En cas d'hospitalisation : **isolement contact, lavage des mains répété au SHA**
- **Eviction de collectivité obligatoire** en cas de *Shigella*, *E. coli* entéro-hémorragique ou salmonelle typhoïde et paratyphoïde : jusqu'à 2 coprocultures négatives à 24h d'intervalle, effectuée ≥ 48h après l'arrêt de l'antibiothérapie, attestée par certificat médical
- Diagnostic de **TIAC** : **déclaration obligatoire** pour enquête

ITEM 349 : SYNDROME OCCLUSIF DE L'ENFANT

Syndrome occlusif = arrêt du transit ± vomissements : - Obstacle mécanique = occlusion mécanique
- Défaut de péristaltisme intestinal = occlusion fonctionnelle

Diagnostic	C	**Occlusion basse** - **Arrêt du transit** précoce - **Vomissements** tardifs, **alimentaires** puis **bilieux** - **Ballonnement** **Occlusion haute** - **Vomissements** précoces, **bilieux** - **Arrêt du transit** tardif ± **selles diarrhéiques** (vidange d'aval) - **Ventre plat**
Diagnostic	PC	- **ASP debout** = référence : - Occlusion colique : niveaux hydro-aériques périphériques, plus haut que large - Occlusion grêlique : niveaux hydro-aériques centraux, plus larges que haut - **Echographie abdominale** : souvent difficile à réaliser (distension gazeuse) - **Lavement opaque** : parfois indiqué chez le nouveau-né - **TDM abdomino-pelvien** avec et sans injection : indication limitée chez l'enfant jeune
TTT	TTT symptomatique	- **Réhydratation IV** - Pose d'une **sonde naso-gastrique** en aspiration douce - **Antalgique** de palier 1 (généralement suffisant) ou 2 - Surveillance : **aspiration gastrique, compensation des pertes, diurèse**
TTT	TTT étiologique	- Traitement chirurgicale ou médical selon l'étiologie
Occlusion mécanique haute	**Volvulus du grêle**	- **ASP** : grisaille diffuse, avec distension gastrique - **Echo** : anomalie de position des vaisseaux mésentériques, enroulement du grêle (tour de spire) - Lavement opaque (si doute diagnostique) : diagnostic → **Urgence chirurgicale** : détorsion du volvulus et section de brides
Occlusion mécanique haute	**Sténose du pylore**	= Entre 3 et 6 semaines de vie, prédominance masculine - **Vomissements post-prandiaux** tardifs (1-2h), raréfaction des selles - Bio : **alcalose hypochlorémique** - **Echographie** = référence : hypertrophie du muscle pylorique > 4 mm - TTT : - **Réhydratation**, mise en condition préopératoire - **Chirurgie** : pyloro-myotomie extra-muqueuse
Occlusion mécanique haute	**Atrésie duodénale ou jéjunale proximale**	= **Obstacle congénital de la lumière digestive**, complet = **atrésie** ou partielle = **diaphragme** - Diagnostic souvent prénatal : image en double bulle - Bilan : **anomalie du caryotype** (**trisomie 21**) et **malformations associées (cardiaque...)** - Manifestations : - Obstacle sus-vatérien : **vomissements alimentaires** ou **salivaire** - Obstacle sous-vatérien : **vomissements bilieux** - **ASP** : image de double bulle ou dilatation proximale sans aération d'aval en cas d'obstacle - **TTT chirurgical** : **anastomose duodéno-duodénale**
Occlusion mécanique basse	**Occlusion sur bride**	= Occlusion post-opératoire survenant après une intervention chirurgicale abdominale - **ASP** : anses dilatées, niveaux hydro-aériques grêliques ou coliques - **TDM abdominal** (si diagnostic difficile) : jonction grêle plat-grêle dilaté - TTT : - **TTT symptomatique** + **opacification à la gastrograffine** à 24-48h pour décision - **Chirurgie :** - En urgence si tableau d'emblée compliqué : défense, fièvre - Différé si persistance de la douleur sous traitement symptomatique
Occlusion mécanique basse	**Hernie inguinale étranglée**	- Tuméfaction inguinale douloureuse, érythémateuse, irréductible, avec syndrome occlusif - TTT : - Essai de **réduction par taxis** chez l'enfant sédaté - **Chirurgie** : si échec de taxis, ou d'emblée si hernie ovarienne ou hernie compliquée
Occlusion mécanique basse	Autres	- **Invagination intestinale aiguë**
Occlusion mécanique basse	Occlusion basse néonatale	- **Iléus méconial** = occlusion distale par un méconium épais, lié à une mucoviscidose → traitement par **lavement à la gastrograffine ± chirurgie** si échec - **Malformation anorectale** (anus non perméable): **traitement chirurgical ± colostomie** provisoire - **Sténose colique post-entérocolite ulcéronécrosante** - **Micro-colon gauche** : guérison spontanée ou favorisée par un lavement opaque - **Syndrome du bouchon méconial** : occlusion par un bouchon méconial, éliminé au lavement opaque
Occlusion fonctionnelle		- **Maladie de Hirschsprung** - **Pseudo-obstruction intestinale chronique (POIC)** : pathologie neuronale intestinale (neurogène) ou du muscle entérique (myogène), parfois associé à un dysfonctionnement vésical (méga-vessie, dilatation urétérale) - **Occlusion réactionnelle** : à une **pathologie intra-péritonéale** ou **rétropéritonéale**

ITEM 185 : DEFICIT IMMUNITAIRE HEREDITAIRE DE L'ENFANT

Déficit immunitaire héréditaire : rare (1 naissance/5000), plus de 250 types décrits
- Symptomatique dès l'enfance dans la majorité des cas, mais peut se révéler tardivement à l'adolescence ou chez l'adulte

Diagnostic	C	Signes d'alerte	**Histoire familiale**	- Antécédents familiaux de déficit immunitaire, consanguinité - Symptômes similaires dans la fratrie
			Infections ORL ou des voies aériennes récurrentes	- ≥ 8 **OMA**/an chez un enfant **< 4 ans** - ≥ 4 **OMA**/an chez un enfant **≥ 4 ans** - **≥ 2 sinusites**/an - **> 2 mois d'antibiotique/an** - **Fièvre isolée prolongée** - ≥ 2 **pneumopathies**/an ➞ A pondérer selon le mode de garde : infection plus fréquente chez l'enfant gardé en crèche collective que chez l'enfant au domicile ➞ Les infections virales respiratoires récidivantes (rhinopharyngite, laryngite, bronchite, bronchiolite) sans signe de gravité ou surinfection bactériennes suggèrent rarement un déficit immunitaire
			Infections sévères ou inhabituelles	- ≥ 1 épisode **d'infection sévère** ou **invasive** (sepsis, méningite) - **Infections à bactéries pyogènes récurrentes** (folliculite, cellulite, abcès) - ≥ 1 épisode d'infection par **germe opportuniste** - **Diarrhée infectieuse persistante** - **Muguet** ou **candidose récidivante** - **Infection mycobactérienne ganglionnaire** ou **osseuse**
			Autres	- **Cassure staturo-pondérale** - **Eczéma, auto-immunité** (cytopénie auto-immune) - **ADP, hépatosplénomégalie** (inflammation chronique, lymphoprolifération)
		Examen		- **Croissance staturo-pondérale** - ORL : **tympan, obstruction nasale, amygdales,** recherche de **muguet** - Cardio-pulmonaire : **râles bronchiques, crépitants** ou **sibilants** - Cutané : **eczéma, cicatrices d'infections anciennes** et de **BCG** - **Aires ganglionnaires, palpation abdominale, signes d'auto-immunité, syndrome dysmorphique**
	PC	*Bilan de 1ère intention*		= **NFS, dosage pondérale des Ig** et **sérologies post-vaccinales et post-infectieuses**
			NFS	- Lignée myéloïde : recherche de **neutropénie, anémie, thrombopénie** ou **thrombocytose** - Ligne lymphoïde : à interpréter selon la **lymphocytose physiologique** dans les 1ères années de vie (**5-9 G/L** de 0 à 2 ans, **2,5-5,5 G/L** de à 2 à 6 ans, puis **1,5-3,5 G/L** > 6 ans) ➞ Une lymphopénie oriente le plus souvent vers un déficit de l'immunité cellulaire - Frottis sanguin si infection bactérienne invasive : recherche de **corps de Jolly** (asplénie)
			Dosage pondéral = IgG, IgA et IgM	- **Déficit immunitaire humoral** (lymphocytes B) : les plus fréquent, généralement révélé par des infections bactériennes ORL et pulmonaires - **Déficit immunitaire combiné** (lymphocytes B et T) ➞ Interprétation difficile < 6 mois : IgG principalement d'origine maternelle ➞ Interprétation selon l'âge et la technique de dosage utilisée
			Sérologies post-vaccinales et post-infectieuses	= Sérologie : - Post-vaccinale : **antitétanique, antidiphtérique, anti-*Haemophilus* b** et **anti-pneumocoque** - Post-infectieuse : après une **infection patente (VZV…)** - Apprécie la capacité de production d'Ac spécifiques : **anti-protidiques** (majoritaires) et **anti-polysaccharidiques** > 2 ans ➞ Interprétation difficile < 6 mois : persistance d'Ac maternels
		Bilan de dépistage anormal		- **Phénotypage des lymphocytes T, B et NK** (à interpréter selon l'âge de l'enfant) - **Prolifération lymphocytaire = test de transformation lymphoblastique (TTL)** si lymphocytes T présents : mesure de la capacité proliférative des lymphocytes T vis-à-vis de mitogènes (stimulation non spécifique) ou d'Ag (stimulation spécifique après sensibilisation) ➞ différencie un **déficit de l'immunité humorale isolé** d'un **déficit combiné** - **Myélogramme** si neutropénie

Diagnostic	PC	Cause de neutropénie chez l'enfant		- Infection : **sepsis sévère, infection virale banale** - **Auto-immune du nourrisson** (de 6 mois à 36 mois) : généralement isolée, sans risque infectieux - **Maladie auto-immune** - **Congénitale : mutation ELA2, maladie de Kostman, Shwachman, Wiskott-Aldrich**
		Absence d'anomalie au bilan de dépistage	Infections tissulaires bactériennes ou fongiques	= **Abcès cutané** ou **viscéraux**, **pneumopathie** ou **infection aspergillaire** : évocateur d'un **déficit immunitaire de la phagocytose** - **Test au Nitro Blue Tetrazolium (NBT)** ou au **dihydrorhodamine (DHR)** : étude de l'explosion oxydative mise en jeu par les phagocytes → recherche de **granulomatose septique chronique** - **Etude du chimiotactisme** : étude des mouvements des PNN → recherche de **défauts d'adhésion leucocytaire** - **Dosage des IgE** → recherche de **syndrome d'hyper IgE (de Job ou Buckley)**
			Infections bactériennes invasives	= **Sepsis, méningite** : évocateur d'un **déficit du complément**, d'un **asplénisme** ou **hyposplénisme** ou d'un **déficit de sous-classe d'Ig** - **Voie classique du complément = dosage du CH50** : ↘ en cas de défaut de C1 à C9 → dosage spécifique - **Voie alterne du complément = dosage de l'AP50** : ↘ en cas de défaut de D, H, I ou properdine → dosage spécifique - **Dosage des sous-classes d'IgG 1 à 4** : recherche de **déficit en sous-classe d'IgG** - **Frottis sanguin** à la recherche de **corps de Jolly**
Etiologie	**Déficit immunitaire humoral**	= DIH les plus fréquent : **défaut de production d'Ac**, de l'agammaglobulinémie (absence de lymphocyte B et Ig) à un défaut isolé de production d'Ac, parfois secondaire à une absence de lymphocyte T		
		Déficit immunitaire commun variable (DICV)		= Le plus fréquent (1/30 000), âge de révélation plus tardif - ↘ **IgG**, parfois avec ↘ IgA ou IgM, et défaut de production d'Ac spécifique, avec présence de lymphocytes B - **Syndrome infectieux** (bactérien le plus souvent) : voies aériennes (**sinusite, rhinopharyngite, otite, bronchite, pneumopathie**) ou plus rarement digestif (***Giardia, Campylobacter***, **salmonelle**) - **Syndrome tumoral** (40% des cas) : **hyperplasie ganglionnaire, splénomégalie** - **Maladie auto-immune** (20% des cas) - TTT : **immunoglobuline SC** 1/semaine à vie
		Agamma-globulinémie lié à l'X		= **Déficit de développement des cellules B** (parfois avec taux d'IgG, IgA ou IgM résiduelles) : généralement diagnostiqué à 30-40 mois - Réponse vaccinale nulle, ↘ cellules B circulantes (CD19+ < 0,1%) - Infection : ***H. influenzae***, **pneumocoque, mycoplasme, giardiase, infection chronique à entérovirus**
	Déficit immunitaire combiné	= **Lymphopénie T** et/ou **anomalies fonctionnelles des lymphocytes T**, associée à des **anomalies lymphocytaires B** (primitives ou secondaires)		
		Déficit immunitaire combiné sévère (DICS)		= Absence de lymphocyte T = **lymphopénie < 2 G/L** : révélation généralement précoce, parfois dès le 1er mois de vie - **Infections récurrentes et sévères, bactériennes, virales, fongiques** et à **germes opportunistes** (pneumocystose, candidose, bécégite...), **respiratoires** et **digestives** - Conséquences : - **Cassure staturo-pondérale** - Parfois **manifestations auto-immunes** - TTT : **thérapie génique** ou **greffe de moelle**

ITEM 209 : ANEMIE CHEZ L'ENFANT

Anémie = diminution du taux d'hémoglobine < -2 DS par rapport à la moyenne pour l'âge

Diagnostic

C

- **Asthénie** : - **Difficultés à la prise alimentaire** chez le nourrisson
  - **Dyspnée d'effort, baisse d'attention scolaire** chez l'enfant plus âgé
- **Pâleur cutanéo-muqueuse** (téguments, lèvres, conjonctives), **teint cireux**
- Signes cardiaques : **souffle systolique fonctionnel** maximal à l'apex, **tachycardie**, **malaise** avec **hypotension**, **polypnée isolée** (sans cyanose, sans fièvre) en cas d'anémie sévère
- **Hypotrophie** avec **cassure de la courbe staturo-pondérale** en cas d'anémie chronique

NFS

Lignée érythrocytaire	Nouveau-né	3 à 6 mois	6 à 24 mois	2 à 6 ans	6 à 12 ans	12 à 18 ans Fille	12 à 18 ans Garçon
Hb moyenne (g/dl)	**16,5**	**11,5**	**12,5**	**12**	**13,5**	**14**	**14,5**
Anémie (g/dl)	**13,5**	**9,5**	**10,5**	**11,5**	**11,5**	**12**	**13**
VGM (fL)	90 à 120	72 à 82	75-85	78-88	80-90	90	88
Réticulocytes (G/L)	**200 à 400**	40 à 80					

Autres lignées (G/L)	Nouveau-né	1 mois	6 mois	2 ans	4 ans	10 ans
Leucocytes	**9 à 30**	5 à 19,5	6 à 17,5	6 à 19	5,5 à 15,5	4,5 à 13,5
PNN	**6 à 26**	1 à 9	1 à 8,5	1,5 à 8,5	1,5 à 8,5	1,8 à 8
Lymphocytes	**2 à 11**	**2,5 à 16,5**	**4 à 13,5**	3 à 9,5	2 à 8	1,5 à 6,5
Plaquettes	175 à 500			175 à 420		175 à 375

Gravité

Terrain	- Age (en particulier jeune nourrisson), antécédent de transfusion - Maladie cardiorespiratoire, drépanocytose, immunodépression - Pathologie de l'hémostase, prise de médicament (AINS, anticoagulant)
Mauvaise tolérance	- **Retentissement cardiovasculaire** : tachycardie, polypnée, dyspnée au moindre effort, malaise, souffle d'intensité **> 2/6**, voire collapsus, signes d'insuffisance cardiaque - **Trouble de la conscience ou du comportement** : agitation, angoisse, hypotonie, diminution/arrêt de la tétée chez le nourrisson
Cause potentiellement grave	- **Cause centrale (atteinte d'autres lignées médullaires)** : syndrome hémorragique grave avec purpura (thrombopénie), fièvre, angine, stomatite (neutropénie), syndrome tumoral (ADP, hépatosplénomégalie) - **Signes d'hémolyse aiguë** : urines rouges ou foncées, ictère conjonctival - **Hémorragie extériorisée, plaie ouverte**
Biologique	- **Anémie sévère < 7 g/dL** - **Atteinte des autres lignées**

Mesures d'urgence

→ Urgence thérapeutique : anémie mal tolérée cliniquement, hémorragie active importante et/ou majeure à la NFS
- Mise en condition : monitoring cardiorespiratoire, oxygénothérapie, 1-2 VVP de gros calibre
- Gestes thérapeutiques immédiats : - **Compression d'une plaie, arrêt d'éventuels anticoagulants**
  - **Remplissage vasculaire** : NaCl 0,9% 20 mL/kg en < 20 minutes (avant transfusion)
  - **Transfusion avec urgence vitale immédiate** : O Rh- sans hémolysine
- 1er bilan paraclinique : - Avant transfusion : **groupage ABO** (2 déterminations), **Rhésus, RAI**
  - **NFS, frottis sanguin, réticulocytes, haptoglobine, bilirubine, hémostase, test de Coombs**
- Surveillance clinique rapprochée : température, FR, saturation, FC, PA, évaluation hémodynamique et neurologique

Principales étiologies	Cause centrale = arégénérative	Fréquente	- **Carence martiale** - **Syndrome inflammatoire**
		Cause rare	- **Hémopathie** - **Insuffisance rénale** - **Intoxication au plomb** - **Hypothyroïdie** - **Parvovirus B19** (chez anémique hémolytique chronique) - **Erythroblastopénie congénitale** < 1 an → **myélogramme**
	Cause périphérique = régénérative	**Hémorragie**	= Perte excessive : contexte généralement évident
		Hémolyse	- Immunologique (Coombs +) : **AHAI** - Morphologie : **sphérocyte, schizocyte (SHU), drépanocyte** - Electrophorèse de l'Hb : **thalassémie, drépanocytose** - Autres : **déficit en G6PD, déficit en PK**
Bilan étiologique	Int		- Antécédents obstétricaux et familiaux : hémoglobinopathie, enzymopathie, anomalie de membrane, carence martiale maternelle, multiparité prématurité/RCIU - Terrain : maladie chronique, origine ethnique, croissance staturo-pondérale, prise de médicament, voyage à l'étranger, allaitement maternel prolongé, régime pauvre en fer, pica, ingestion de peinture au plomb
	C		- **Syndrome tumoral** : adénopathies, hépatosplénomégalie, purpura, fièvre - **Hémolyse aiguë** : hémoglobinurie, sub-ictère, frissons, fièvre, douleurs lombaires - **Hémolyse chronique** : urines foncées, ictère marqué, splénomégalie volumineuse - **Signes de carence martiale** : ongles mous, perlèche, glossite, infections - **Signes de pathologie auto-immune** ou **inflammatoire**
	PC	En cas d'anémie microcytaire	- Bilan martial : **ferritine** (en 1ère intention), **coefficient de saturation de la transferrine** - Bilan inflammatoire : **VS, CRP** - En 2nd intention : **électrophorèse de l'Hb, dosage du plomb**
		En cas d'hémolyse aiguë	- **Frottis sanguin** : recherche de schizocytes, paludisme, anomalie morphologique des GR… - **Test de Coombs direct** - **Dosage de la G6PD** - **Créatininémie, protéinurie**
		En cas d'hémolyse chronique	- **Test de Coombs direct** - **Etude des GR** : membrane, enzyme (pyruvate kinase), électrophorèse de l'Hb
		En cas d'anémie arégénérative	- **Myélogramme** systématique
Transfusion de CGR	Décision de transfusion		Selon : - La tolérance clinique - La profondeur de l'anémie - Le risque d'aggravation (hémorragie/hémolyse active) et le potentiel de récupération
	Avant la transfusion		- Antécédents transfusionnels (nombre, accidents éventuels) - Accord parental - Bilan prétransfusionnel : groupage ABO-Rh (2 déterminations), RAI
	Commande des culots globulaires		- Quantité à transfuser = ΔHb x 3-4 x poids en kg (sans dépasser **20 mL/kg**) → **3 à 4 mL/kg de CGR** élèvent habituellement l'hémoglobine de 1 g/dL - Systématiquement : iso-groupe et iso-Rhésus, déleucocyté - Particularité : phénotypé si transfusions itératives, compatibilisé si RAI+ ou drépanocytose, irradié si cancer en cours de traitement, greffé ou autre déficit immunitaire
	Modalités de transfusion		- Contrôle ultime au lit : concordance de l'identité, carte de contrôle ultime de Beth-Vincent - Durée de transfusion : généralement sur **4h**, **6-10 ml/kg/h** - Surveillance rapprochée : température, hémodynamique, conscience
	Après la transfusion		- Notification dans le **dossier transfusionnel** et **médical**, et le **carnet de santé** - Vérification de l'efficacité de la transfusion : clinique, NFS de contrôle non systématique - Bilan post-transfusionnel : **RAI** à 3 mois

CARENCE MARTIALE

Carence martiale = 1ère cause d'anémie pédiatrique (**90%** des anémies de l'enfant)

Physio		- **Besoins en** fer : 1-2 mg/j - **Absorption intestinale de fer basse** (quel que soit l'âge) : 10% - **Apport nutritionnel conseillé** : **6 à 10 mg/j** jusqu'à 10 ans → Lait de vache très pauvre en fer → Chez l'enfant à terme : l'allaitement maternel ou la prise de > 500 mL/j de préparation infantile couvre ces besoins
Diagnostic		- **Infections anormalement fréquentes** : notamment des voies respiratoires - Signes **d'atrophie muqueuse** et de **fragilité des phanères** (rares) - NFS : - **Anémie ferriprive** : microcytaire, hypochrome, arégénérative ± **Thrombocytose** modérée associée - **Bilan ferrique : ferritine sérique** effondrée, **fer** diminuée → Cinétique biologique : ↘ ferritine → ↘ coefficient de saturation de la transferrine → ↗ transferrine → ↘ fer sérique → microcytose → hypochromie → ↘ hémoglobine - Si la ferritinémie est normale : - **Anémie inflammatoire** ou **mixte** : contexte inflammatoire chronique - **Syndrome inflammatoire** (↗ taux de ferritine) → **dosage du fer sérique** → Réaliser un bilan martial en cas d'infections répétées des voies aériennes → Aucun examen systématique à la recherche d'un saignement
Etiologie	**Carence nutritionnelle**	- Insuffisance d'apport : . **Régime lacté exclusif prolongé** . **Carence maternelle** : multiparité (surtout rapprochée)... - Majoration des besoins : . **Prématurité, gémellité, hypotrophie** . **Cardiopathie cyanogène, mucoviscidose, insuffisance rénale...**
	Défaut d'absorption	- **Maladie cœliaque** - **Diarrhées chroniques**
	Saignements répétés (rare)	- **Œsophagite sur RGO, infection à *Helicobacter pylori*** - **Diverticule de Meckel** - **Trouble de l'hémostase, prise d'aspirine ou AINS** - **Parasitose intestinale** - **Hémosidérose pulmonaire**
	Autre	- Troubles du comportement alimentaire : **pica**
TTT	**Supplémentation ferrique**	= Indispensable dès le diagnostic **Fer ferreux** : **5 à 10 mg/kg/j**, en 3 prises/j, à distance de repas farineux - **Fumarate de fer** (Fumafer®), **ferédétate de sodium** (Ferrostrane®) - EI : coloration noire des selles, troubles digestifs, - Durée : **3 à 6 mois** selon le taux d'Hb et la cause - Réponse rapide (crise réticulocytaire vers J10), avec correction des paramètres biologiques dans l'ordre inverse d'apparition (anémie corrigée en 1 mois, ferritine corrigée en dernier)
	Mesures associées	- **Traitement étiologique** indispensable - **Supplémentation en folate** (Spéciafoldine®) pendant 1 mois possiblement associée
Prévention		- Nouveau-né/nourrisson : - > 500 mL d'équivalent de lait (maternel ou préparation de suite) - Diversification de l'alimentation - **Supplémentation systématique en fer** des nouveau-nés prématurés - Terrain à risque identifié : éducation alimentaire, supplémentation en fer → Toujours rechercher d'autres carences associées (vitamine D...)

DREPANOCYTOSE

Drépanocytose = maladie génétique autosomique récessive : concerne surtout les sujets d'origine **africaine** et **antillaise**
- **Sujet hétérozygote (AS) = trait drépanocytaire** : asymptomatique
- **Sujet homozygote (SS)** et **double hétérozygote SC (thalasso-drépanocytaire)** : susceptible de présenter une drépanocytose

Physiopath

= Anomalie de structure de la chaîne β de la globine :
Responsable d'une **hémoglobine S** anormale, se polymérisant dans les GR en situation désoxygénée → déforme les GR en faucille (drépanocyte) → se bloque dans les petits vaisseaux → **hypoxie, ischémie**, puis détruits par **hémolyse**
Facteurs favorisants :
- **Hypoxie : effort excessif, altitude**
- **Fièvre**
- **Déshydratation** : vomissements, diarrhée
- **Refroidissement** (bain)
- **Stress**
- **Prise de toxique** : excitant, alcool, tabac, drogue
- **Température extérieure élevée** sans adaptation des apports hydriques
- Médicaments : **corticoïdes**...

Diagnostic

C

- Chez l'enfant à risque (origine africaine ou antillaise) : résultats du **dépistage néonatal ciblé de J3**
- Signes cliniques d'**anémie hémolytique chronique** : **pâleur, ictère, splénomégalie**
- Survenue d'une **crise vaso-occlusive** ou autre complication aiguë

Bio

- **NFS** : anémie normo/macrocytaire régénérative, de type hémolytique
- **Frottis sanguin** : **drépanocytes** (GR falciformes)
- **Electrophorèse de l'Hb** : **bande HbS, absence de bande HbA**

Bilan initial
- **NFS** : valeur de l'hémoglobine de base, réticulocytes
- **Groupage sanguin avec phénotypage étendu** (carte de groupe définitive après l'âge de 1 an)
- **Dosage du G6PD**
- **Dosage du fer sérique** et **capacité totale de fixation de la transferrine**

Complication

Aiguë

Crise vaso-occlusive douloureuse	- **Syndrome pieds-mains** ou **dactylite** : œdème douloureux du dos des mains/pieds - **Douleur des os long des membres** - **Douleur abdominale pseudo-chirurgicale**
Accident vaso-occlusif grave	- **Syndrome thoracique aigu** : **détresse respiratoire** avec **douleur thoracique, fièvre, infiltrat radiographique** d'au moins ≥ 1 segment - **AVC** - **Priapisme** - **Ischémie rénale, ischémie rétinienne**...
Episodes infectieux	= **Susceptibilité aux infections à germe encapsulé** (pneumocoque, salmonelle, *Haemophilus*...) : **pneumopathie, ostéomyélite, méningite...**
Aggravation aiguë de l'anémie	- **Séquestration splénique aiguë** : splénomégalie par séquestration du volume sanguin - **Erythroblastopénie aiguë transitoire** (infection à parvovirus B19)

Chronique

- Défaillance organique :
  . **Cardiomégalie, insuffisance respiratoire**
  . **Asplénie fonctionnelle**
  . **Lithiase vésiculaire, hématurie, tubulopathie**
  . **Séquelles neurologiques, rétinopathie proliférative, ulcère de jambe**
- **Retard de croissance**

Bilan devant une complication

- Bilan standard : **NFS, réticulocytes, RAI, CRP, iono**
- Si fièvre : **hémoculture, ECBU, RP ± PL** selon le contexte
- Selon le contexte : **échographie abdominale, imagerie cérébrale, sérologie parvovirus**
- **Imagerie ostéoarticulaire** non systématique en cas de crise vaso-occlusive des membres : seulement si contexte traumatique ou signes locaux persistant

TTT

→ Hospitalisation si :
- Signe clinique évocateur d'une complication aiguë sévère
- Fièvre : **température ≥ 38,5°** chez l'enfant < 3 ans, ou **≥ 39,5°** ± **AEG** ± **trouble de conscience**
- Crise hyperalgique

TTT	TTT des complications	- Eviction des facteurs déclenchants : **hyperhydratation, oxygénothérapie** - Antalgique : - A domicile : **paracétamol, ibuprofène** - A l'hôpital : **MEOPA** + **nalbuphine** (Nubain®) → **morphine** si échec - Antibiothérapie probabiliste si suspicion d'infection : - A domicile : **amoxicilline** - A l'hôpital : **céfotaxime IV** ± **vancomycine IV** - **Transfusion sanguin** (CRG déleucocyté, phénotypé ± compatibilisé) : en cas d'anémie aiguë (**baisse > 20%**) ou syndrome thoracique aigu avec **Hb < 9** sans défaillance viscérale - **Echange transfusionnel** (↘ taux d'HbS) : AVC, syndrome thoracique avec Hb > 9, présence d'une défaillance viscérale, crise douloureuse hyperalgique résistante à la morphine ou priapisme résistant
	TTT au long cours	- **Vaccination ciblée** : pneumococcique Pneumo 23®, méningococcique ACYW135 et B, antigrippale annuelle (si âge > 6 mois), hépatite A et typhoïde si voyage en zone endémique - **Antibioprophylaxie antipneumococcique** : **pénicilline V** (Oracilline®) 1/j de **2 mois** jusqu'à **5 à 10 ans** - **Supplémentation en acide folique** systématique (5 mg/j) ± **supplémentation en fer** si carence - Prise en charge spécialisée : **échanges transfusionnels, hydroxyurée**
	Suivi	- Consultation tous les 3 mois avec un médecin spécialisé - Bilan annuel : - Systématique : - **NFS, réticulocytes, bilan martial, sérologie parvovirus** - **Iono, bilan phosphocalcique, bilan hépatique, microalbuminurie** - > 12-18 mois : **échographie-Doppler transcrânienne** - > 3 ans : **RP, échographie abdominale** - > 6 ans : **ECG, échographie cardiaque, Rx du bassin** - > 10 ans : **bilan ophtalmologique** - Mesures associées : PEC à 100%, éducation thérapeutique
	Carte de drépanocytaire	- Caractère SS ou SC, déficit en G6PD, carte de groupe avec phénotypage étendu - Complications graves (anémie, syndrome thoracique aigu, séquestration splénique) - Hb de base, débord splénique - Médecin référent, traitement de fond

ANEMIE CONGENITALE

Anémie de Fanconi	= Mutation à l'origine d'une anomalie de la réparation de l'ADN : transmission autosomique récessive		
	C	Atteinte hématologique	= Débute systématiquement avant 20 ans, possible jusqu'à 2 ans - **Myélodysplasie**, évoluant progressivement vers une **aplasie médullaire** - Risque de transformation en **leucémie aiguë myéloblastique** à n'importe quel âge
		Signes associées	- **Retard statural** (constant) - Anomalie cutanée (constante) : **hypopigmentation** - **Anomalie de la colonne** radiale (fréquent) - **Syndrome malformatif** (fréquent) : **dysmorphie faciale**, **anomalies rénales** et **urologiques** (30%), **anomalies sensorielles (surdité, cécité)** - Prédisposition aux **cancers solides**
	PC	- **Caryotype constitutionnel** : recherche de cassures aux agents sensibilisants - **Enquête génétique**	
	TTT	- **Allogreffe de moelle osseuse** après **conditionnement atténué**	
Maladie de Blackfan-Diamond	= Mutation d'un gène codant pour une protéine ribosomique dans 50% des cas (RPS19 dans 25% des cas), ou absence de mutation dans 50% des cas : **sporadique** (55%) ou à **transmission autosomique dominante** (45%)		
	C	- **Anémie normo**- ou **macrocytaire arégénérative** apparaissant avant l'âge de 2 ans - Malformations associées (40%) : **oculaires**, des **pouces**, **dysmorphie faciale**... - Progression rare mais possible vers l'**aplasie médullaire** - Risque de transformation en **leucémie aiguë** (2%)	
	PC	- **Caryotype constitutionnel** : absence de fragilité chromosomique - **Myélogramme** : absence ou diminution importante des précurseurs de la lignée érythrocytaire (< 5%) - **Enquête génétique**	
	TTT	- **Corticothérapie** initialement - **Support transfusionnel** avec **chélateurs du fer** si besoin - **Allogreffe de moelle osseuse** dans les formes sévères	

ITEM 210 : THROMBOPENIE CHEZ L'ENFANT

PURPURA THROMBOPENIQUE IDIOPATHIQUE

PTI = cause de thrombopénie la plus fréquente de l'enfant, pic de survenue entre **2 et 5 ans**
- Facteur déclenchant (3 à 6 semaines avant) : **rhinopharyngite**, **virose**, **vaccination récente** (notamment **ROR**), **médicament**
→ Diagnostic d'élimination : nécessite d'éliminer les autres causes de thrombopénie

Diagnostic

C

- **Syndrome hémorragique isolé** avec **purpura cutanéo-muqueux**, de début brutal
- Signes négatifs : aucun antécédent, examen clinique normal, notamment sans syndrome tumoral

Score de sévérité de Buchanan

0	Aucun saignement	- **Aucun signe**
1	Saignement mineur	- **Atteinte cutanée isolée** avec < 100 pétéchies et < 5 ecchymoses
2	Saignement peu sévère	- **Atteinte cutanée isolée** avec > 100 pétéchies ou > 5 ecchymoses
3	Saignement modéré	- **Atteinte muqueuse** : **épistaxis, bulle intra-buccale, hématurie, métrorragie**...
4	Saignement sévère	- **Atteinte muqueuse** nécessitant un geste - **Suspicion d'hémorragie interne**
5	Pronostic vital en jeu	- **Hémorragie intracrânienne** ou **hémorragie interne**

PC

Bilan systématique	- **NFS** : thrombopénie isolée, sans atteinte des autres lignées, possiblement effondrée - **Frottis sanguin** : morphologie plaquettaire normale, taille plaquettaire normale (ou ↗), absence de schizocytes - **Groupage sanguin** (2 déterminations), **Rhésus, RAI** - **Imagerie cérébrale** : si céphalées ou signes neurologiques - **Echographie abdominale** : si douleur abdominale, anomalie de palpation ou hématurie
Myélogramme	Indication : doute diagnostique ou **décision de corticothérapie** (éliminer une hemopathie) - Non contre-indiqué par la thrombopénie, réalisé sous antalgie et prémédication - Aspect : moelle riche, mégacaryocytes en quantité normale (voire ↗), sans cellule maligne → Possiblement différée de 12h après mise sous corticothérapie en cas d'indication urgente → Peut être évitée avant corticothérapie sur décision argumentée d'un hématologue et d'un cytologiste expérimenté, confirmant la normalité de la clinique et de la NFS avec frottis
Autres examens recommandés	- **Haptoglobine, bilirubine, test de Coombs** : si hémolyse - **Hémostase** (TP/TCA, fibrinogène) : CIVD - **BU** et **créatinémie** : SHU - **Sérologie VIH, sérothèque, facteurs anti-nucléaires** (surtout si âge > 8 ans) - **FO** : surtout si céphalées, signes neurologiques ou syndrome hémorragique sévère
Non indiqués	- **Autres sérologies virales, Ac anti-plaquette, Ac anti-ADN** : inutiles - PL, geste invasif, temps de saignement : contre indiqués

TTT

Indication : selon la sévérité clinique (score de Buchanan) et biologique (numération plaquettaire)
- **Abstention thérapeutique** en l'absence de signes de gravité clinique
- **Saignement modéré** (Buchanan 3 = atteinte muqueuse) : **corticothérapie orale** ou **immunoglobuline polyvalente IV**
- **Hémorragie sévère** et/ou **prolongée** (Buchanan ≥ 4) : **corticothérapie IV** et **immunoglobuline polyvalente IV**
- Selon la sévérité du syndrome hémorragique et la tolérance de l'anémie : **transfusion de CGR**
- **Transfusion plaquettaire** : indication exceptionnelle en cas de pronostic vital engagé

Suivi

Mesures associées	- Vie pratique : hygiène dentaire avec brosses souples, prévention des chutes du lit, PAI à l'école - Activités sportives : éviter les sports de contact - Eviter : prise intra-rectale de température, injection IM, AINS/aspirine, vaccination (CI temporaire)
Clinique	- A chaque consultation : recherche d'un syndrome hémorragique, notamment buccal
Biologique	- En cas de persistance/aggravation du syndrome hémorragique à J2 et à J21 du diagnostic de PTI aigu - En cas de situation à risque (geste à risque hémorragique, intervention chirurgicale), de circonstance particulière (voyage à l'étranger) ou selon la clinique - Contrôle tous les 3 à 6 mois : **guérison** si numération plaquettaire spontanément normale **pendant 1 an**

Pronostic

- **PTI aigu de l'enfant** : habituellement de bon pronostic, avec guérison définitive en quelques jours-semaines dans la majorité des cas, risque de récidive
- Evolution vers un **PTI chronique** (> 1 an) : **20%** des cas chez l'enfant > 10 ans ++ → orienter en service spécialisé

THROMBOPENIE CONSTITUTIONNELLE

Thrombopénie constitutionnelle : le plus souvent centrale, parfois mixte

Diagnostic	Signes évocateurs		- Non-réponse aux immunosuppresseurs - Syndrome hémorragique sévère par rapport au taux de plaquettes - Antécédents familiaux de thrombopénie ou de tendance hémorragique - Début précoce **< 2 ans** - Taille plaquettaire anormale (micro- ou macro-plaquettes) - Morphologie leucocytaire ou érythrocytaire anormale - Signes extra-hématologiques : syndrome malformatif, déficit immunitaire, surdité, cataracte… - Chronicité
Etiologie	Avec micro-plaquettes	**Syndrome de Wiskott-Aldrich**	= Mutation **liée à l'X** : - **Thrombopénie profonde** de début précoce, avec microplaquettes - **Eczéma** - **Déficit immunitaire** - **Maladie auto-immune** (50% des cas) : **AHAI, neutropénie auto-immune**… - Susceptibilité de développer un **lymphome malin non hodgkinien** (15% des cas, médiane = 9 mois) - TTT : **allogreffe de moelle**
	Avec macro-plaquettes	Syndromique	- **Mutation du gène MYH9 = anomalie de May-Hegglin, syndrome de Sebastian, syndrome de Fetchner ou syndrome de Ebstein** : transmission autosomique dominante, associe **thrombopénie** dès la naissance, **atteinte rénale interstitielle** (Alport-like), **surdité neurosensorielle** et **cataracte bilatérale** - **Syndrome de DiGeorge** - **Syndrome de Paris-Trousseau ou Jacobsen**
		Avec thrombopathie	- **Syndrome de Bernard-Soulier** : déficit qualitatif ou quantitatif en GP1b/IX/V - **Maladie de Willebrand type IIB** (affinité anormale du facteur Willebrand pour les plaquettes) - Associée à une dysérythropoïèse par mutation Gata-1 - **Syndrome des plaquettes grises**
	Avec plaquettes de taille normale		= Très rare : classées selon la présence de mégacaryocytes au myélogramme, associé à des malformations du squelette (radius) et une prédisposition familiale aux leucémies aiguës

ITEM 211 : PURPURA CHEZ L'ENFANT

Diagnostic

Purpura = extravasation de GR : lésion cutanée et/ou muqueuse hémorragique (rouge violacée), ne s'effaçant pas à la vitropression
- Inspection : **pétéchial (lésions < 3 mm), ecchymotique, nécrotique**
- Palpation : **maculeux** (non palpable), **infiltré** (palpable)
- Topographie : **localisé** (visage, zones de frottements ou traumatismes, régions déclives, membres inférieurs ou lombes, fesses, extrémités distales) ou **disséminé**
- Recherche d'autres signes hémorragiques extériorisés ou non

Purpura thrombopénique	Purpura vasculaire
- Caractère maculeux - Sans prédominance déclive - Atteinte muqueuse - Plutôt ecchymotique	- Caractère infiltré - Prédominance déclive - Jamais d'atteinte muqueuse - Polymorphisme lésionnel

Situations d'urgence

Purpura fébrile		**Tout purpura fébrile justifie une hospitalisation avec isolement gouttelettes** **Sepsis sévère = infection invasive à méningocoque** : - **Purpura fulminans** : des extrémités, rapidement extensif, ≥ 1 élément **nécrotique** ou ecchymotique de diamètre **≥ 3 mm** - Fièvre élevée, frissons, extrémités froides, marbrures, TRC > 3s, tachycardie, hypotension
	CAT	- Surveillance rapprochée : scope, examen clinique, extension des lésions - En cas de signe évocateur d'un purpura fulminans : **injection IM ou IV de C3G** (au mieux après une hémoculture, mais en préhospitalier si besoin), pose de 2 VVP, **remplissage vasculaire** avec NaCl 0,9% 20 mL/kg en 5-10 minutes et **transfert médicalisé en réanimation**
Syndrome hémorragique		= Thrombopénie profonde - **Saignement extériorisé, hématurie macroscopique, ménométrorragies** - Atteinte muqueuse : **bulles hémorragiques intra-buccales, gingivorragie, épistaxis** - Saignement viscéral : - **Hémorragie intracrânienne** : céphalées, syndrome méningé, troubles de conscience - **Syndrome abdominal aigu** : **hémorragie digestive, gynécologique ou urologique, rupture de rate** - **Collapsus, syndrome anémique**
	CAT	- En cas de signe évocateur d'un syndrome hémorragique sévère : arrêt d'un saignement actif (compression), pose de 2 VVP, bilan prétransfusionnel (groupage, Rhésus, RAI), transfusion de CGR ± plaquettes
Hémopathie		- **Atteinte des autres lignées médullaires** : anémie (syndrome anémique), neutropénie (fièvre, angine, stomatite) - **Syndrome tumoral** : ADP, hépatosplénomégalie, atteinte testiculaire, douleurs osseuses - **AEG** récente
	CAT	- Recherche de signes de gravité symptomatique - **Myélogramme** en milieu spécialisé
Potentiellement grave		**Microangiopathie thrombotique : syndrome hémolytique et urémique** - Atteinte rénale, HTA, diarrhée récente (volontiers glairo-sanglante)

Principales causes

Purpura thrombopénique

Cause périphérique	Cause centrale
- **Purpura thrombopénique idiopathique** - **Syndrome d'Evans** (AHAI + PTI) - **Immunisation maternofœtale, immuno-allergique** - Viral : **EBV, VZV, CMV, rougeole, rubéole, oreillons, VIH, coxsackie** - Hyperconsommation : **CIVD, SHU, paludisme, dengue** - De répartition : **hypersplénisme, transfusion importante**	- Envahissement médullaire : **LAL, LAM, métastase de cancer solide** - **Aplasie médullaire** - Congénitale (rare) : **aplasie de Fanconi, amégacaryocytose, syndrome de Wiskott-Aldrich** - **Tuberculose hématopoïétique, leishmaniose**

Principales causes	**Purpura vasculaire**		- **Purpura rhumatoïde** (fréquent) - **Cause mécanique** : pétéchies au point de compression d'un garrot, pétéchies du territoire cave supérieur liées à une toux ou des vomissements, sévices/contention - Infectieux : **purpura fulminans, maladie de Kawasaki, endocardite à streptocoque et staphylocoque, rickettsiose** - Immunologique : **cryoglobulinémie, connectivite** (lupus), **médicamenteuse, vascularite**
	Purpura thrombopathique		- **Maladie de Willebrand** - Acquise : **médicament** (aspirine, AINS), **insuffisance rénale chronique** - Thrombopathie : **thrombasthénie de Glanzmann, syndrome de Bernard et Soulier**
Bilan étiologique	Int		- Antécédents familiaux : thrombopénie/thrombopathie constitutionnelle, pathologie dysimmunitaire - Terrain : âge, sexe, origine ethnique, épisodes intérieurs de signes hémorragiques (intervention, trauma) - Contexte : infection virale, séjour à l'étranger, prise médicamenteuse, statut vaccinal
	C		- **Fièvre** - **Hémorragie extériorisée** (épistaxis) ou **non** (céphalées, douleurs abdominales), **syndrome anémique** - **AEG, douleurs osseuses, arthralgies, vomissements** - **Syndrome tumoral**
	PC	1ère intention	- **NFS, plaquettes, réticulocytes, frottis sanguin** - **CRP** - **Groupage ABO-Rhésus, RAI** - **Bilan de coagulation** (D-dimère, TP/TCA, fibrinogène) : recherche de **CIVD** - Ionogramme urée **Créatininémie, bilan hépatique** - **BU** à la recherche d'hématurie/protéinurie - **Imagerie cérébrale + FO** : si céphalées ou signes neurologiques - **Imagerie abdominale** : si syndrome abdominal aigu - Purpura fébrile : **hémoculture ± PL**
		2nd intention	- **Bilan d'hémostase primaire** : tests analytiques (agrégation plaquettaire, dosage du facteur Willebrand (Ag et activé)) et test global (temps d'occlusion) - Sérologies : **CMV, EBV, VIH, hépatites virales, hantavirus, arboviroses**... - **Recherche de paludisme et dengue** si séjour récent à l'étranger - **Myélogramme** : si syndrome tumoral ou anomalie des autres lignées sanguines - **VS, bilan de vascularite, bilan auto-immun** (FAN, Ac anti-DNA) - **Dosage pondéral des Ig, phénotypage lymphocytaire** - Echographie cardiaque si suspicion d'endocardite
Transfusion			= Indication peu fréquente en pédiatrie - Non indiqué en cas de thrombopénie périphérique, sauf en cas d'hémorragie sévère neurologique, intra-abdominale, extériorisée abondante ou d'urgence chirurgicale à risque - Chez l'enfant traité par chimiothérapie : transfusion si **thrombopénie < 20 G/L**
	Avant la transfusion		- Antécédents transfusionnels (nombre, accidents) - Accord parental - Bilan prétransfusionnel
	Commande des CPA		- Quantité à transfuser **: 1 unité de CPA / 5 kg de poids** - Irradié si patient immunodéprimé
	Transfusion		- En débit libre - Surveillance rapprochée : température, hémodynamique, conscience
	Après la transfusion		- Notification dans le dossier transfusionnel et médical et dans le carnet de santé - Vérification de l'efficacité de la transfusion : clinique, NFS de contrôle

PURPURA RHUMATOÏDE

Purpura rhumatoïde : vascularite la plus fréquente de l'enfant
- Prédominance masculine, le plus souvent **entre 2 et 8 ans**, en période automno-hivernale
- Physiopathologie mal connue : **vascularite immuno-allergique de type III**, avec dépôts de complexes immuns circulants fixant des IgA, dans les parois des capillaires de la peau et du tube digestif, et dans le mésangium des glomérules rénaux
- Facteur déclenchant (parfois retrouvé) : **rhinopharyngite (virose)**, **vaccination récente**, **médicament**

<table>
<tr><td rowspan="9">Diagnostic</td><td rowspan="6">C</td><td colspan="2">→ Diagnostic essentiellement clinique : triade purpura + manifestation articulaire + douleur abdominale</td></tr>
<tr><td>Purpura</td><td>= Constant, parfois retardé, suivant les douleurs abdominales
- Vasculaire : infiltré, sans atteinte muqueuse, polymorphisme lésionnel
- Localisation prédominante aux membres inférieurs, déclive
- Evolution par poussées, déclenchées par l'orthostatisme
- Signes parfois associés : - Urticaire
- Erythème polymorphe
- Œdème localisé périarticulaire et extrémités des membres inférieurs</td></tr>
<tr><td>Manifestations articulaires</td><td>= Inconstante (75% des cas), transitoire, durant 3 à 5 jours, parfois inaugurales
- Arthralgie et/ou arthrite bilatérale et symétrique
- Localisation prédominante aux membres inférieurs
- Evolution vers la régression sans séquelle, récidives possibles</td></tr>
<tr><td>Douleurs abdominales</td><td>= Inconstante (50% des cas), parfois inaugurale, d'intensité variable
- Due au purpura digestif ou à une complication (invagination intestinale aiguë…)
- Localisation variable
- Signes associés : vomissements, diarrhée sanglante</td></tr>
<tr><td>Complications</td><td>- Digestive : - Hématome pariétal intestinal
- Invagination intestinale aiguë
- Péritonite aiguë par vascularite nécrosante
- Dénutrition
- Orchite
- Urétérite sténosante
- Néphropathie glomérulaire (HTA principalement)
- Convulsions, encéphalite</td></tr>
<tr><td colspan="2"></td></tr>
<tr><td rowspan="3">PC</td><td>Examens systématiques</td><td>- NFS, plaquettes
- BU : dépistage d'atteinte rénale (protéinurie, hématurie)</td></tr>
<tr><td>Selon contexte</td><td>- Echographie abdominale : si fortes douleurs abdominales
- Biopsie cutanée (exceptionnellement, en cas d'incertitude diagnostique) : infiltrat leucocytaire avec dépôts d'IgA et de C3 en immunofluorescence dans les parois vasculaires</td></tr>
<tr><td colspan="2"></td></tr>
<tr><td>TTT</td><td colspan="3">→ Hospitalisation seulement en cas de complication ou pour antalgie : prise en charge habituellement ambulatoire
- TTT symptomatique : antalgique (en évitant les AINS : risque d'atteinte rénale), antispasmodique,
- Repos sans effet sur le pronostic et les complications
- En cas de complication (= atteinte sévère d'organe, orchite…) : corticothérapie</td></tr>
<tr><td>Suivi</td><td colspan="3">- Poussée de purpura généralement résolutive en 2 à 6 semaines (possible récidive au 1er lever, sans valeur pronostique)
- Suivi clinique (régression de la poussée, disparition des douleurs abdominales) + BU régulière (1/sem)
- Episode généralement unique (80% des cas)
- Guérison : en l'absence de récidive pendant > 6 mois</td></tr>
<tr><td rowspan="4">Atteinte rénale</td><td colspan="3">= Néphropathie glomérulaire : généralement à distance de la poussée de purpura → fait le pronostic de la maladie
- Manifestation : protéinurie, syndrome néphrotique, insuffisance rénale aiguë, HTA
- Evolution vers l'insuffisance rénale chronique terminale dans 5 à 10% des cas</td></tr>
<tr><td>Dépistage</td><td colspan="2">- BU à la recherche d'une protéinurie : 1 fois/semaine à la phase active, puis 1 fois/mois pendant 4 mois</td></tr>
<tr><td>Ponction-biopsie rénale</td><td colspan="2">Indication non systématique : - Syndrome néphrotique impur
- Protéinurie > 0,5-1 g/24h
- HTA
- Hématurie macroscopique récidivante
- Insuffisance rénale
- Résultat : atteinte mésangiale avec dépôts prédominants d'IgA ± degré variable de prolifération</td></tr>
<tr><td>Suivi</td><td colspan="2">- Suivi en néphro-pédiatrie indispensable
- Facteurs de mauvais pronostic : syndrome néphrotique, HTA, signes anatomo-pathologiques de glomérulonéphrite proliférative extracapillaire diffuse avec > 50% de croissants</td></tr>
</table>

ITEM 294 : CANCER DE L'ENFANT

Cancer de l'enfant : rare = 0,5% des cancers, **1700/an** en France, légère prédominance masculine (1,2)
- 2ème cause de mortalité chez l'enfant (après les accidents), de meilleur pronostic que l'adulte : taux de guérison = 80%
- Majoritairement de survenue sporadique, faible proportion < 5% dans un cadre de prédisposition génétique

<table>
<tr><td rowspan="2">Epidémio</td><td colspan="3">
<table><tr>
<td>- Leucémie aiguë = 30%
- Tumeur cérébrale = 20%
- Lymphome = 10%</td>
<td>- Neuroblastome = 9%
- Néphroblastome = 8%
- Sarcome des tissus mous = 7%</td>
<td>- Tumeur osseuse = 5%
- Tumeur germinale = 4%
- Rétinoblastome = 3%</td>
<td>- Hépatoblastome = 2%
- Autres = 2%</td>
</tr></table></td></tr>
<tr><td colspan="3">- < 5 ans : surtout leucémie aiguë, tumeur embryonnaire et certaines tumeurs cérébrales (médulloblastome, gliome)
- > 10 ans : tumeurs cérébrales (gliome, médulloblastome), sarcome osseux (ostéosarcome, sarcome d'Ewing) et des tissus mous (rhabdomyosarcome ou autre), lymphome, tumeur germinale maligne (surtout gonadique)</td></tr>
<tr><td>FdR</td><td colspan="3">- Antécédents familiaux (notamment dans la fratrie)
- Anomalie génétique : - Chromosomique : trisomie 21 (↗ risque de leucémie aiguë)
- Mutation : neurofibromatose 1 et 2 (SNC), rétinoblastome à transmission autosomique dominante, néphroblastome (gène WT1), polypose adénomateuse familiale (gène APC)
- Syndrome prédisposant : - Li-Fraumeni : lymphome, tumeur osseuse, des tissus mous, du SNC, corticosurrénalome
- Beckwit-Wiedemann : néphroblastome, hépatoblastome
- Infection : VHB (hépatocarcinome), VIH (lymphome, sarcome de Kaposi), EBV (lymphome de Burkitt)
- Iatrogène : radiations ionisantes à fortes doses, Distilbène® (ADK à cellules claires du vagin)</td></tr>
<tr><td rowspan="9">Diagnostic</td><td rowspan="6">SF</td><td>Signes généraux</td><td>- AEG, asthénie, anorexie, amaigrissement</td></tr>
<tr><td>Signes directs</td><td>- Masse abdominale : - Rétropéritonéale : néphroblastome, neuroblastome
- Intrapéritonéale : lymphome de Burkitt, hépatoblastome
- Tuméfaction osseuse, douleur osseuse, fracture : tumeur osseuse, leucémie
- Tuméfaction des tissus mous : sarcome (rhabdomyosarcome le plus souvent)</td></tr>
<tr><td>Douleur</td><td>- Douleur = intense, chronique, mal soulagée par les antalgiques standards</td></tr>
<tr><td>Signes spécifiques</td><td>- Hématurie, hémorragie intra-abdominale : néphroblastome
- Signes neurologiques (HTIC, crise d'épilepsie) : tumeur du SNC primitive, MT cérébrale
- Signe hématologique = anémie, hémorragie, ADP, splénomégalie : leucémie, lymphome, envahissement médullaire métastatique d'un neuroblastome ou sarcome d'Ewing
- Signe oculaire = leucocorie (reflet blanc pupillaire), strabisme, amblyopie : rétinoblastome
- Exophtalmie : métastase orbitaire, sarcome</td></tr>
<tr><td>Complication d'un cancer</td><td>= Fracture pathologique, compression médullaire, compression d'un organe de voisinage, métastase symptomatique, hypercalcémie, syndrome paranéoplasique</td></tr>
<tr><td colspan="2"></td></tr>
<tr><td>SC</td><td colspan="2">- Examen pédiatrique : recherche d'un retard staturo-pondéral (poids, taille), ↗ périmètre crânien et/ou bombement de la fontanelle (tumeur cérébrale), ↗ du périmètre abdominal</td></tr>
<tr><td rowspan="2">PC</td><td>Bio</td><td>- NFS : recherche de cytopénie ou pancytopénie (leucémie, envahissement médullaire néoplasique)
- Calcémie : hypercalcémie par lyse osseuse ou syndrome paranéoplasique (sécrétion de PTHrp)
- α-FP : tumeur germinale (vitelline), hépatoblastome
- hCG : tumeur germinale (choriocarcinome)
- LDH : marqueur pronostique du neuroblastome, du sarcome d'Ewing et des hémopathies

- Métabolite des catécholamines urinaires (VMA, HVA) et dopamine urinaire : ↗ dans les neuroblastomes</td></tr>
<tr><td>Imagerie</td><td>- Rx : - RP : MT osseuse, adénopathie médiastinale - Rx osseuse : fracture, tumeur osseuse
- ASP : fines calcifications en cas de neuroblastome
- Echo-Doppler : toute masse abdominale chez l'enfant doit être explorée par une échographie précise
- TDM : souvent indispensable quel que soit la tumeur
- IRM : tumeur osseuse, tumeur des tissus mous, tumeur cérébrale
- Scintigraphie osseuse : si point d'appel de métastase osseuse ou bilan d'extension d'une tumeur osseuse maligne primitive, ostéosarcome, sarcome d'Ewing
- Scintigraphie au MIBG : bilan d'extension du neuroblastome
- TEP-scan : exploration des lymphomes hodgkiniens et non hodgkiniens et des sarcomes</td></tr>
</table>

	Anapath	- **Ponction-biopsie tumorale** avec examen anatomopathologique : diagnostic positif - **Biopsie ostéomédullaire** (sarcome d'Ewing, neuroblastome) : recherche d'envahissement médullaire - Myélogramme : leucémie → Biopsie contre-indiquée en cas de néphroblastome (risque de dissémination tumorale) → **Biopsie osseuse** en urgence si forte suspicion radiologique de tumeur osseuse primitive maligne
TTT	Mesures initiales	= Prise en charge multidisciplinaire, en centre spécialisé de cancérologie pédiatrique : - Après **accord parental de soins** et **consentement écrit des parents** - Après certitude diagnostique (histologique), RCP et inclusion dans un protocole de recherche si possible - **Consultation d'annonce** : information de l'enfant et de la famille, mise en place du PPS
TTT	**Chimiothérapie**	→ Les cancers de l'enfant sont globalement très chimio-sensibles - Toxicité identique à l'adulte - Effets secondaires liés à la survie prolongée après chimiothérapie : **stérilité, cancer 2ndre chimio-induit, syndrome myélodysplasique, insuffisance d'organe à long terme** (cardiaque, rénale, respiratoire)
TTT	**Radiothérapie**	= Peut être associée à la chimiothérapie, de moins en moins utilisée : nombreuses séquelles chez l'enfant - **Cancer radio-induit** : **tumeur solide, hémopathie** - Au niveau cérébral : **séquelles neuropsychologiques, radionécrose, insuffisance endocrine** - Au niveau génital : **stérilité** - Au niveau osseux : **fragilité osseuse, ostéoradionécrose, retard de croissance**
TTT	Stratégie générale	- **Chimiothérapie néoadjuvante afin de réduire le volume tumoral / dose d'irradiation ++** - **Chirurgie d'exérèse carcinologique monobloc** avec **curage ganglionnaire** si possible - Traitement adjuvant : **chimiothérapie ± radiothérapie**
TTT	Mesures associées	- Commune avec les cancers de l'adulte : traitement symptomatique (antalgique, PEC nutritionnelle...), soutien psychologique de l'enfant et de la famille, ALD 30 (PEC 100%) - Mise au point d'un **projet d'accueil individualisé (PAI)** permettant d'adapter la scolarité à l'état de santé - Surveillance au long cours indispensable : rémission, guérison, rechute, séquelles

NEPHROBLASTOME

Néphroblastome = tumeur de Wilms = tumeur embryonnaire d'origine rénale, très rapidement évolutive
- 8% des cancers de l'enfant, surtout chez les enfants de 6 mois à 5 ans, de bon pronostic (survie globale de 90%) – 120 cas/an
- FdR : - **Sporadique** dans 90% des cas
  - **Anomalie congénitale** associée dans 10% des cas : **hémi-hypertrophie**, **aniridie**, **anomalies génito-urinaires**...

Diagnostic	SF	- **Masse abdominale rétropéritonéale**, unilatérale - **Douleur abdominale** (10% des cas) - **Hématurie** (10-15%) - Signes généraux : **fièvre, HTA, anémie**
	PC	- **Echo-Doppler abdominale** : localisation rétropéritonéale, déformant les contours du rein, extension (vaisseaux, ADP, MT hépatique), rein controlatéral - **Uroscanner** systématique : caractéristiques, extension, évaluation du rein controlatéral - **Dosage des métabolites urinaires des catécholamines** systématique : normal - Bilan d'extension à distance : - **TDM-TAP** ou **écho abdominale + RP** : MT pulmonaire (les plus fréquentes) - Sur signe d'appel : **scintigraphie osseuse, imagerie cérébrale** → **Aucune indication de ponction-biopsie rénale** dans les formes typiques : tumeur vascularisée, fragile, très friable avec risque élevé de rupture et de dissémination
TTT		- **Chimiothérapie néoadjuvante** systématique : vincristine, actinomycine (+ adriamycine si M+) pendant 4-6 semaines → Diminue le volume tumoral : ↘ le risque de rupture tumorale lors du geste chirurgical - **Chirurgie** : **néphrectomie totale** - **TTT adjuvant** : aucun dans les cas favorable, **chimiothérapie intense + radiothérapie** dans les cas défavorable → Dans les formes bilatérales : traitement adapté au potentiel d'épargne néphronique par la chirurgie (le plus souvent néphrectomie partielle au moins d'un côté)

TUMEURS CEREBRALES

400 nouveaux cas par an – 1ère cause de tumeurs solides chez l'enfant

Diagnostic	Signe typique : HTIC avec céphalées et vomissements Formes frustres possibles→Tout symptôme anormal ou persistant doit faire évoquer une tumeur cérébrale - Déficit visuel - Comitialité partielle - Signe de localisation neurologique... Confirmation diagnostique : IRM cérébrale + biopsie ou exérèse d'emblée avec anatomopathologie
TTT	**PEC thérapeutique** : Prise en charge de l'HTIC →transfert en neurochirurgie pour dérivation ventriculaire ou exérèse en urgence. Prise en charge spécifique : Traitement associant neurochirurgie, radiothérapie et traitement médicamenteux.
Suivi et pronostic	- Pronostic fonction du type histologique → Mauvais pronostic si gliome du tronc cérébrale ou récidive - Suivi multidisciplinaire : . Endocrinologique si traitement de tumeur de la région sellaire après radiothérapie . ORL : tumeur fosse postérieure et toxicité des sels de platine et de la radiothérapie . Ophtalmologique : surveillance systématique si HTIC initiale . Orthopédique si irradiation spinale . Neuropédiatrique / Psychiatrie pour suivi du développement neurologique

NEUROBLASTOME

Neuroblastome = tumeur embryonnaire développée à partir des cellules de la crête neurale
- 9% des cancers de l'enfant, dans 90% des cas **entre 1 an et 6 ans**, pronostic plus sévère – 150 cas / an
- Localisation très variable (dans n'importe quelle partie du système nerveux sympathique) : **abdominale rétropéritonéale** (80%), **médiastinale**, ou plus rarement **cervicale, pelvienne**
- Diagnostic à un **stade métastatique** dans **50%** des cas : **envahissement médullaire, métastase osseuse, hépatique, cutanée**...

Diagnostic	C	Signes tumoraux		- Signes généraux : - **AEG** - **Anémie** - **HTA** - **Fièvre**
			Tumeur surrénale ou de ganglions sympathiques abdominal	- **Masse abdominale** - **Douleurs abdominales** - **HTA**
			Tumeur le long de la colonne vertébrale	- **Masse cervicale** - Découverte fortuite sur une RP - Signe de **compression médullaire** : tumeur en sablier avec prolongement dans le canal rachidien - Signe de **compression respiratoire** (rare)
		Syndrome paranéoplasique		- **Syndrome opso-myoclonique** : ataxie avec myoclonies oculaires et mouvements anormaux - **Diarrhée sécrétoire** par sécrétion de VIP
		Métastase		- **Envahissement ostéomédullaire : douleur osseuse, compression radiculaire** ou **médullaire** - **Syndrome de Hutchinson** (MT osseuse orbitaire) : **hématomes périorbitaires bilatéraux, exophtalmie** - **Syndrome de Pepper** (MT hépatique et sous-cutanée) : **hépatomégalie majeure** chez un enfant < 6 ans associé à des **nodules sous-cutanés bleutés** enchâssés dans le derme
	Bio			- **Dosage des métabolites urinaires des catécholamines** (**dopamines** et **dérivés** (**VMA, HVA**) rapportés à la créatininurie) : ↗ en cas de neuroblastome sécrétant (90% des cas), grande valeur diagnostique
	PC			- **Echographie** : masse solide, extension (ADP, organes de voisinage) - **TDM/IRM** systématique : extension locale de la tumeur - Bilan d'extension : **- Biopsie ostéomédullaire** **- Scintigraphie au MIBG** **- PET-scanner** ou **scintigraphie au technétium** si forme ne fixant pas la MIBG (10% des cas) - **Biopsie tumorale** (percutané, chirurgicale) : - Examen histologique : confirmation diagnostique, classification - Recherche **d'amplification de MYCN** - **Bilan médullaire**
TTT	Stade localisé opérable (L1) sans FdR biologique			- **Chirurgie d'exérèse** seule → > 90% de survie
	Stade localisé inopérable (L2)			- **Chimiothérapie néoadjuvante** : VP16/carboplatine, cyclophosphamide/anthracycline /vincristine) ± **Chirurgie d'exérèse** si possible
	Stade métastatique > 1 an			- **Chimiothérapie d'induction** - **Chirurgie d'exérèse** de la tumeur primitive - **Chimiothérapie haute dose** suivie d'une **allogreffe de cellules souches hématopoïétiques** - **Radiothérapie locale** - **Traitement d'entretien** : **acide rétinoïque, immunothérapie** → **40%** de survie
Pronostic	- Facteurs pronostiques : - Age : meilleur pronostic < 18 mois - Extension (classification INRG) : - Evolution agressive dans les stades M (métastatiques) - Possible régression spontanée si MS (sd de Pepper) - Marqueurs biologiques : **amplification de l'oncogène N-MYC** de mauvais pronostic			

LEUCEMIE AIGUË LYMPHOBLASTIQUE

Leucémie aiguë = cancer le plus fréquent de l'enfant (30%), lymphoblastique dans 80% des cas chez l'enfant
- 2 pics de fréquence : de **2 à 5 ans** (pic principal) et à **l'adolescence - 350 à 400 cas par an**

Diagnostic	C	**Insuffisance médullaire**	- **Anémie** : asthénie, pâleur, dyspnée - **Thrombopénie** : syndrome hémorragique cutanéo-muqueux, purpura pétéchial, ecchymoses diffuses ou de sites inhabituels, épistaxis, gingivorragies, hématurie… - **Neutropénie :** fièvre prolongée, angine récidivante ou ne cédant pas aux antibiotiques, aphtose
		Syndrome tumoral	- **Douleur osseuse** : enfant ne montant plus les escaliers, voulant être porté, boiterie… - **Hépatomégalie, splénomégalie, ADP périphérique, amygdalomégalie, gros testicule** - **Atteinte cutanée** (fréquente chez le nourrisson) : nodule induré bleuté - **Syndrome de leucostase** (leucocytes > 500 G/L) : hypoxie, trouble de conscience, priapisme - Complication : **syndrome cave supérieure, compression médullaire, atteinte neuro-méningée**
	PC	**NFS**	- **Forme hyperleucocytaire** avec **blastose sanguine** d'importance variable - **Forme pancytopénique sans blastes** → Parfois normale : n'élimine pas le diagnostic
		Myélo-gramme	= Au niveau de l'épine iliaque postérieure, indispensable : **> 20%** de cellules blastiques - **Examen immuno-histo-chimique** : coloration négative par myélopéroxydase et estérases - **Identification de la classification FAB** : taille et régularité des cellules
		Autres examens diagnostiques	- **Immunophénotypage sur cellules médullaires en suspension en cytométrie de flux** : confirmation du caractère hématopoïétique de la prolifération (CD34), détermination du caractère B (80% : CD10, CD19, CD20, CD22, CD79a) ou caractère T (CD2, CD3, CD4, CD7, CD8) - **Caryotype hématologique médullaire** : ploïdie des cellules blastiques (normoploïdie (= 46 chromosomes), hypoploïdie ou hyperploïdie), anomalies structurales (délétions, inversions péricentriques, duplications, translocation) ± analyse en FISH - **Biologie moléculaire** : recherche de transcrit de fusion, marqueurs moléculaires de suivi (RC)
		Bilan d'extension	- **Ponction lombaire** systématique : recherche d'envahissement neuro-méningé (sensibilisé par la technique de concentration Cytospin®) - Imagerie : **RP + échographie abdominale** systématique ± **Echo testiculaire, IRM cérébrale…** selon contexte - **Syndrome de lyse** : hyperuricémie, hyperkaliémie, hypocalcémie, hyperphosphorémie
TTT	→ Prise en charge en **milieu spécialisé pédiatrique**, décidée en **RCP** - Correction d'une urgence symptomatique - Prévention/prise en charge d'un syndrome de lyse tumorale : **hyperhydratation, hyperdiurèse, uricolytique (uricase)** - Pose d'un cathéter central - **Polychimiothérapie séquentielle intensive** : corticoïde, asparaginase, alcaloïde de pervenche, méthotrexate, aracytine ± alkylant et anthracycline - Prévention ou traitement d'une localisation neuro-méningée : **injection intrathécale de chimiothérapie** - **Allogreffe de cellules souches hématopoïétiques** en 2nd intention (rechute) ou en 1ère intention si mauvais pronostic → Intensité de la polychimiothérapie : selon les caractéristiques immuno-phénotypiques, cytogénétiques et moléculaires, la corticosensibilité évaluée à J8 et la chimio-sensibilité → Durée totale du traitement = **2 ans minimum** = - 6 à 8 mois de **traitement intensif IV** - 18 à 24 mois de **traitement d'entretien**, essentiellement oral		
Pronostic	- **> 80%** de **guérison**, jusqu'à 90-95% dans les formes les plus favorables		
	Facteurs pronostiques	- Caractéristique de la maladie : - **Leucocytose** dans les types B : péjorative si > 50 G/L - **Envahissement neuro-méningé** - **Immuno-phénotype** : phénotype T de moins bon pronostic - **Hyperploïdie** ou **translocation t(12,21)** : 50% des cas, bon pronostic - **Age** : pronostic sombre < 1 an, pronostic moins bon chez l'adolescent - **Réponse au traitement** : - **Corticosensibilité à J8** (blastes périphériques < 1 G/L) - **Rémission cytologique en fin d'induction** - **Maladie résiduelle à 1 et 2 mois** au myélogramme (1er facteur pronostique)	

LYMPHOME

= Lymphome de Hodgkin ou non hodgkinien : fréquemment de haut grade

LYMPHOME NON HODGKINIEN	**Lymphome lymphoblastique**	= Généralement **type T**, plus rarement **immature B** - **Symptomatologie médiastinale** ++ : **dyspnée, toux sèche, syndrome cave supérieur** - **ADP cervicale** isolée, **tumeur ORL** - **Localisation osseuse** ou **sous-cutanée** (lignée B)
	Lymphome de Burkitt	= Lymphome B mature - **Symptomatologie abdominale** : constipation, invagination intestinale aiguë, occlusion - **ADP cervicale, tuméfaction maxillaire, signes neurologiques** - **Réarrangement c-myc** constant : **translocation (2;8)**, **t(8;14)** ou **t(8;22)** → 90% de guérison sous chimiothérapie
	Lymphome anaplasique	= Rare chez l'enfant - **Atteinte ganglionnaire périphérique, médiastinale, osseuse, abdominale** - **Signes généraux** fréquent : AEG, fièvre, perte de poids - Manifestations cutanées, pulmonaires - Cytohistologie = **CD30+**, cytogénétique = **translocation (2;5)** impliquant le **gène ALK** → 75% de guérison sous chimiothérapie
	Bilan	- **Ponction-biopsie ganglionnaire** : diagnostic - **Myélogramme** systématique (toujours dans 2 territoires de moelle osseuse) - **Ponction lombaire** systématique → Classification : **stade de Murphy**
	TTT	- Traitement uniquement par **chimiothérapie** → Guérison > 85%
LYMPHOME DE HODGKIN	= Rare < 2 ans, plus fréquemment chez l'adolescent ++	
	C	→ Forme localisée plus fréquente - **ADP**, souvent cervicale - Parfois **ADP multiples** : axillaire, sus-claviculaire, médiastinale - **Signes généraux** : fièvre, prurit, amaigrissement
	PC	- Bilan d'extension : **PET-scan** systématique - **Classification d'Ann-Arbor**
	TTT	- **Chimio-radiothérapie** (↘ chez l'enfant) - **Evaluation TEP** après 2 cures → Guérison > 90%

Impression & brochage SEPEC - France
Numéro d'impression : 04575200710 - Dépôt légal : août 2020

IMPRIM'VERT®

PEFC 10-31-1470 / Certifié PEFC / Ce produit est issu de forêts gérées durablement et de sources contrôlées. / pefc-france.org